WÖRTERBUCH

DER

KLINISCHEN KUNSTAUSDRÜCKE.

FÜR STUDIERENDE UND ÄRZTE.

Von

DR. MED. OTTO DORNBLÜTH,

DIREKTOR DER PROVINZIAL-PFLEGE-ANSTALT IN FREIBURG I. SCHL.

LEIPZIG,

VERLAG VON VEIT & COMP.

1894.

Unveränderter fotomechanischer Nachdruck
Walter de Gruyter GmbH & Co. 1999

Druck von Metzger & Wittig in Leipzig.

Vorwort.

Die wissenschaftliche Medizin verwendet heute soviel nötige und unnötige Fremdwörter und Kunstausdrücke, daß es auch dem Belesenen schwer wird, sie im Gedächtnis zu bewahren. Das gilt noch besonders von den zahlreichen Benennungen für Krankheiten, Symptome u. s. w., wo der Eigenname des Entdeckers als kennzeichnend verwendet wird. Dies Büchlein stellt deshalb die gebräuchlichen Fremdwörter mit kurzer Angabe der Ableitung und der Bedeutung, die wichtigsten Kunstausdrücke und aus den modernen Sprachen eine Anzahl von Wörtern zusammen, die in ihrer medizinischen Bedeutung in den allgemeinen Wörterbüchern nicht vertreten sind. Es soll dadurch zugleich ein Hilfsmittel für den Arzt bilden, der die Fachschriften fremder Sprachen liest.

Freiburg, Schlesien, November 1893.

Der Verfasser.

Erläuterungen.

Hinter jedem Stichwort ist in *Kursivschrift* die Sprache genannt, aus der es entnommen ist, bei zusammengesetzten Wörtern aus dem Griechischen und Lateinischen sind meist außerdem die einzelnen Teile nebst Übersetzung aufgeführt. Wo mehrere Stichwörter mit denselben Wortteilen sich folgen, ist der gemeinsame Teil nur bei dem ersten Stichwort angeführt und übersetzt, wie z. B. bei Akrochordon, Akrodynie, Akromegalie u. s. w. Lateinische oder griechische Kunstausdrücke, die z. B. nur im Englischen üblich sind, haben den Zusatz *lat engl*, wie z. B. Abactus venter.

Von Abkürzungen sind verwendet:

ἀ priv		für das griechische ἀ privativum.
arab	=	arabisch.
chald	=	chaldäisch.
engl	=	englisch.
fr	=	französisch.
gr	=	griechisch.
hebr	=	hebräisch.
hindost	=	hindostanisch.
jap	=	japanisch.
lat	=	lateinisch.
norweg	=	norwegisch.
portug	=	portugiesisch.
schott	=	schottisch.
span	=	spanisch.

Ferner:

bes.	=	besonders.
od.	=	oder.
s.	=	siehe.
s. d.	=	siehe dieses.
s. v. w.	=	so viel wie.
u.	=	und.
u. dgl.	=	und dergleichen.
u. s. w.	=	und so weiter.
v.	=	von.
vgl.	=	vergleiche.

In den einzelnen Artikeln ist das Stichwort bei Wiederholungen immer nur durch seinen Anfangsbuchstaben angedeutet.

Berichtigung.

Seite 88, 2. Spalte Zeile 10 v. oben: „noh restrehnt“ statt „noh restrenht“.

A

aa, Ana ἀνα zu gleichen Teilen.

Abactus venter *lat* *engl* künstliche Frühgeburt.

Abasie ἀ *priv*, βαινειν gehen, und **Astasie** *gr* zuerst von P. Blocq beschriebene nervöse Störung, die in der Unfähigkeit zu gehen u. zu stehen bei ungestörter Kraft u. Koordination der anderen Beinbewegungen besteht. Als Grundleiden dürfte Hysterie oder Neurasthenie zu betrachten sein.

Abklatschung die Einhüllung in ein nasses Laken mit nachfolgender sanfter Abtrocknung. Vgl. Abreibung.

Ablactatio *lat* Entwöhnung.

Ablatio *lat* s. Amputatio.

Ablepharie ἀ *priv*, βλεφαρον Lid, Fehlen des Augenlides, angeboren od. erworben, total od. partiell.

Ablepsie ἀ *priv*, βλεπειν sehen, Blindheit.

Abluent *engl* Abführmittel.

Ablution *engl* Abwaschung; *fr* Filtration.

Abolition de la vue *fr* Erblinden, **de l'ouïe** Taubwerden.

Abolitionismus *lat* die Bewegung zur Abschaffung der staatlichen Aufsicht (und Duldung) der Prostitution.

Abortiv *lat* abgekürzt verlaufend, nennt man z. B. einen Typhus, der in gewöhnlicher Weise anfängt, aber ungewöhnlich früh und schnell in Besserung übergeht. **A.-Mittel** Mittel zur Herbeiführung 1. eines Abortus, 2. eines abortiven Krankheitsverlaufes.

Abortus *lat* Fehlgeburt, Ausstoßung der Leibesfrucht zu einer Zeit, wo sie noch nicht extrauterin weiterleben kann (vor der 28. Schwangerschaftswoche). Vgl. Partus.

Aboiement *fr* Bellen, s. Névrophonie.

Abrachius ἀ *priv*, βραχιων Arm, Mißgeburt ohne Arme.

Abrasio *lat* Auskratzen mit dem scharfen Löffel. Vgl. Evidement.

Abreibung, nasse, hydrotherapeutisches Verfahren, wobei der ganze Körper in ein nasses Leintuch eingehüllt und gleich darauf mit einem trocknen Tuche abgerieben wird.

Abreuvé *fr* getränkt mit etwas.

Abrusgift zwei giftige Eiweißkörper aus den Jequiritysamen (von *Abrus precatorius*), ähnlich wirkend wie Schlangengift.

Abscessus *lat* Abszeß, umschriebene Eiteransammlung, akut od. chronisch entstanden (heißer od. kalter Abszeß), primär od. metastatisch, embolisch.

Abszesse, die entlang dem lockeren Bindegewebe fortwandern und fern von ihrem Entstehungsort zu Tage kommen, nennt man Kongestions-, Senkungs- oder Wanderabszesse. — *L'abcès est crevé (a percé)* fr der Abszeß ist aufgegangen.

Absence fr schnell vorübergehende Bewußtlosigkeit, nicht selten bei Epilepsie und progressiver Paralyse.

Abschilferung *Defurfuratio* Abstoßung der Oberhaut in kleinsten Schüppchen.

Abschuppung *Desquamatio* Abstoßung der Oberhaut in größeren Schuppen.

Absorbentia remedia lat aufsaugende, d. h. säuretilgende Mittel.

Abstergent engl Abführmittel.

Absterger fr eine Wunde abspülen.

Abstinenz-Erscheinungen, die nach Entziehung gewohnter Alkohol-, Morphium- u. s. w. Mengen häufig auftretenden Reizerscheinungen oder Schwächezustände.

Abulie ἀ priv, βουλεσται wollen, krankhafte Willenlosigkeit, bei depressiven Psychosen, Demenz, Stupor, Paranoia, Neurasthenie.

Acardiacus gr Mißgeburt ohne Herz.

Acarus ἀκαρι sehr kleines Tier, die Milbe. **A. folliculorum** Haarbalgmilbe, bedeutungsloser Parasit in Talgdrüsen, Komedonen. **A. scabiei** (od. Sarcoptes hominis) Krätzmilbe, Erreger der Krätze. **A. burrow** engl Milbengang.

Acatalepsy engl unsichere Diagnose.

Accès fr **Access** engl Anfall.

Accouchement fr Entbindung. **A. forcé** gewaltsame (künstlich beschleunigte) Entbindung. **Cours d'a.** geburtshülfliche Klinik.

Accoucheuse fr Hebamme.

Accoutumance fr Gewöhnung an ein Arzneimittel.

Accuser les muscles sous la peau fr die Muskeln sichtbar machen.

Acephalocysten gr unfruchtbare Echinokokkusblasen ohne Brutkapseln an der Innenfläche.

Acephalus gr Mißgeburt ohne Kopf; auch s. v. w. Anencephalus.

Acervulus lat Häufchen. **A. cerebri** Hirnsand, physiologische Kalkablagerungen in der Glandula pinealis. Vgl. Psammom.

Acétolat fr mit Arzneistoffen destillirter Essig.

Acetonämie lat und αἱμα Blut, und **Acetonurie** lat und οὖρον Harn, Acetongehalt des Bluts und Harns, in krankhaftem Grade bei Magen- und Darmkrankheiten, Infektionsfiebern und namentlich bei Diabetes mellitus auftretend; die Vergiftung im Coma diabeticum scheint durch Vorstufen des Acetons (Diacetessigsäure) zu entstehen.

Ache engl Schmerz.

Achicolum engl Schwitzbad.

Achilia gr angeborenes Fehlen der Lippen.

Achillodynie ὀδυνη Schmerz, heftiger Schmerz u. geringe Schwellung am Ansatz der Achillessehne, starke Erschwerung des Gehens. Nach SCHÜLLER Entzündung des Schleimbeutels zwischen Achillessehne und Calcaneus, oft metastatisch bei Gonorrhoe.

Achiria gr angeborenes Fehlen der Hände.

Achlys gr s. v. w. Nubecula.

Acholie gr Gallenmangel, bei Leberkrankheiten. Vgl. Cholämie.

Achor gr Grind s. v. w. Eczema impetiginosum. Davon: **Achorion Schoenleinii** der von SCHÖNLEIN entdeckte Favuspilz (richtiger eine Reihe von Arten, die zu den Schimmelpilzen gehören).

Achromasia gr 1. kachektisches Aussehen; 2. s. v. w. Leukopathia.

Achromatopsie gr Farbenblindheit.

Acida lat Säuren.

Acor engl Magensäure.

Acormus ἀ priv, κορμος Rumpf,

rumpflose Mißgeburt, Form des Akardius.

Acria remedia *lat* scharfe, reizende Mittel (z. B. Veratrin).

Acrotism *engl* aussetzender Puls.

Adaptation *lat* des Auges, Anpassung des Auges an verschiedene Lichtstärken, teils durch Verengerung oder Erweiterung der Pupille, teils durch eine mit der Stärke der Beleuchtung wechselnde Empfindlichkeit der Netzhaut.

Addisonsche Krankheit, Bronzehautkrankheit (bronzed skin), zuerst von Addison, 1855, beschrieben, besteht in fortschreitender Kachexie und Pigmentirung der Haut (durch veränderten Blutfarbstoff). Als Ursache wird Zerstörung der Nebennieren (durch Tuberkulose, Krebs) betrachtet, womit gleichzeitig Veränderungen des Sympathicus auftreten (ob immer, ist fraglich).

Adenie ἀδην Drüse, s. v. w. Pseudoleukämie.

Adenitis Drüsenentzündung.

Adenom Drüsengeschwulst, vom Drüsengewebe ausgehende typische Geschwulst, **homoiotop** in Drüsen oder **heterotop** in anderen Geweben entstanden. Durch Sekretstauung und Entartung entsteht das Kystoadenom. Übergänge zu Krebs heißen Adenokarzinom.

Adhaesion *lat* krankhafte Verklebung, z. B. der Pleurablätter.

Adipocire *fr* v. *lat* adeps Fett, cera Wachs, Fettwachs, Leichenwachs, wachsartiges Fett, das sich bei der Verwesung teils aus vorhandenem Körperfett, teils aus dem Eiweiß der Gewebe, zumal der Muskeln, bildet. Der Zerfall des Körpers wird durch A.-Bildung lange aufgehalten.

Adiposis, besser **Adipositas** *lat* Fettheit; **A. nimia** krankhafte Fettleibigkeit, Fettsucht.

Administration d'un médicament *fr* das Eingeben einer Arznei.

Adstringentia remedia *lat* zusammenziehende Mittel, die örtlich auf Gewebe und Gefäße zusammenziehend wirken (Gerbsäure).

Adustion *fr* 1. oberflächliche Kauterisation, 2. Entzündung.

Adynamisch *gr* kraftlos. A-es Fieber, Fieber mit unverhältnismäßig schwerer Störung des Allgemeinbefindens.

Aegophonie *gr* Meckerstimme, Form der Bronchophonie, bes. an der Grenze pleuritischer Ergüsse hörbar.

Aequatorialstaphylom Ausbuchtung der Sklera hinter dem Corpus ciliare.

Aequivalente *lat*. **Epileptische Ae.** nennt man akute Bewußtseins- u. Geistesstörungen, die gewissermaßen als Äquivalent eines epileptischen Krampfanfalles auftreten.

Aërobien ἀηρ Luft, βιος Leben, Spaltpilze, die auch auf günstigem Nährboden nur bei Sauerstoffzufuhr wachsen (z. B. der Milzbrandbazillus).

Aërophobie *gr* Luftscheu, der Wasserscheu entsprechende Angst mancher Wutkranken vor Luftbewegungen, die sogleich Einatmungskrämpfe auslösen.

Aesthesiometer *gr* zirkel- od. schustermaßähnliches Instrument zur Bestimmung der Größe der Tast- od. Empfindungskreise.

Aetiologie αἰτια Ursache, λογος Lehre, Lehre von den Krankheitsursachen

Affadissement *fr* Übelkeit.

Affaissement *fr* 1. Nachlassen einer Schwellung; 2. Entkräftung.

Affekt *lat* Gemütsbewegung; von krankhafter Ausdehnung u. Wirkung bei erblich geistig Abnormen, ferner bei Neurasthenie, Hysterie, Alkoholismus und vielen Geisteskrankheiten.

Affronter *fr* die Wundränder aneinanderlegen.

Affusion *engl* Begießung.

Agacement *fr* 1. krankhafte Reizbarkeit; 2. Stumpfwerden (der Zähne).

Agalaktie *gr* Ausbleiben oder vorzeitiges Aufhören der Milchabsonderung nach der Niederkunft.

Agathin *gr* neues Antipyretikum, Salizylmethylphenylhydrazon.

Agenesie ἀ *priv*, γενεσις, γιγνεσται entstehen, Nichtbildung von Organen, Defektbildung; Zeugungsunfähigkeit.

Agents provocateurs *fr* von *agir* handeln, Gelegenheitsursachen, Nebenbedingungen für die Entstehung von Krankheiten.

Ageusie, Ageusis *gr* Aufhebung des Geschmacksvermögens (durch zentrale oder periphere Erkrankungen).

Agglutinantia remedia *lat* zusammenleimende, die schnelle Verklebung von Wunden bewirkende Mittel.

Agglutinationsmethode Entfernung von Fremdkörpern aus dem Ohr, indem man sie an Bändchen od. Pinseln ankleben läßt, die mit Leim bestrichen sind.

Aggravation *lat* die Übertreibung vorhandener Krankheiterscheinungen.

Agité *fr* erregt.

Agnathie *gr* angeborenes Fehlen des Unterkiefers.

Agonie ἀγων Kampf, Todeskampf.

Agoraphobie *gr* **Platzangst**, das mit Angst u. Ohnmachtgefühl verbundene Unvermögen, freie Plätze zu überschreiten; Teilerscheinung der Neurasthenie. In manchen Fällen von A. ist die Angst das primäre (Westphal's A.), in anderen die Zwangsvorstellung der Unfähigkeit, in noch anderen die Erinnerung an einen früheren Unfall unter ähnlichen Verhältnissen (Meyer's Intentionspsychosen).

Agrammatismus *gr* Form der Aphasie mit Unfähigkeit zur grammatisch richtigen Wortbildung.

Agraphie *gr* Verlust des Schreibvermögens bei erhaltener Intelligenz u. peripherer Bewegung (analog der Aphasie).

Agrippa *gr* *engl* Fußgeburt.

Agrostemma *gr* Kornrade, enthält ein Sapotoxin, so daß durch A.-Samen, die ins Brot verbacken sind, Vergiftungen herbeigeführt werden können.

Agrypnie ἀγριος wild, ὑπνος Schlaf, Schlaflosigkeit (bei vorhandener Müdigkeit).

Ague *engl* Froststadium im Wechselfieber; **-cake** Milztumor bei Intermittens; **-drops** s. v. w. Liq. kal. arsenic.

Aï *fr* Sehnenentzündung.

Aide *fr* Assistent.

Aigreurs *fr* Magensäure.

Aimant *fr* ἀδαμας, der Magnet.

Ainhum in Afrika beobachtete Krankheit, die in ringförmiger Abschwärung von Zehen u. Abstoßung ihres kolbig verdickten Endes besteht. Das Leiden beginnt oft mit heftigen Lendenschmerzen; Erblichkeit scheint von Einfluß. Das Wesen des A. ist noch unklar.

Air-tractor *engl* von Simpson zum Ersatz der Geburtszange vorgeschlagene Gummikappe, die sich luftdicht an den Kopf des Kindes anlegt.

Akampsie ἀ *priv*, καμπτειν biegen, Gelenksteifigkeit.

Akanthia *fr* die Wanze.

Akanthosis (Auspitz) *gr* Abnormität der Stachelschicht der Oberhaut (Hypertrophie, Atrophie, Paratypie).

Akataphasie *fr* Form der Aphasie mit Unfähigkeit, syntaktisch richtige Sätze zu bilden.

Akidopeirastik *fr* (Middeldorpf) Untersuchung von Höhlen od. Organen durch Einstechen feiner Trokare, auch mit Herausholen von Teilchen durch Harpunieren.

Akinèse *fr* Lähmung.

Akinesia algera ἀ *priv*, κινησις Bewegung, ἀλγηρος schmerzvoll, von Moebius so bezeichnete Neurose, wobei absichtliche Bewegungslosigkeit wegen nervöser Schmerzhaftigkeit der Bewegungen durchgeführt wird; die Kranken sind erblich neuropathisch, neurasthenisch bis hysterisch.

Akiurgie ἀκις Spitze, ἐργειν thun, die Lehre von den blutigen Operationen, Teil der Chirurgie.

Akklimatisation *lat* u. *gr* **Akklimatisierung** Gewöhnung an ein fremdes Klima.

Akkommodation *lat* Anpassung, die Einstellung des Auges auf verschiedene Entfernungen durch Veränderung der Krümmungsfläche der Linse. **A-slähmung** entsteht durch Atropin, durch Bakterientoxine (z. B. nach Diphtherie) u. s. w.; **A-skrampf** tritt häufig reflektorisch bei Kurzsichtigen zumal im Jugendalter u. bei anstrengender Nachtarbeit auf u. führt zu übermäßiger Annäherung der Objekte.

Akme *gr* Spitze, Höhepunkt der Krankheit.

Akne ἀ *priv*, κναν kratzen, was nicht juckt, nach Anderen s. v. w. Akme, Knötchen, Finne, Entzündung der Haar- u. Talgfollikel der Haut. Man unterscheidet: **A. punctata** s. v. w. Mitesser; **A. pustulosa** kleine Eiterpustel im Hautfollikel; **A. indurata** dieselbe mit stärkerer Infiltration der Umgebung; Gesamtbezeichnung dieser drei Formen: **A. simplex** od. **vulgaris**, die wieder **confluens** od. **disseminata** sein kann. Schwerere Formen sind A. varioliformis u. A. necrotica. — **A. mentagra** s. v. w. Sykosis. **A. rosacea** Erweiterungen u. Neubildungen der kleinen Hautvenen der Nase u. der Wangen, meist mit A. simplex vereinigt; schwerere Form: Rhinophyma.

Akologie ἀκις Heilmittel, λογος Lehre, Heilmittellehre.

Akorie ἀ *priv*, κορεννυμι sättigen, Unersättlichkeit.

Akratothermen ἀκρατος ungemischt, θερμα warme Bäder, **Wildbäder**, warme Quellen ohne wirksame Mengen von Gasen od. Mineralien.

Akrochordon ἀκρος äußerst, χορδη Saite, Saitenwarze, gestielter, gleichsam an einer Saite aufgehängter Hautpolyp, bes. an den Augenlidern.

Akrodynie ὀδυνη Schmerz, Erythème épidémique, eine zuerst in den Jahren 1828 und 1829 in Paris beobachtete epidemische Krankheit mit stechendem Schmerz in den Hand- und Fußflächen und verschieden ausgebreitetem Erythem und nachfolgender Abschuppung.

Akromegalie *gr* partieller Riesenwuchs, übermäßiges Wachstum von Gliedern od. Gliedteilen (Hand, Finger, Fuß, Zehen, Kopf) nach Abschluß des allgemeinen Körperwachstums. Es handelt sich wohl um eine neurotische Hypertrophie, die man auf Wucherung der Hypophysis od. der Thymus, Atrophie der Thyreoidea, Syringomyelie u. a. zurückzuführen versucht hat. Vgl. Ostéoarthropathie pneumique.

Akrosporen σπορα Saat, Gonidien, Schimmelpilzsporen, die sich durch endständige Abschnürung bilden.

Akroparästhesie *gr* von Friedrich Schultze in Bonn so bezeichnete Sensibilitäts-Neurose der Glieder, besonders der Arme, mit Parästhesien, Schmerzen, Mattigkeit, Hemmung feinerer Bewegungen; hartnäckig, meist bei Erwachsenen auftretend.

Akrothymion θυμιον Blatter, kleines Hautpapillom.

Aktinomykose ἀκτις Strahl, μυκης Pilz, Strahlenpilzkrankheit, chronische Infektionskrankheit, vom Rinde auf den Menschen übertragbar, besteht in geschwulstartigen Bindegewebswucherungen, in deren Hohlräumen in erweichten Massen als hellgelbliche Körnchen die Pilzwucherungen liegen. Mikroskopisch bestehen die Körnchen aus strahlenartig angeordneten Pilzfäden mit kolbigen Enden; der Pilz gehört zu den Kladothricheen. Die Übertragung erfolgt durch infizierte Fremdkörper, Getreidegrannen

u. dgl., auf die Mund- und Rachenhöhle, die Atmungs- und Verdauungswege oder die Haut, weiterhin auch durch die Blutbahn. Beim Menschen verläuft die A. zunächst meist in Gestalt einer chronischen Zellgewebsentzündung.

Akumeter ἀκουειν hören, Hörmesser, dient zur Messung der Hörweite (an einem Ton von bestimmter Stärke).

Akuophonie *gr* die Auskultation des Perkussionschalles, Stäbchen-Plessimeter-Perkussion.

Akupunktur *lat* acus Nadel, pungere stechen, Einstechen einer Nadel in tiefe Organe, um Teilchen zur Untersuchung herauszuholen od. anreizend zu wirken. Vgl. Akidopeirastik.

Akyanoblepsie ἀ *priv*, κυανεος blau, βλεπειν sehen, Farbenblindheit für Blau u. Gelb.

Akzessorisch *lat* hinzutretend, bes. von Krankheiten, die sich im Verlaufe einer anderen hinzugesellen.

Alalie ἀ *priv*, λαλειν reden, Sprachlosigkeit durch periphere Artikulationstörung.

Albinismus *lat* **Leukäthiopia** *gr* angeborenes allgemeines Fehlen des Pigments der Haare, der Haut und der Chorioidea bei den sog. **Albinos** od. Kakerlaken.

Albugo *lat* weißer Hornhautfleck; auch das Weiße im Auge u. im Ei.

Albuminimeter *lat* *gr* von Esbach angegebener Apparat zur Bestimmung der Eiweißmenge im Harn. Das Eiweiß wird durch eine Lösung von 1,0 Pikrinsäure u. 2,0 Zitronensäure auf 100,0 Wasser ausgefällt; aus der Höhe des Niederschlags kann man nach Erfahrungsteilung die Eiweißmenge in Gramm ablesen.

Albuminurie *lat* *gr* Auftreten von Eiweiß im Harn, selten bei Gesunden (physiologische A.), häufig krankhaft bei Kreislaufstörungen und Entzündungen in den Nieren.

Albumosurie *lat* s. Peptonurie.

Alembroth *chald* *engl* Hydrarg. ammoniato-chloratum.

Aleppobeule s. Delhibeule.

Aleuron ἀλευειν mahlen, feines Mehl.

Aleuronat leicht verdauliches Mehl, das 80 % Eiweiß (aus Kleber etc.) enthält, Patent von Hundhausen in Hamm.

Alexie ἀ *priv*, *lat* lectio Lesen, Leseschwäche, der Aphasie entsprechende Lesestörung.

Alexipharmakon ἀλεξειν helfen, φαρμακον Mittel, Gegengift.

Alèze *fr* leinene Bettunterlage.

Algalie *fr* Katheter.

Algesie, Algie ἀλγος Schmerz. Davon **Algesimeter** und **Algesichronometer,** zwei von Björnström angegebene Apparate zur Prüfung der Schmerzempfindlichkeit und ihrer zeitlichen Trennung von der Tastempfindung.

Algolagnie ἀλγος Schmerz, λαγνος Geilheit, s. v. w. Masochismus.

Algor *lat* Kälte; A. progressivus s. v. w. Sklerema neonatorum.

Algosis faucium leptothricia (Jacobson) Leptothrixerkrankung des Rachens.

Alices *engl* der vorläufige Ausschlag bei Pocken.

Alienatio mentis *lat* Geistesstörung, allgemeinster Ausdruck.

Alitement *fr* Bettbehandlung.

Alkaptonurie Auftreten v. Alkapton im Harn, der strohgelb entleert u. an der Luft dann grünlichbraun bis schwarz wird; ohne krankhafte Bedeutung.

Alkoholismus (Alkohol *arab* al kohol, das sehr feine) Alkoholvergiftung, akut od. chronisch. Der akute A. besteht im Rausch bis zu schwerer Bewußtlosigkeit od. in krankhafter Aufregung, der chronische in ethischer, intellektueller u. körperlicher Entartung (einschl. Epilepsie und Psychosen). Vgl. Dipsomanie.

Allaitement *fr* Milchernährung, z. B. A. maternel, étranger, artificiel.

Allantiasis ἀλλας Wurst, Wurstvergiftung durch das in verderbenden Würsten entstehende Toxin **Allantotoxikon.**

Allocheirie ἀλλος anderer, χειρ Hand (OBERSTEINER), abnorme Verlegung eines Empfindungsreizes in das symmetrische Glied, besonders bei Tabes.

Allongement oedémateux (avec prolapsus du col utérin) *fr* wechselnde Schwellung des unteren Uterusabschnittes bei Schwangeren.

Allorhythmie *fr* pathologische Veränderung des Herzrhythmus.

Allotriogeusie ἀλλοτριος fremd, γευσις Geschmack, Geschmackstäuschung. Vgl. Sinnestäuschung.

Allotriophagie φαγειν essen, Neigung zum Verzehren ungenießbarer Dinge. Vgl. Geophagie.

Alopecia ἀλοπηκια Fuchsräude, Haarschwund, krankhafter Haarmangel, angeboren od. erworben. Die erworbene A. tritt in folgenden Formen auf: **A. areata** od. **Area Celsi** umschriebener Haarausfall auf normaler Haut, zuweilen fortschreitend, wahrscheinlich Trophoneurose, nicht parasitär bedingt; **A. pityrodes** od. **furfuracea** Haarausfall mit reichlicher Hautabschuppung des Haarbodens; **A. senilis** als physiologische Alterserscheinung; **A. praematura** vorzeitiger Haarschwund ohne krankhaften Anlaß, aus erblicher Anlage. **Alopécie pseudotondante** *fr* vielleicht Mischform von A. areata u. Herpes tonsurans.

Alpdrücken (Incubus, Asthma nocturnum), Angstgefühl u. Beklemmung im Schlaf od. Halbschlaf, wesentlich zur Neurasthenie gehörig. Oft Zusammenhang mit Verstopfung oder Nasenleiden.

Alphonsin *engl* (ALPHONSE FERRI 1552) eine Art Kugelzange.

Alterantia remedia *lat* umstimmende, die Konstitution ändernde Mittel (z. B. Eisen).

Alteré, alterée *fr* durstig.

Alternierend nennt man solche Psychosen, wo der Verlauf zwischen besseren u. schlimmeren (maniakalischen, melancholischen u. normalen) Tagen regelmäßig abwechselt. Der a-e Typus findet sich bes. im hysterischen und im epileptischen Irresein und vorübergehend in der progressiven Paralyse. A-e Lähmung, wo die eine Gesichtshälfte und die Glieder der anderen Körperhälfte gelähmt sind (bei Ponserkrankung). Vgl. Hemiplegia cruciata.

Altersblödsinn s. Dementia senilis.

Altruismus *lat* alter anderer, das ethische Fühlen für andere, im Gegensatz zum Egoismus (A. COMTE).

Aluminosis pulmonum *lat* **Thonstaublunge,** vgl. Staublunge.

Alveolarektasie *lat* *gr* Erweiterung d. Lungenbläschen, Lungenemphysem.

Alvine evacuation *engl* *lat* alvus Bauch, Stuhlentleerung.

Amadou *fr* Feuerschwamm.

Amara remedia *lat* Bittermittel, z. B. Folia trifolii fibrini, Radix Gentianae.

Amaurosis ἀμαυροειν verdunkeln, Gutta serena, **schwarzer Staar,** völlige Blindheit, die nicht auf dioptrischen Veränderungen od. ophthalmoskopisch wahrnehmbaren Erkrankungen, sondern auf zentralen Ursachen beruht. Unter **Amblyopie** versteht man die bloße Herabsetzung des Sehvermögens aus denselben Ursachen. **Amaurotisches Katzenauge,** der weißliche Schein des Augeninnern bei Gliom der Netzhaut u. s. w. **A. partialis fugax** Flimmerskotom.

Amazia ἀ *priv*, μαζος Brustwarze, angeborenes Fehlen der Brüste.

Ambidexter *lat* mit beiden Händen gleich geschickt.

Amblosis *gr* *engl* Fehlgeburt.

Amblyopie ἀμβλυς stumpf, ὠψ, ὠπος Auge, Sehschwäche. Vgl. Asthenopie.

Ambulant *lat* nennt man Krankheiten, die im Umhergehen, ohne Bettlägerigkeit, durchgemacht werden, z. B. leichteste Typhusfälle.

Ambustio, Combustio *lat* Verbrennung.

Amelus ἀ *priv*, μελος Glied, angeborenes Fehlen sämtlicher Glieder.

Amenomanie *lat* amoenus, μανια, leichte Manie (s. d.) mit vorzugsweise heiterer Verstimmung. Vgl. Lypemanie.

Amenorrhoe ἀ *priv*, Menorrhoe, Ausbleiben der Menstruation.

Amentia *lat* Wahnsinn, Geistesmangel, **Verwirrtheit** (MEYNERT, vgl. Psychosen).

Ametropie ἀ *priv*, μετρον und ὠψ Auge, Abweichung vom normalen Brechungszustande des Auges (Emmetropie), umfaßt Myopie, Hypermetropie und Presbyopie.

Amimie ἀ *priv*, μιμεισται nachahmen, Verlust des mimischen Ausdrucksvermögens, entsprechend der Aphasie.

Ammoniaemie ἀμμωνειον Salz aus der Oase des Jupiter Ammon, αἱμα Blut, Anhäufung von kohlensaurem Ammonium im Blut. Vgl. Urämie.

Amnesie ἀ *priv*, μνησις Erinnerung, Erinnerungsverlust, vorübergehender od. dauernder Ausfall aller od. einiger Erinnerungsbilder, durch geistige Hemmung zur Zeit des Reproduktionsversuches oder durch Bewußtseinstörung zur Zeit des Vorstellungseindruckes (schweren Rauschzustand, epileptische Bewußtseinstörung, krankhaften Affekt, Bewußtlosigkeit Erhängter u. s. w.) veranlaßt. Nicht selten ist die A. rückwirkend auf die Zeit kurz vor der Bewußtseinstörung. Zu der partiellen A. gehören Aphasie, Seelenblindheit u. s. w. Vgl. Paramnesie.

Amniotom ἀμνιον Schafhaut, τεμνειν schneiden, Instrument zur Eröffnung der Fruchtblase (Eihautstich).

Amoeba coli ἀμοιβος wechselnd, *lat* colum, κωλον Dickdarm, Krankheiterreger gewisser Dysenterieformen (nach KARTULIS u. A.).

Amöboid εἰδης ähnlich, nennt man die weißen Blutkörperchen, die aktive Formveränderlichkeit und Beweglichkeit besitzen (Wanderzellen).

Amorphus, Anideus formlose Mißgeburt.

Amphorisches Atmen ἀμφορα Zweihenkelkrug, durch Widerhall in glattwandigen Höhlen od. Röhren entstehendes musikalisches Auskultationsgeräusch.

Ampoule *fr* Bläschen.

Amputatio *lat* kunstgerechte Abtrennung eines Körperteils, im engeren Sinne Abtrennung im Verlauf des Gliedes, im Gegensatz zur Abtrennung im Gelenk. **A. spontanea** Abschnürung von Körperteilen durch die Nabelschnur od. durch Eihautstränge im Mutterleibe.

Amyelie ἀ *priv*, μυελος Mark, angeborenes Fehlen des Rückenmarkes.

Amygdalitis ἀμυγδαλα Mandel, Mandelentzündung.

Amyloid ἀμυλον Stärkemehl, εἰδης ähnlich, speckig, nennt man eine Gewebsentartung, wobei das Gewebe starr, speckig glänzend und durchscheinend wird und durch Jodjodkalium unter Schwefelsäurezusatz gebläut wird (wie Stärke durch bloßes Jodjodkalium). Die A-entartung schließt sich an schwere Ernährungstörungen (Tuberkulose, chronische Eiterungen, Syphilis u. dgl.) an und befällt bes. Milz, Leber, Nieren, Gefäßwände. Vgl. Corpora amyl.

Amyotrophia ἀ *priv*, μυς Muskel, τρεφειν ernähren (besser wäre Myatrophia); Muskelschwund, zumal der spinal bedingte bei der amyotrophischen Lateralsklerose (s. d.) u. bei der spinalen progressiven Muskelatrophie. Vgl. Dystrophia muscularis.

Anacatharsis *gr* *engl* Husten mit Auswurf.

Anachlorhydrie *gr* und **Anazidität** *lat* (besser wäre Inazidität) Fehlen der Salzsäure im Magensaft, vorübergehend bei Magenkatarrh, gastrischer Neurasthenie u. s. w., dauernd bei Atrophie der Magenschleimhaut, bes. bei Magenkrebs.

Anämia ἀ *pm*, αἱμα Blut, Anämie Blutmangel, Blutarmut, örtlich od. allgemein. Neben der symptomatischen A. bei Phthisis, Krebs, Nephritis u. s. w. unterscheidet man als gewissermaßen selbständige Krankheiten die A. durch **Blutverlust**, die **Chlorose** u. die **perniziöse A.**, die zum Teil auf Darmschmarotzer (A. tropica, Ziegelbrenner-A., vgl. Ankylostomum) oder auf Syphilis zurückgeführt werden kann, ferner die A. durch Erkrankung der lymphatischen Apparate, **Leukämie** u. **Pseudoleukämie.**

Anaërobien ἀ *pm* und Aërobien, Spaltpilze, die nur bei behindertem Sauerstoffzutritt, also bei künstlicher Kultur nur in der Tiefe der Nährböden wachsen (z. B. der Tetanusbazillus).

Anästhesie ἀ *pm*, αἰσϑησις Empfindung, Unempfindlichkeit. Man unterscheidet örtliche u. allgemeine, peripherische, Leitungs- u. zentrale A., ferner A. der Haut, der Sinnesorgane, der Muskeln, der Gelenke, der Eingeweide, endlich auch sexuelle A., völliges Fehlen des Geschlechtstriebes, u. psychische A. (bei Melancholie, mit dem Gefühl geistigen Totseins), außerdem noch totale u. partielle A., je nachdem alle Empfindungsarten od. nur einzelne (Tast- od. Schmerz- od. Wärmegefühl u. s. w.) aufgehoben sind. Als **Anaesthesia dolorosa** bezeichnet man zentrale Schmerzen in Teilen, die durch Leitungsanästhesie gefühllos sind.

Anaesthetica remedia schmerzstillende Mittel.

Anakrotie ἀνα und κροτος Schlag, Schwankungen im aufsteigenden Schenkel der Pulskurve.

Analeptica remedia ἀνα u. ληπτικος von λαμβανειν nehmen, **excitantia, stimulantia r.** wiederbelebende, anregende Mittel (Kampher, Wein, Kaffee u. s. w.).

Analgesia ἀ *pm*, ἀλγησις, ἀλγος Schmerz, Aufhebung der Schmerzempfindung (vgl. partielle Anästhesie).

Anamnese ἀναμνησις Erinnerung, die Vorgeschichte des Kranken in Bezug auf die gegenwärtige Erkrankung.

Anaphrodisiaca remedia ἀ *pm* und Aphrodisiaca, Mittel zur Beruhigung des Geschlechtstriebes (Bromsalze, Lupulin etc.).

Anarthrie ἀ *pm*, ἀρϑρος Gelenk, also Ungelenkigkeit, besser Dysarthrie (s. d.), Störung der Sprachartikulation durch mangelhafte Koordination der Buchstaben, Silben oder Wörter, cerebral, bulbär od. peripher bedingt.

Anasarka, eigentlich ὑδρωψ ἀνα σαρκα v. σαρξ Fleisch, Hautwassersucht, Hydrops des Unterhautzellgewebes.

Anaspadie ἀνασπαειν nach oben ziehen, Mündung der Harnröhre an der oberen Fläche des Penis.

Anchy ... s. Anky ...

Androgynie ἀνηρ Mann, γυνη Weib, und **Gynandrie**, geschlechtliche Verkehrtheit, wobei sich in geschlechtlicher Beziehung der Mann als Weib oder das Weib als Mann fühlt, oft mit Annäherung der ganzen körperlichen Art an die des anderen Geschlechts, aber nie mit wirklichem Hermaphroditismus verbunden.

Andromedotoxin starkes Gift aus Andromeda japonica, aus ihren Blüten zuweilen in Bienenhonig übertragen und diesen vergiftend.

Anelektrotonus s. Elektrotonus.

Anencephalus *gr* Mißgeburt ohne Gehirn.

Anenergie ἀ priv und ἐνεργεια, die Energielosigkeit, scheinbare Abulie (s. d.) vieler Melancholischer, wobei die vielleicht lebhaft vorhandenen Willensregungen durch Hemmungen unterdrückt werden.

Anerythropsie ἀ priv, ἐρυθρος rot, ὀψις Sehen, Daltonismus, Rotblindheit.

Anesis gr engl Remission.

Anetus gr engl intermittierendes Fieber.

Aneurysma ἀνευρυνειν erweitern, umschriebene Erweiterung einer Schlagader od. der Herzwand. Das Herzaneurysma kommt an den Herzklappen und an der Herzinnenwand durch eitrige od. schwielige Myokarditis zu stande. An den Arterien unterscheidet man **A. verum,** das von einer od. mehreren Gefäßhäuten begrenzt wird, u. **A. spurium,** eine Blutansammlung, die mit der Schlagader durch einen Riß der Häute verbunden ist. Das wahre A. hat als Unterform das **A. dissecans,** wobei die auseinander gedrängten Muskelfasern der mittleren Haut oder die äußere Arterienhaut die Wand bilden. **Miliaraneurysmen** nennt man hirsekorngroße Erweiterungen der kleinsten Gehirnarterien infolge von Arteriosklerose; sie sind die häufigste Ursache der Apoplexie.

Angiektasie ἀγγειον Gefäß, ἐκτασις Ausdehnung, s. v. w. Aneurysma.

Angina ἀγχονη v. ἀγχειν verengern, 1. die mit Verengerung des Racheneinganges u. mit Schlingbeschwerden verbundenen Entzündungen der Mandeln und des weichen Gaumens; Formen: A. catarrhalis; A. tonsillaris follicularis od. lacunaris (Tonsillitis foll. u. s. w.); A. phlegmonosa; A. necrotica; A. herpetica; A. diphtheritica, scarlatinosa, typhosa, syphilitica u.s.w. 2. **A. Ludovici** Synanche sublingualis od. gangraenosa, LUDWIGsche Angina, eine von der Submaxillardrüse ausgehende Zellgewebsentzündung am Boden der Mundhöhle. 3. **A. pectoris, Stenokardie,** Brustbräune, Anfälle von heftigstem Schmerz u. Vernichtungsgefühl, die man in der Herzgegend fühlt; sie beruhen oft auf Sklerose der Kranzarterien, nicht selten sind sie rein nervös, Vagusneurose.

Angine couenneuse fr häutige Bräune.

Angiocheiloskop ἀγγειον Gefäß, χειλος Lippe, σκοπειν sehen, Lupeninstrument zur Prüfung des Blutumlaufes in den Kapillaren der Lippenschleimhaut (HUETER).

Angiograph, Apparat zur Aufzeichnung der Pulskurve, v. LANDOIS.

Angiolith s. Phlebolith.

Angioma Gefäßgeschwulst, wesentlich aus neugebildetem Gefäßgewebe zusammengesetzte Geschwulst. Hauptformen: Teleangiektasie (plexiformes A. s. d.) und kavernöses A. **A. lymphaticum** s. v. w. Lymphangioma.

Angioneurose Neurose der Gefäßnerven, vasomotorische Neurose.

Angioneurosin s. v. w. Nitroglyzerin.

Angiosarkom s. Sarkom.

Angst, krankhaftes, oft unbestimmtes, stets nicht hinreichend begründetes Angstgefühl, eine wichtige Teilerscheinung verschiedener Neurosen u. Psychosen, zumal der Neurasthenie u. Melancholie. Sie findet sich teils anfallweise, dann oft mit Zwangszuständen verbunden, teils als mehr chronische Verstimmung.

Anguillula od. **Rhabditis** schmarotzende Nematoden, die in den Tropen im Darm od. im Kot gefunden werden (A. intestinalis u. stercoralis), Erreger von Cochinchinadiarrhoe.

Anguish engl Beklemmung.

Angulus Ludovici, LOUIsscher Winkel, Einknickung des Brustbeins im Gelenk zwischen Manubrium u. Corpus, bes. bei Phthisis.

Angustia lat engl Beklemmung.

Anhélation fr beschleunigte Atmung.

Anidrosis ἀ *priv*, ἱδρως Schweiß, verminderte Schweißabsonderung.

Anideus ἀ *priv* u. εἰδος Gestalt, s. v. w. Amorphus.

Aniridie ἀ *priv*, ἰρις, angeborenes Fehlen der Iris.

Anisometropie ἀ *priv*, ἰσος gleich, μετρον Maß, ὠψ Gesicht, Auge, ungleicher Brechungszustand beider Augen.

Ankyloblepharon ἀγκυλοβλεφαρον v. ἀγκυλη Biegung, Verwachsung und βλεφαρον Augenlid, Verwachsung der Augenlider (angeboren od. nach Entzündungen).

Ankyloglosson *gr* angeborene oder entzündliche Verwachsung der Zunge mit dem Boden der Mundhöhle.

Ankylosis Gelenksteifigkeit (durch Knochen-, Knorpel-, Bindegewebsverwachsungen, Kapselschrumpfungen, Muskelkontraktur).

Ankylostomum duodenale στομα Mund, menschlicher Darmparasit aus der Familie der Strongylidae, Pallisadenwürmer, auch Dochmius oder Strongylus duodenalis genannt, Ursache schwerer Anämien (s. d.).

Annulatus *lat* ringförmig.

Anode ἀνα u. ὁδος Weg, der positive Pol des elektrischen Stromes.

Anodyna remedia ἀ *priv* und ὀδυνη Schmerz, schmerzstillende Mittel.

Anodyne liquor *engl* HOFFMANNsche Tropfen.

Anodynin s. v. w. **Antipyrin.**

Anoia ἀ *priv*, νους Verstand, Dementia, Blödsinn.

Anonnement *fr* Stottern.

Anophthalmus *gr* angeborenes Fehlen (od. Verkümmerung) der Augen.

Anorchie, Anorchidie ἀ *priv*, ὀρχις Hoden, angeborenes Fehlen der Hoden. Vgl. Kryptorchismus.

Anorexie ἀ *priv*, ὀρεξις Verlangen, Appetitlosigkeit.

Anosmie ἀ *priv*, ὀσμη Geruch, Anaesthesia olfactoria, Verlust des Geruchvermögens.

Anschoppung vermehrter Blutgehalt der Kapillaren.

Ansérine ambroisie *fr* **Herba chenopodii.**

Antacida remedia *lat* säuretilgende Mittel.

Antaphrodisiaca s. v. w. Anaphrodisiaca.

Anteflexio uteri *lat* Knickung des Uterus nach vorn. Vgl. Anteversio.

Antepileptica remedia ἀντι gegen u. Epilepsie, s. d., Mittel gegen Epilepsie.

Anteversio uteri *lat* Beugung des Uterus nach vorn (ohne Knickung, vgl. Anteflexio).

Anthelmintica remedia ἀντι gegen, ἑλμινς Wurm, **Vermifuga** Wurmmittel.

Anthomyia *gr* Blumenfliege, deren Eier zuweilen in Gemüsearten in den menschlichen Magendarmkanal gelangen.

Anthonyfire *engl* Erysipelas.

Anthrakosis pulmonum ἀνθραξ Kohle, Kohlenstaublunge. Vgl. Staublunge.

Anthrax ἀνθραξ Kohle, roter (= glühender) Edelstein, Karbunkel, Brandbeule, Milzbrand, akute Infektionskrankheit, die vom Rinde auf den Menschen übertragen wird u. je nach der Eingangspforte in einer umschriebenen Hautentzündung, Milzbrandkarbunkel, Pustula maligna, unter Umständen mit nachfolgender Allgemeininfektion, od. in hämorrhagischen verschorften Herden der Dünndarmschleimhaut mit schwerer Allgemeininfektion, Darmmilzbrand, Mykosis intestinalis, besteht. Der deutsche Name gründet sich auf die meist erhebliche Anschwellung der Milz.

Antiades *gr* *engl* Tonsillen.

Antiblennorrhagica remedia eiterungbeschränkende Mittel.

Anticholerin, ein von KLEBS aus Reinkultur von Kommabazillen hergestellter Stoff (analog dem Tuberkulocidin), dessen erwartete spezifische Wirkung gegen den Cholerabazillus noch nicht zu übersehen ist.

Antidot ἀντι gegen, διδωμι geben, Gegengift.

Antidyscratica remedia s. v. w. Alterantia. Vgl. Dyskrasie.

Antifebrilia remedia Fiebermittel.

Antifebrin, Acetanilid ein Antipyretikum und Nervinum.

Antihysterica remedia *lat* Mittel gegen Hysterie.

Antikamnia amerikan. Geheimmittel, Natr. bicarb. mit Antifebrin u. Coffein.

Antinervin (RADLAUER) Mischung von Bromacetanilid u. Salizylanilid.

Antineuralgica remedia *lat* schmerzstillende Mittel.

Antinonnin Dinitrokresolkalium.

Antiparasitica remedia *lat* s. v. w. Antipyretica.

Antiphlogistica remedia *lat* entzündungwidrige Mittel.

Antipyrese ἀντι u. πυρετος Fieber v. πυρ Feuer, Bekämpfung des Fiebers.

Antipyretica remedia *lat* Fiebermittel.

Antipyrin Phenoldimethylpyrazolon.

Antisepsis Bekämpfung der Sepsis.

Antiseptica remedia *lat* Mittel gegen Sepsis.

Antiseptin Zinc. jodat. mit Zinc. borothymol.

Antiseptol Cinchoninjodosulfat.

Antispasmodica remedia *lat* krampfstillende Mittel.

Antisyphilitica remedia *lat* Mittel gegen Syphilis.

Antithermin Phenylhydrazinlävulinsäure.

Antitypica remedia *lat* Mittel gegen Wechselfieber.

Antizymotica remedia *lat* s. v. w. Antiseptica.

Antodontalgica remedia *lat* Mittel gegen Zahnschmerz.

Antrophor *lat* antrum Höhle, φερειν tragen, biegsame Metallsonde mit Salbenüberzug, zur Behandlung entzündeter Höhlenwände (Harnröhre u. s. w.).

Anurie ἀ *priv*, οὐρον Harn, fehlende Harnabsonderung.

Anus *lat* After. **A. praeternaturalis** widernatürlicher After, Fistel zwischen Darm u. Körperoberfläche, wodurch sich der Kot entleert.

Anxietas *lat* Angst. **A. tibiarum** nervöse (hyperästhetische) Muskelunruhe der Beine bei Neurasthenischen und Hysterischen.

Apathie ἀ *priv*, παϑος, Teilnahmlosigkeit, die Gleichgültigkeit gegen äußere Eindrücke, krankhafte besonders bei geistigen Schwächezuständen u. bei krankhafter Verdichtung des Vorstellungslebens auf innere geistige Vorgänge.

Aperitifs *fr* appetitanregende Mittel.

Aphakie ἀ *priv*, φακος Linse, Fehlen der Linse im Auge.

Aphasie ἀ *priv*, φασις von φημι sprechen, Verlust der Sprache bei erhaltener Intelligenz und peripherer Sprechfähigkeit. KUSSMAUL unterscheidet die **ataktische A.** od. das Unvermögen der motorischen Koordination der Wörter, die **amnestische A.** od. das Unvermögen der Erinnerung der Wörter als akustischer Lautkomplexe, und die W o r t t a u b h e i t od. das Unvermögen, bei gutem Gehör u. ausreichend erhaltener Intelligenz die Wörter wie früher zu verstehen; WERNICKE trennt als Haupttypen die **motorische A.** (BROCAsche A.), wobei alles verstanden wird, aber nichts nachgesprochen werden kann, u. die **sensorische A.**, wobei willkürlich gesprochen werden kann, aber nichts Gehörtes verstanden od. nachgesprochen wird, endlich die **Leitungs-A.**, wobei Sprachverständnis u. Sprache ungestört sind, aber die Wörter verwechselt werden (**Paraphasie**); die ersten beiden Typen sind wieder verschieden, je nachdem die A. subkortikal, kortikal od. transkortikal bedingt ist.

Aphelxia gr engl Zerstreutheit.

Aphonie ἀ priv, φωνη Stimme, Stimmlosigkeit durch Störung der Stimmbandfunktion.

Aphrodisiaca remedia lat den Geschlechtstrieb steigernde Mittel.

Aphthae ἀφϑαι wohl v. ἁπτειν brennen, **Aphthen** (Stomatitis aphthosa), BEDNARsche A. Sauggeschwüre an den hinteren seitlichen Teilen des harten Gaumens bei Kindern in den ersten Monaten.

Aplanatisch ἀ priv, πλαναστιι schweifen, nennt man z. B. Brillengläser, wo durch geeignete Zusammenstellung die sphärische Abweichung möglichst gering ist.

Aplasie gr angeborene Atrophie, d. h. der Masse nach mangelhafte Bildung eines Organs. **A. lamineuse progressive** fr s. v. w. Hemiatrophia facialis progressiva.

Apneumatosis gr s. v. w. Atelektasis.

Apnoe ἀ priv, πνοη Atem, Atmungstillstand, durch Fehlen der Atmungsreize (z. B. nach einer Reihe überreichlicher Einatmungen) oder bei krankhaft verminderter Erregbarkeit der Atmungszentren.

Apodemialgie ἀπο weg, δημος Volk, Land, ἀλγος Schmerz, krankhafter Wander- od. Reisetrieb, bei manchen konstitutionell (bes. erblich) Neuropathischen.

Apophyse épinaire fr Dornfortsatz.

Apophysenpunkt ἀποφυσις Fortsatz, **Point apophysaire** Druckpunkt (s. d.) an den Dornfortsätzen.

Apoplexie ἀπο u. πλησσειν schlagen, Schlaganfall, Schlagfluß, Zerreißung von Blutgefäßen im Zentralnervensystem. Veraltet sind: **Apoplexia serosa** für Gehirnödem, **A. nervosa** für Gehirnanämie, **A. pulmonalis** Lungenschlag für Lungenödem od. Lungeninfarkt.

Aposkeparnimus ἀπο u. σκεπαρνον Beil, Meißel, Hobel, Abtrennung eines Schädelstückes durch einen Hieb.

Apostema ἀπο u. ἱστημι stehen, s. v. w. Abszeß.

APOSTOLIs Methode Anwendung der Elektrolyse zur Behandlung von Uterusmyomen.

Appareil fr; **mettre l'a.** den Verband anlegen; **lever l'a.** den Verband abnehmen.

Appendicitis lat Entzündung des Wurmfortsatzes.

Apperzeption lat die bewußte Erfassung der äußeren u. inneren Eindrücke. **A-shalluzinationen** s. Sinnestäuschungen.

Applications fr Umschläge.

Apraxie ἀ priv, πραξις Thun, Verlust des Verständnisses für den Gebrauch der Dinge, entweder Teilerscheinung des Blödsinns od. (entsprechend der Aphasie) Folge der Aufhebung der Gesichtserinnerungsbilder (optische Aphasie).

Aprosexia ἀ priv, προσεχειν τον νουν den Geist auf etwas richten, zuerst von GUYE beschriebene neurasthenische Unfähigkeit zu geistiger Anspannung, zumal bei Nasenleiden (A. nasalis).

Aprosopie gr Mißbildung, wobei das Gesicht fehlt.

Apselaphesie ἀ priv ψηλαφαειν tasten, Aufhebung des Tastgefühls.

Apsithyrie ἀ priv, ψιϑυρος Flüstern, Unvermögen zu flüstern, völlige hysterische Stummheit (im Gegensatz zur A p h o n i e, wobei die Sprache flüsternd erfolgt).

Apus gr Mißgeburt ohne Beine.

Apyrexie gr fieberfreie Zeit.

Arachnitis gr Entzündung der Arachnoidea (richtiger der weichen Hirnhäute).

Archoplasma gr Attraktionsphäre, neben dem Zellkern belegene Gegend, wo bei der Karyomitose die Zentralkörperchen, Zentrosomen, auftreten.

Arctatio lat engl Verstopfung; Vaginismus.

Arcus senilis lat s. Gerontoxon.

Ardeur d'estomac *fr* Sodbrennen.

Ardor urinae *lat* *engl* Brennen beim Harnlassen.

Area Celsi *lat* s. Alopecia.

Arénation *fr* Sandbad.

Argyllsches Zeichen s. ROBERTSON-sches Z.

Argyria ἀργυρος Silber, chronische Silbervergiftung durch inneren Gebrauch oder übermäßiges Färben, Touchieren u. s. w., äußert sich durch Schwärzung der dem Licht ausgesetzten Teile u. Degenerationen in Niere, Lunge u. Leber.

Arhythmie *gr* zeitliche Unregelmäßigkeit der Herzthätigkeit.

Aristol Dithymoldijodid, als Ersatz für Jodoform empfohlen.

Arrêt *fr* Bruchhalter.

Arrière-bouche *fr* Rachen, Schlund.

Arrière-faix *fr* Nachgeburt.

Arrosion *lat* Annagung von Gefäßwänden durch Entzündungsvorgänge der Umgebung u. dgl.

Arrow Root *engl* Pfeilwurzelstärke, aus Maranta arundinacea.

Arteriitis, Arteriosklerose s. Endarteriitis.

Arteriotomie τεμνειν schneiden, Eröffnung einer Arterie zum Aderlaß.

Arthralgia *gr* Gelenkschmerz.

Arthrektomie *gr* Gelenkresektion.

Arthritis *gr* Gelenkentzündung. **A. deformans, nodosa, pauperum,** Form (Endstadium) des chronischen Gelenkrheumatismus, wobei sich fibröse u. knorpelige Neubildungen, Verknöcherungen u. Schwund der Gelenkteile entwickeln. **A. rheumatica chronica** s. v. w. Rheumatismus articulorum chronicus. **A. urica** od. **vera** G i c h t, chronische Störung in der Bildung u. Abscheidung der Harnsäure, die zu akuten Entzündungen (A. typica od. regularis) u. chronischem Siechtum (A. atypica od. atonica) führt. Je nach dem Sitz der Entzündung spricht man von Podagra, Chiragra, Gonagra, Omagra, Rhachisagra, Nephritis uratica. Die entzündlichen Anschwellungen heißen Tophi und Nodi arthritici.

Arthritisme *fr* Anlage zu Rheumatismus, Gicht u. s. w.

Arthrodese ἀρϑρος Glied, δειν binden, künstliche Feststellung eines gesunden Gelenks zu orthopädischen Zwecken.

Arthrogryposis γρυπος krumm, anhaltende krankhafte Spannung der Glieder, besonders des Ulnarisgebietes, u. zwar bei Kindern, nach Manchen identisch mit T e t a n i e.

Arthrokace κακη schlechte Beschaffenheit, tuberkulöse Gelenkentzündung, die den Knochen u. die Gelenkweichteile ergreift. Besonders in der Zusammensetzung Spondylarthrokace.

Arthrolith λιϑος Stein, Gelenkkörper, Gelenkmaus, verknorpelte od. verkalkte und losgelöste verästelte Wucherung der Gelenkkapsel.

Arthropathia παϑος Leiden, Gelenkleiden. Bes. Arthropathies tabétiques, die von CHARCOT zuerst beschriebenen, wahrscheinlich trophoneurotischen Veränderungen der Gelenke (zumal des Knie- u. Hüftgelenks) bei Tabes.

Arthrosia *gr* *engl* Gelenkentzündung.

Arthrosporen σπορος Saat, Frucht, Schimmelpilzsporen, die sich einzeln von den wachsenden Pilzfäden abschnüren.

Arthrotomie τεμνειν schneiden, Gelenkeröffnung durch Schnitt.

Arthroxerosis ξηρος trocken, **Arthritis sicca** s. v. w. Arthritis deformans.

Ascaris *gr* Spulwurm, parasitische Fadenwürmer. **A. lumbricoides** *lat* lumbricus Regenwurm u. εἰδης ähnlich, häufiger Darmparasit des Menschen. Andere Askaridenarten sind A. mystax u. Oxyuris vermicularis, s. d.

Ascites, Hydrops a. ἀσκος Schlauch, Bauchwassersucht, Hydrops des Peritonealraumes.

Asemie ἀ *priv*, σημα Zeichen, Verlust der Zeichenbildung und des Zeichenverständnisses. Die letztere, im Gegensatz zur expressiven Form **perzeptive A.**, ist mit der optischen Aphasie gleich.

Asepsis ἀ *priv*, σηπειν faulen, das Freisein von Fäulniserregern; **aseptisch** frei von Fäulniserregern.

Aseptol Orthoxyphenolsulfonsäure, als Antiseptikum empfohlen.

Asile d'aliénés *fr* Irrenanstalt.

Askokokkus ἀσκος Schlauch, schlauchartig angeordnete Kokken, wobei die Kolonie durch eine glasige Hülle umschlossen ist.

Aspergillus *lat* aspergillum Wedel, Schimmelpilz.

Aspermatismus ἀ *priv*, σπερμα Same, Fehlen der Samenejakulation.

Asphyxie ἀ *priv*, σφυγμος Puls, also eigentlich Pulslosigkeit, die Atmungs- und Pulsschwäche bei nahendem Erstickungstode durch Sauerstoffmangel. **Lokale A.** venöse Stauung an den Händen und Füßen, häufig bei Geisteskranken in geistigen Hemmungszuständen. **Symmetrische A.** s. RAYNAUDsche Krankheit.

Aspiration *lat* Ansaugung v. Gasen od. Flüssigkeiten durch den negativen Druck verdünnter Luft. Apparate von DIEULAFOY u. POTAIN.

Aspirationspneumonie Bronchopneumonie durch Aspiration von Entzündungstoffen bei der Atmung.

Assoupissement *fr* Schlummer.

Astasie ἀ *priv*, στασις Stehen, s. Abasie. **A. musculaire** *fr* zittern.

Asthenisch ἀ *priv*, σθενος Kraft, kraftlos, s. v. w. adynamisch.

Asthenopie ἀ *priv*, σθενος Kraft, ὠψ Gesicht, früher Kopiopie, Hebetudo visus, Sehschwäche, leichte Ermüdbarkeit des Auges in Bezug auf die Akkommodation, die Konvergenzmuskeln od. die Netzhautempfindlichkeit. A. ist häufig bei Neurasthenie u. Hysterie.

Asthma ἀειν hauchen, ἀισθειν keuchen, im weiteren Sinne s. v. w. Dyspnoe, namentlich solche, die in Anfällen auftritt. Im engeren Sinne bezeichnet man als **A. bronchiale** od. **nervosum**, essentielles A., Anfälle von hoher Atemnot mit besonders erschwerter Ausatmung (Lungenblähung u. Zwerchfelltiefstand); nach der vermuteten reflektorischen Ursache unterscheidet man als Unterformen: A. nasale, dyspepticum, uterinum, arthriticum. Ganz vom A. bronchiale zu trennen sind **A. cardiacum**, Dyspnoeanfälle bei Herzinsuffizienz, und **A. uraemicum**, bei Urämie. Veraltet ist **A. humidum** für die seröse Bronchorrhoe, LAENNECS pituitösen Katarrh; ebenso **A. Millari** s. **thymicum** für Spasmus glottidis, **A. nocturnum** für Alpdrücken. **A-krystalle** (LEYDEN) spitze oktaedrische Krystalle im Auswurf Asthmatischer, gleich mit den CHARCOTschen Krystallen im Knochenmark, im Sperma u. s. w.; wahrscheinlich das phosphorsaure Salz der sog. SCHREINERschen Base C_2H_5N.

Astigmatismus ἀ *priv*, στιγμα Punkt, eigentl. Brennpunktmangel, verschiedene Brennweite der brechenden Medien des Auges in verschiedenen Meridianen. Diesem A. regularis steht gegenüber der A. irregularis, wobei in einem und demselben Meridian verschiedene Brennweiten bestehen.

Astraphobie ἀστηρ Stern, φοβος Furcht, die krankhafte Gewitterfurcht der Neurasthenischen u. erblich Neuropathischen.

Asylum *engl* Irrenanstalt.

Asymbolie ἀ *priv*, συμβολον Zeichen, s. v. w. Asemie.

Asystolie ἀ *priv*, συστολη Zusammenziehung, Kompensationstörung bei Herzleiden.

Atavismus *lat* atavus Vorfahr, Ähnlichkeit mit Vorfahren, bes. im DARWINschen Sinne als Rückschlag.

Ataxie ἀ *priv*, ταξις Ordnung, Störung der Bewegungskoordination aus cerebralen, spinalen oder peripheren Ursachen (Kleinhirn-, Rückenmarkleiden, Neuritis). Hereditäre A., FRIEDREICHsche Ataxie od. Tabes, angeborene Erkrankung der Hinter-, der Kleinhirn- u. der Pyramidenseitenstränge des Rückenmarkes. **A. locomotrice progressive** *fr* s. v. w. Tabes dorsalis. Literale A. Silbenstolpern, Störung der Buchstabenkoordination, bei Aphasie, progressiver Paralyse u. s. w.

Atelektase ἀ *priv*, τελος Ende, ἐκτασις Ausdehnung, der luftleere, nicht ausgedehnte Zustand der Lungenbläschen, angeboren bei mangelhafter Atmung, erworben bei Verlegung der feinsten Bronchien durch Sekret od. Kompression.

Atherom ἀϑηρα Brei, Grützbeutel, Geschwulst unter der Haut mit grützbreiähnlichem Inhalt, wahrscheinlich auf Weiterentwickelung embryonal abgeschnürter Oberhautteile beruhend. A. der Arterien s. Endarteriitis.

Athetose ἀϑετος ohne feste Stellung, von HAMMOND so benannte Form langsamer, unwillkürlicher, oft sehr umständlicher Bewegungen bes. der Finger, der Zehen, des Gesichts; Begleiterscheinung bei Epilepsie, Idiotie und nach Hemiplegien (**Hemiathetosis posthemiplegica**), seltener selbständig.

Atmiatrie ἀτμος Luft, ἰατηρ Arzt, von PAUL NIEMEYER empfohlene planmäßige Atmungskur, „Luftheilkunde", auch Kur mit Dampf- oder Gaseinatmungen.

Atocia *engl* ἀ *priv*, τοκος Geburt, weibliche Unfruchtbarkeit.

Atonie ἀ *priv*, τονος Spannung, Schlaffheit, Erschlaffung.

Atremie ἀ *priv*, τρεχειν laufen, von NEFTEL so benannte Neurose, die ähnlich der Akinesia algera in Schmerzhaftigkeit der Bewegungen besteht, mit dem Unterschiede, daß diese bei der A. nur das Gehen, Stehen und Sitzen betrifft.

Atresia ἀ *priv*, τρᾳειν bohren, der Mangel einer normalen Öffnung, z. B. ani, oris. A. ani vesicalis Einmünden des Mastdarmes in die Blase (bei fehlendem After). A. ani vaginalis Bestehenbleiben der fötalen Kloake.

Atrichia ἀ *priv*, ϑριξ τριχος Haar, Haarlosigkeit.

Atrophia ἀ *priv*, τρεφειν nähren, der einfache Schwund eines Teiles durch Abnahme der Einzelteile an Zahl oder Größe. Fettige A. der Schwund durch Aufsaugung von verfetteten Gewebsteilen. **A. muscularis progressiva** s. Amyotrophia. **A. nervi optici** Sehnervenatrophie, angeboren od. durch Retinitis, Neuritis optica, Phthisis bulbi, Gehirn- od. Rückenmarkleiden erworben, besonders nach Syphilis.

Attaque *fr* Anfall.

Attelle *fr* Schiene.

Attitudes passionelles *fr* eigentümliche Körperstellungen mit dem Ausdrucke des Schrecks, der Wut und anderer Affekte, Teil des hysterischen Krampfanfalles.

Attonität *lat* ad und tonitru gleichsam niedergedonnert, regungsloser, starrbetäubter Zustand bei depressiven u. halluzinatorischen Psychosen. Vgl. Katatonie.

Attrition *fr* Wundwerden der Haut.

Audiphon *lat* u. *gr* fester Schallleiter für Schwerhörige.

Audition colorée *fr* die bes. bei Neuropathischen vorkommende Erscheinung, daß sich mit bestimmten Gehörseindrücken jedesmal eine Farbenwahrnehmung als Mitempfindung verbindet.

Aura *gr* Hauch, das wie ein Hauch aufsteigende Gefühl vor epileptischen Anfällen, oft auch eine Geruchs- od.

andere Sinnesempfindung. Motorische A. Zuckungen, Psychische A. Bewußtseinstörungen, die den epileptischen Anfall einleiten.

Ausfallerscheinungen Zeichen von krankhaft aufgehobener oder abgeschwächter Thätigkeit z. B. bestimmter Teile des Gehirns.

Auskultation *lat* die Deutung der im Körper entstehenden Schallzeichen.

Autographismus *αὐτος* selbst, *γραφειν* schreiben, die Erscheinung, daß auf die Haut mit einem Stäbchen aufgeschriebene Zeichen als geröteter Wall eine Zeit lang stehen bleiben, kommt bei verschiedenen Zuständen vor.

Autointoxikation *lat* u. *gr* Selbstvergiftung durch Stoffwechselerzeugnisse des eigenen Körpers, die entweder abnorm u. giftig sind, od. normal sind u. nur durch vermehrte Bildung od. verminderte Ausscheidung giftig wirken. Kobert zählt auf (Intoxikationen, S. 273 ff.): Ammoniaemie, Uraemie, Schwefelwasserstoff- u. Milchsäure-A., Cystinurie, Glykosurie, A. durch Oxybuttersäure, durch Acetessigsäure, Acetonaemie u. Acetonurie, Lipacidurie u. Lipacidaemie, Oxalurie, A. durch Harnsäure, Alkaptonurie, Peptonurie, A. durch Enzyme, Toxalbumine u. Ptomaine.

Autolaryngoskopie Laryngoskopie am eigenen Kehlkopfe.

Autonomie *fr* *gr* Selbständigkeit (einer Krankheitsform).

Autophonie *φωνη* Stimme, Widerhall der eigenen Stimme, bei Offenstehen der Tube u. bei Otitis media.

Autopsie *ὀψις* Sehen, Leichenuntersuchung.

Autotransfusion *gr* u. *lat* Beseitigung von Gehirnanämie durch Hochlagerung od. Esmarchsche Einwickelung der Glieder.

Aviver *fr* beleben, anfrischen (von Wundrändern).

Avortement *fr* Fehlgeburt.

Azoospermie *gr* Fehlen der Spermatozoen in der Samenflüssigkeit.

Azoturie, Azotum Stickstoff, *ἀ priv*, *ζωειν* leben, also worin Tiere ersticken; *οὐρον* Harn, übermäßige Stickstoffausscheidung im Harn.

Aztekentypus den Azteken ähnliche Schädel- u. Gesichtsbildung, zuweilen bei Idioten.

B

Bakterien *βακτηριον* Stäbchen, Spaltpilze, kleinste einzellige Pflanzenwesen von Kugelform (Mikrokokken), Stäbchenform (Bazillen), Schraubenform (Spirillen) oder Pleomorphismus (s. d.). Sie vermehren sich durch Teilung, z. B. durch Sporenbildung; ihre Trennung u. Erkennung beruht wesentlich auf ihrem verschiedenen Verhalten gegen Nährböden u. den verschiedenen Erscheinungen ihrer Reinkulturen. Vgl. Saprophyten, Aërobien, Anaërobien, Chemotaxis, Toxalbumin, Bakterienproteïn, Infektion, pathogen, Immunität, Phagocyten.

Bakterienproteïne giftige Bestandteile der Spaltpilzkörper, die sich aus den Reinkulturen durch Kochen ausziehen lassen, nicht gleichbedeutend mit den Toxalbuminen, Stoffwechselerzeugnissen der Bakterien.

Balanitis βαλανος Eichel, Eicheltripper, Katarrh der Eichelschleimhaut u. des inneren Vorhautblattes, meist nicht durch Tripperinfektion, sondern durch chemische Reizung, Zersetzungen u. dgl. hervorgerufen.

Balbuties *lat* Stottern.

Baleine, Blanc de *fr* Walrat.

Ballismus βαλλιζειν tanzen, Chorea.

Ballottement *fr* ballotte, Kugel, das Gefühl des Anschlagens einer Kugel, das der im Uterus liegende Kindskopf dem ihn zurückstoßenden Finger beim Rückprall gewährt.

Balm *engl* Balsam.

Bandeau *fr* Binde.

Bane *engl* Gift. **B-wort** Tollkirsche.

Baraesthesiometer βαρυς schwer, αἰσθησις Empfindung, μετρον Maß, Drucksinnmesser, Instrument zur Messung des Drucksinns, von Eulenburg.

Barbadoes leg *engl* Barbadosbein s. Elephantiasis.

Bartflechte s. Sykosis.

Bartholinitis Entzündung der Bartholinischen Drüse, die jederseits in den Scheideneingang mündet, meist durch Tripper.

Baryekoia βαρυς schwer, ἀκοη Gehör, Schwerhörigkeit.

Baryphony *engl* erschwertes Sprechen.

Basedowsche Krankheit Neurose mit den Hauptererscheinungen: Vortreibung der Augen, Schilddrüsenschwellung, Herzklopfen und Pulsbeschleunigung, Zittern. Wahrscheinlich ist die Ursache in einer Schilddrüsenerkrankung zu suchen. Beim Fehlen einzelner Haupterscheinungen spricht man von Formes frustes *fr*, unausgebildeten Formen.

Basilarmeningitis s. Meningitis.

Basilysis βασις Grund, λυσις Lösung, Abtrennung des Schädels, um die Geburt zu ermöglichen.

Bateau *fr* *le ventre se creuse en b.* der Leib ist kahnförmig eingezogen.

Bathymorphie βαθυς tief, μορφη Form, Langbau des Auges, wobei die parallelen Lichtstrahlen sich vor der Netzhaut vereinigen, Kurzsichtigkeit.

Battarismus βατταριζειν stammeln, überstürzte, polternde Sprache.

Bauchfellentzündung s. Peritonitis.

Bauchfellwassersucht s. Ascites.

Baudelocque'scher Durchmesser s. Conjugata. B. Tasterzirkel s. Pelvimeter.

Baudruche *fr* Goldschlägerhäutchen.

Baume *fr* Balsam.

Bazillen *lat* bacillus, Verkleinerungsform von baculus Stock, stäbchenförmige Spaltpilze. Vgl. Bakterien.

Bdellatomie βδελλα Blutegel, τεμνειν schneiden, Anschneiden der saugenden Blutegel, zur Vermehrung des Blutflusses.

Beal *engl* Furunkel.

Bec-de-cane *fr* Entenschnabel, Kugelzange.

Bed pan *engl* Stechbecken. **Bed sore** Dekubitus.

Bedlam Irrenanstalt bei London.

Bégayement *fr* Stottern.

Beggiatoa eine Art der Leptothricheen, s. d.

Begießung Übergießung mit kühlem Wasser (im warmen Bade), kräftiges Wiederbelebungsmittel.

Belastung, Erbliche, Anlage zu Geistes- u. Nervenkrankheiten durch Vorkommen solcher in der Blutsverwandtschaft aufsteigender Linie, oft mit körperlichen Entartungszeichen (Verbildungen des Schädels und der

Ohren, Vorspringen des Ober- oder Unterkiefers u. s. w.) u. mit geistigen und nervösen Abweichungen (neuropathische Anlage) verbunden (reizbare Schwäche, krankhafte Affekte und Triebe, Unstetigkeit, Zwangsvorstellungen u. s. w.). Vgl. Minderwertigkeit.

Béquille *fr* Krücke.

Bergkrankheit Puna, Mal di Puna von den so heißenden Hochebenen in Peru; krankhafte Erscheinungen, die den Menschen in Höhen von 3500 m u. darüber befallen: Atemnot, Schwäche, Kopfschmerz, trübe Stimmung, Schwindel, Blutungen u. s. w.

Beriberi *hindost*, **Kakke** *jap*, in Indien u. Japan endemische Infektionskrankheit mit Lähmungen u. wassersüchtigen Schwellungen.

Bertillonage von dem Pariser Arzt Bertillon angegebenes Verfahren, Verbrecher durch Messungen u. Beschreibungen zahlreicher bestimmter Teile ihres Körpers wiederkenntlich zu machen.

Berührungsfurcht krankhafte Furcht vor Berührung aller möglichen Gegenstände, da sie beschmutzt sein könnten, Erscheinung bei Neurasthenie, zumal bei erblicher Belastung.

Beschäftigungsneurosen, Koordinatorische, Störungen des geordneten Zusammenwirkens der bei bestimmten Thätigkeiten gebrauchten Muskeln, ohne daß diese sonst gelähmt wären: Schreibkrampf, Klavierspielerkrampf u. s. w.

Bettsucht Neigung melancholischer u. schwachsinniger Kranker, dauernd im Bett zu liegen.

Bewegungsdrang motorische Unruhe, unwillkürliche übermäßige Beweglichkeit bei Manie u. anderen Geistesstörungen.

Bewegungsstereotypie beständige Wiederholung bestimmter zweckloser Bewegungen bei Geisteskranken, meist durch Wahnvorstellungen oder Halluzinationen verursacht.

Bezoardica remedia *lat* v. *pers* Badezahr Wind, Zerstreuer des Giftes, Gegengifte.

BIERMERscher Schallwechsel Veränderung der Höhe des Perkussionschalles bei Lagewechsel des Kranken (Lungenhöhlen, Pyopneumothorax).

Bilab *lat* bis u. labium Lippe, zweilippiges Werkzeug zur Entfernung von Fremdkörpern aus der Harnröhre.

Bilharzia s. v. w. Distomum haematobium. **B-krankheit** Erkrankung durch Ansiedelung von B. in Harnleitern, Blase u. Dickdarm: Blutungen, Steinbildung, Nierenbeckenentzündung, Ruhr.

Binoculus *lat* Rollbindenverband über beide Augen.

Biskrahbeule s. Delhibeule.

Bistouri *fr* chirurgisches Messer mit einschlagbarer Klinge.

Black vomit *engl* gelbes Fieber.

Blaesitas *lat* Stammeln.

Blandus *lat* mild, reizlos, z. B. Nahrung, Delirium.

Blattern s. Variola.

Blear-eye *engl* Triefauge.

Bleichsucht s. Chlorose.

Bleivergiftung bei fortgesetzter Aufnahme von Blei durch den Magen, Kachexie, Bleikolik (Leibschmerzen, Verstopfung durch Darmkrampf, eingezogener Bauch), Bleilähmung (Neuritis besonders des Radialis), Gelenkschmerzen (Arthralgia saturnina), Gicht, Schrumpfniere.

Blennorrhoe βλεννα Schleim, ῥοη von ῥεειν fließen, Eiterfluß, eiterige Absonderung (bei Schleimhautentzündung).

Blepharadenitis βλεφαρον Lid, ἀδην Drüse, Liddrüsenentzündung.

Blepharitis Lidentzündung. **B. ciliaris** Blepharadenitis.

Blepharophimose φιμωσις Verengerung, Lidenge, Lidspaltenenge.

Blepharoplastik πλαστικη τεχνη Bildnerkunst, künstliche Lidbildung.

Blepharoplegie πληγη Schlag, Lähmung beider Lidmuskeln, des Schließ- und Hebemuskels.

Blepharoptosis s. Ptosis.

Blepharospasmus σπασμος Krampf, Lidkrampf.

Blepharospat σπαθη Spatel, Lidspatel.

Blepharostat στατος v. ἱστημι stellen, Lidhalter.

Blinddarmentzündung s. Typhlitis.

Blister *engl* Blase, Blasenpflaster.

Blitzfiguren baumartig verzweigte rote Streifen, die nach Blitzschlag oft im Körper auftreten.

Bloach *engl* Blase, Blatter.

Blödsinn *Dementia* erhebliche Geistesschwäche, als selbständige Geistesstörung od. als Ausgang ungeheilter Geisteskrankheiten. Angeborener B. s. Idiotie. B. mit Lähmung s. v. w. progressive Paralyse.

Blood-stroke *engl* Gehirnschlag.

Blue pills *engl* blaue Pillen, Abführpillen aus reinem Quecksilber.

Blotch *engl* Bläschen, Akne.

Bluterkrankheit ererbte Neigung zu starken Blutungen ohne Anlaß oder auf geringe Anlässe hin.

Blutsverwandtenehen von krankheiterzeugender Bedeutung fast nur, wenn beiden Teilen eine krankhafte Anlage anhaftet.

Bolster *engl* Kompresse.

Borborygmus *gr* Kollern im Leibe.

Borgne *fr* einäugig, blind. Fistule borgne blinde Fistel, s. d.

Bothriocephalus latus βοθριον Grube, κεφαλη Kopf, Grubenkopf, Bandwurm, dessen Finnen vom Hecht auf den Menschen übertragen werden, kommt bes. vor in der Schweiz, Holland, Pommern, Ostpreußen, Rußland.

Botulismus *lat* botulus Wurst, Wurstvergiftung, durch Giftstoffe, die sich bei bakterieller Zersetzung von Wurst bilden.

Bougie *fr* Wachskerze, Stäbe aus Wachs, Celluloid, Zinn u. s. w, die zur Erweiterung von Kanälen u. Hohlräumen darin eingeführt werden.

Boule hystérique *fr* Globus hystericus.

Bourbillon *fr* Eiterpfropf.

Bourdonnement *fr* Sausen, Ohrenklingen.

Bourdonnet *fr* Wieke, Bausch.

Bourgeons *fr* Akne rosacea.

Bouton d'Alep Aleppobeule, Delhibeule, Biskrahbeule, endemische Hautkrankheit im Orient, mit Bildung zerfallender Knoten.

Bouton noir *fr* Tollkirsche.

Boutonnière *fr* Knopfloch, äußerer Harnröhrenschnitt s. Urethrotomie.

Boyau *fr* **Bowels** *engl* Darm, Eingeweide.

Bracherium *lat* Bruchband.

Brachialgie βραχιων Arm, ἀλγος Schmerz, Neuralgie des Armnervengeflechts.

Brachycephalus βραχυς kurz, κεφαλη Kopf, Kurzkopf, abnorme Kürze des Kopfes.

Brachygnathie γναθος Kiefer, abnorme Kleinheit des Unterkiefers.

Bradyarthrie βραδυς langsam, Erschwerung der Sprachartikulation.

Bradykardie καρδια Herz, langsame Herzthätigkeit, vgl. Spaniokardie.

Bradylalie λαλειν reden, s. v. w. Bradyarthrie.

Bradyphrasie φρασις Rede, langsames Sprechen.

Brandstiftungstrieb krankhafte Neigung zum Brandstiften, als Erscheinung erblicher Belastung häufig bei Schwachsinnigen, Epileptischen, Hysterischen, in der Entwickelungszeit zumal bei gleichzeitigem Heimweh.

Bräune s. v. w. Angina.

Brancardier *fr* Krankenträger.

Brayer *fr* Bruchband.

Break-bone fever *engl* gelbes Fieber.

Brechdurchfall s. Cholera nostras.

Brédouillement *fr* Stottern.

Bridle-bandage *engl* Bindenzügel.

Brightsche Krankheit s. v. w. Nephritis.

Brine *engl* Soole.

Brisement forcé *fr* gewaltsame Brechung verkrümmter Gelenke oder Knochen.

Brise-pierre *fr* Lithotripter.

BRODIEsches Zeichen die Hyperästhesie der Haut über einem schmerzenden Gelenk bei traumatischer Hysterie.

Bromidrosis *βρωμος* Gestank, *ἱδρωσις* Schweiß, übelriechender Schweiß.

Bromismus Bromvergiftung (Akne, Benommenheit, Magenstörungen).

Bronchialatmen scharfes hauchendes Atmungsgeräusch, normal rechts hinten nach innen vom Schulterblatt, krankhafter Weise über luftleeren (entzündeten od. zusammengedrückten) Lungenteilen hörbar.

Bronchialkrisen s. Krisis, krampfhafte Hustenanfälle bei Tabes.

Bronchiektasie *ἐκτασις* Erweiterung, Bronchialerweiterung, zylindrische od. sackartige Ausdehnung von Bronchien bei Schwund ihrer elastischen u. muskulösen Teile durch chronische Katarrhe, unter Mitwirkung des gesteigerten Einatmungszuges (bei Verlegung anderer Teile) u. Ausatmungsdruckes (beim Husten).

Bronchiolitis exsudativa von CURSCHMANN beschriebener Katarrh der feinsten Luftwege mit Ausscheidung schraubenförmiger Fibrinausgüsse, unter asthmaähnlichen Zuständen.

Bronchismus, Bronchospasmus *σπασμος* Krampf, Krampf der Bronchialmuskeln bei Asthma.

Bronchitis Bronchialkatarrh, Bronchienentzündung. **B. catarrhalis acuta** und **chronica,** diese mit den Unterformen: **Catarrhe sec** trockner Katarrh mit spärlichem zähen Auswurf, **Brochoblennorrhoe** mit reichlichem dünnen Auswurf, der sich im Spuckglas in eine eitrige u. eine schaumigschleimige Schicht trennt, **pituitöser Katarrh** oder Asthma humidum mit reichlichem wässrigen Auswurf. **B. capillaris** Entzündung der feinsten Bronchien. **B. crouposa** krupöse Entzündung der Bronchien. **B. foetida** od. **putrida** mit bakteriell zersetztem, widerlich süßlich stinkendem Auswurf.

Bronchoblennorrhoe vgl. Blennorrhoe s. Bronchitis.

Bronchocèle *fr* *κηλη* Bruch, Kropf.

Bronchophonie *φωνη* Stimme, Bronchialstimme, deutliche Fortleitung der Sprache des Kranken an das am Brustkorb horchende Ohr des Arztes, bei Verdichtung des zwischenliegenden Lungengewebes.

Bronchopneumonie Lungenentzündung, die von der Bronchialschleimhaut aus fortgepflanzt ist; vgl. Pneumonie.

Bronchorrhoe *ῥοη* von *ῥεειν* fließen, s. v. w. Bronchitis pituitosa.

Bronchotom *τεμνειν* schneiden, eine Art flacher Trokar zur Eröffnung der Luftwege, Bronchotomie, vgl. Tracheotomie.

Bronzehautkrankheit, Bronzed skin *engl* ADDISONsche Krankheit.

Bruit *fr* Geräusch. **B. de diable** (*diable* Kreisel od. Nonne) Nonnengeräusch, Sausen über der inneren Drosselvene bei Anämischen, wahrscheinlich durch Wirbelstrom beim Eintritt des Blutes in den durch allseitige Anheftung weit klaffenden untersten Teil der Vene. **B. de pot fêlé** Geräusch des gesprungenen Topfes, klirrender Perkussionschall bei plötzlicher Austreibung einer Luftmenge durch eine enge Öffnung (Zeichen von Höhlenbildung in der Lunge, s. Kavernen).

Bubo *βουβων* Leistendrüsengeschwulst, bei Entzündung, Tripper, weichem und hartem Schanker der

Geschlechtsteile. **Indolenter B.** die schmerzlose feste Schwellung der Leistendrüsen bei Syphilis. **Bubonenpest** s. Pest.

Bubonulus eitrige Lymphgefäßentzündung am Penisrücken bei Schanker.

Buccula *lat* *engl* Kader, Kehlbraten.

Buffy-coat *engl* Speckhaut, Schwarte.

Buknemia tropica βους Stier, κνημη Bein, Elephantiasis.

Bulbar palsy *engl* Bulbärparalyse.

Bulbärparalyse *lat* bulbus rhachiticus verlängertes Mark, Lähmung des verlängerten Marks, akut durch Blutungen, Druck von Brüchen od. Verrenkungen der Halswirbelsäule, chronisch durch Wirbelentzündung, Geschwülste, Aneurysmen u. dgl. **Progressive B.** fortschreitende Lähmung des verlängerten Marks durch einfachen Schwund seiner Nervenkerne, verwandt mit der spinalen progressiven Muskelatrophie u. der amyotrophischen Lateralsklerose, deren Ausgang sie oft bildet. Ihren Zeichen nach heißt sie Paralysis labio-glosso-laryngea. Vgl. Pseudobulbärparalyse und Ophthalmoplegia progressiva.

Bulimie βους Ochse, λιμος Hunger, Heißhunger, Gefräßigkeit.

Bulla *lat* große Blase der Haut oder Schleimhaut.

Bunion *engl* Frostbeule.

Buphthalmus βους Ochse, ὀφθαλμος Auge, Ochsenauge, Glotzauge, Vortreibung des Auges, s. Exophthalmus.

Burning of the feet *engl* Brennen der Füße s. v. w. Beriberi.

Burquisme *fr* s. v. w. Metalloskopie.

Burr *engl* Ohrläppchen.

Bursitis *lat* bursa Beutel, Schleimbeutelentzündung. **B. praepatellaris** Entzündung des Schleimbeutels vor der Kniescheibe, vgl. House-maidens knee.

Butting *engl* Summen.

Buttocks *engl* Gesäß. **Buttock position** Steißlage.

Button-scurvy *engl* skorbutische und syphilitische Beulen.

Butyrometer, butyrus Butter, μετρον Maß, Werkzeug zur Bestimmung des Fettgehalts der Milch (Auflösung des Fetts in Äther u. s. w.).

C

(Was unter C fehlt, ist unter K oder Z nachzusehen.)

Cachexie pachydermique *fr* Kachexie (s. d.) und παχυς dick, δερμα Haut, s. v. w. Myxoedem. **C. traumatique** traumatische Neurasthenie od. Hysterie mit schwerer Störung der allgemeinen Ernährung.

Cachou *fr* Katechu.

Caesarea operatio *lat* Kaiserschnitt.

Cagneux *fr* hundsbeinig, X-beinig.

Caillot *fr* Blutkuchen.

Calambre *span* Quecksilberzittern u. -krämpfe, s. Quecksilbervergiftung.

Calculus *lat* Steinchen, Konkrement, bes. Kalksalze, die sich aus Körperflüssigkeiten abscheiden, bei Stauung, chemischer Zersetzung, abnormer Zusammensetzung der betr. Flüssigkeit u. bei Gegenwart von Fremdkörpern, die als Kern für die Anlagerung dienen. Vgl. Cholelithiasis, Nephrolithiasis, Cystolithiasis, Koprolith.

Calentura *span* Fieberdelirium bei tropischem Sonnenstich.

Caligo *engl* Blindheit.

Callositas *lat* callus Schwiele, Hautschwiele.

Callus *lat* Schwiele, insbesondere die Knochenschwiele, wodurch Knochenbrüche heilen. **Äußerer C.** knorpelartige, dann festere, von der Knochenhaut ausgehende Neubildung, die die Bruchenden von außen umfaßt; **intermediärer C.** die Bruchenden verbindend, wahrscheinlich durch Osteoblasten gebildet, die von der Knochenhaut her eindringen; **innerer (myelogener) C.** wuchernde Knochenmarkzellen, die die Markhöhle ausfüllen. Später bildet sich der größte Teil dieses **provisorischen C.** zurück, u. es bleibt nur eine geringe Verdickung der Bruchstelle, **definitiver C.**

Calor *lat* Hitze.

Calvities *lat* Kahlheit.

Camisole *fr* Zwangsjacke.

Campimètre *fr* Gesichtsfeldmesser, Perimeter.

Cancer aquaticus *lat* Wasserkrebs, s. Noma. **Cancer vert** *fr* Chlorom.

Canities *lat* canus grau, Ergrauen.

Cannelure *fr* Führungsrinne, vgl. Gorgeret.

Cannula *engl* Kanüle.

Capistration *fr* Phimose, Vorhautenge.

Capistrum *lat* Zaum, Halfterbinde, Bindenverband für das Kinn u. s. w., vom Kinn um Scheitel, Hinterhaupt und Nacken.

Capitium *lat* Mütze, Tuchverband des Kopfes.

Caput *lat* Kopf. **C. galeatum** Glückshaube, die ausnahmsweise unzerrissenen, den Kopf bei der Geburt noch bedeckenden Eihäute. **C. medusae** Medusenhaupt, Kranz von erweiterten Hautvenen um den Nabel bei Blutstauung in der Pfortader (Lebercirrhose u. Pfortaderthrombose). **C. obstipum** Schiefhals. **C. succedaneum** *lat* succedere vertreten, Kopfgeschwulst der Neugeborenen, Oedem des im Muttermunde frei vorliegenden Teils der Kopfhaut.

Carate *portug* syphilitischer Hautausschlag.

Carcinus eburneus καρκινος Krebs, *lat* ebur Elfenbein, Skleroma.

Caries *lat* Knochenfraß, chronische granulirende Entzündung des Knochengewebes mit Einschmelzung fester Knochenmasse, meist auf tuberkulöser Grundlage.

Carminativa remedia *lat* carminare zupfen (Erweiterungsform v. carpere), blähungtreibende Mittel.

Carnificatio pulmonis *lat* caro Fleisch, facere machen, fleischähnliche Beschaffenheit der durch Druck oder Atelektase luftleer gewordenen Lunge.

Caro luxurians *lat* wucherndes Fleisch, wildes Fleisch, üppige Granulationen.

Carunculae myrtiformes *lat* myrtenblattförmige Fleischwärzchen, die geschrumpften Reste des zerstörten Hymens.

Casque neurasthénique *fr* neurasthenischer Helm, Gefühl eines drückenden Helms bei Neurasthenie (Form des Kopfdrucks).

Cataglosse *fr* κατα und γλωσσα Zunge, Zungenhalter, Mundspiegel.

Cauchemar *fr* Alpdrücken.

Cause *fr* Ursache. **C. prédisposante** veranlagende Ursache. **C. déterminante** Gelegenheitsursache.

Cavernitis Entzündung des Schwellkörpers Corpus cavernosum der Harnröhre nach Tripper od. Verletzung.

Ceinture *fr* Leibbinde, Korsett gegen Rückgratverkrümmungen.

Cephalaea κεφαλαια hartnäckiger Kopfschmerz (GALENOS).

Cephalalgia κεφαλη Kopf, ἀλγος Schmerz, Kopfschmerz.

Cephalhaematom vgl. Haematom, umschriebener Bluterguß unter die Knochenhaut am Schädel Neugeborener.

Cephalocele κηλη Bruch, Vorstülpung von Schädelinhalt durch eine angeborene od. erworbene Knochenlücke.

Cephalonie Großköpfigkeit, Wasserkopf.

Cephalothoracopagus ϑωραξ Brustkorb, πηγνυμι befestigen, Doppelmißbildung mit Verwachsung von Kopf und Brust.

Cephalotomie τεμνειν schneiden, Anschneidung des Kindskopfes innerhalb der Geburtsteile, um zur Ermöglichung der Geburt den Schädelinhalt zu entfernen.

Cephalotripsie, Cephalothrypsie τριβειν, ϑρυπτειν zerreiben, Zermalmung des Kindskopfes zur Ermöglichung der Geburt bei engem Becken, mit zangenförmigen, durch Schrauben zusammendrückbaren Werkzeugen: Cephalotripter, Cephalotrib u. s. w.

Cercomonas Monadenart. **C. intestinalis** (LAMBL) im Darmschleim bei Durchfall, Typhus und Cholera gefunden, **C. urinarius** in alkalischem Eiweißharn bes. bei Cholerakranken.

Cerebrasthenie *lat* cerebrum Gehirn, ἀσϑενεια Schwäche, cerebrale Neurasthenie, s. d.

Cerebration *lat* geistige Thätigkeit.

Cerne des yeux *fr* Ringe um die Augen.

Cerumen *lat* cera Wachs, Ohrenschmalz.

Cestoden κεστος Gürtel von κεντειν sticken, Bandwürmer, Ordnung der Klasse der Plattwürmer, ohne Mund und Darm, entwickeln sich durch Knospung aus einer birnförmigen Amme (Kopf, Skolex) zu einer bandartigen Reihe von Gliedern, deren Eier in einem neuen Wirt zu bläschenförmigen Larven (Finnen) werden. Vgl. Cysticercus.

Chalazium χαλαζιον Hagelkorn, Wucherung od. Eiterung der Lidknorpeldrüsen.

Chalikosis χαλιξ Kalk, Kalklunge, s. Staublunge.

Champ visuel *fr* Gesichtsfeld.

Change of life *engl* Wechseljahre der Frau.

Chapelet pustuleux *fr* Corona veneris.

CHAPMANsche Schläuche eisgefüllte Schläuche, längs der Wirbelsäule zu tragen.

Charbon *fr* Karbunkel, Milzbrand.

CHARCOT-LEYDENsche Krystalle s. Asthmakrystalle.

Charme *fr* halbschlafähnlicher Zustand im Beginn der Hypnose oder bei unvollkommener Hypnose, mit nachträglicher Erinnerungslosigkeit.

Chasma, Chasmus χασμη Gähnkrampf.

Chatouillement *fr* Kitzeln.

Cheiloangioskopie s. Angiocheiloskop.

Cheiloplastik πλαστικη τεχνη Bildnerkunst, künstliche Lippenbildung.

Cheiloschisis σχιζειν spalten, Lippenspalte s. Hasenscharte.

Cheiropompholyx χειρ Hand, πομφολυξ Blatter, s. v. w. Erythema exsudativum der Hand.

Chemosis χημη Gienmuschel, χαειν gähnen, umschriebene Schwellung der Augenbindehaut um die Hornhaut.

Chemotaxis (PFEFFER) chemische Fernwirkung, nachgewiesene Anziehung von Algenzellen und Spaltpilzen durch gelöste Stoffe in ihrer Umgebung. **Ch. der Leukocyten** (BUCHNER) Anlockung von weißen Blutkörperchen durch Bakterienproteïne, in ihrer Bedeutung für die Lehre von der Entzündung noch nicht zu beurteilen. **Negative Ch.** Abstoßung.

CHEYNE-STOKESsches Atmen Wechsel zwischen Atmungstillstand und zunächst tiefem, dann zunehmend schnellerem u. oberflächlicherem Atmen u. umgekehrt, bei Überhäufung des Atmungzentrums mit Kohlensäure (Lungenentzündung, Kinderdurchfall, Gehirnkrankheiten). Die Erscheinung kann wieder zurückgehen.

Chiastre *fr* nach der Form des Buchstaben χ so genannter kreuzförmiger Bindenverband für Knochenbrüche.

Chicken-pox *engl* Windpocken.

Chiffonniers, Maladie des *fr* Hadernkrankheit.

Chilblain *engl* Entzündung der Finger durch Erfrieren.

Chimisme stomacal *fr* die chemischen Vorgänge bei der Magenverdauung.

Chionyphe CARTERI Schimmelpilz, angebliche Ursache der Entzündung beim Madurabein, s. d.

Chiragra χειρ Hand, ἀγρα Falle, Gicht der Hand, vgl. Arthritis.

Chirotheke τιθημι stellen, Rollbindeneinwickelung der Finger.

Chirurgie ἐργειν thun, Zweig der Medizin, dessen Heileingriffe mit der Hand od. mit Werkzeugen am Körper vorgenommen werden.

Chloasma χλοαζειν gelbgrün aussehen, braune Hautflecken. **Ch. uterinum** Schwangerschaftsmal, braune Flecken auf der Stirn, die während der Schwangerschaft vorkommen.

Chlorom χλωρος grüngelb, gelbgrünes bis grasgrünes Sarkom, meist von der Knochenhaut der Schädel- od. Gesichtsknochen ausgehend; die Farbe scheint ein Fettpigment zu sein, vgl. Lipochrom.

Chlorosis Bleichsucht, vorwiegend beim weiblichen Geschlecht und in den Entwicklungsjahren vorkommende Verminderung des Hämoglobingehalts der roten Blutkörperchen, mit Mattigkeit, Herzklopfen, Atemnot bei Bewegungen, Kopfschmerzen, Verdauungstörungen, Nervosität u. s. w. verbunden. **Ch. tropica** Geophagie.

Cholaemie χολη Galle, αἱμα Blut, Gelbsucht.

Cholagoga remedia ἀγωγος führend, die Gallenabsonderung anregende Mittel.

Cholecystektomie χολη Galle, κυστις Blase, ἐκτεμνειν ausschneiden, Ausschneidung der Gallenblase bei Krebs- und Gallensteinbildung.

Cholelithiasis λιθος Stein, Gallensteinkrankheit.

Cholera *hebr* chaul rah böse Krankheit, nach HIPPOKRATES von χολη Galle. **Ch. indica** oder **asiatica** echte Ch., durch den KOCHschen Kommabazillus hervorgerufene Infektionskrankheit mit Erbrechen, heftigem Durchfall (vgl. Reiswasserstühle), Harnverminderung durch Nephritis (bis zur Ch.-anurie), schwerem Verfall (Stadium algidum oder asphycticum). **Ch. sicca** wenn ausnahmweise die Durchfälle fehlen. **Ch.-typhoid** typhusähnlicher Ausgangszustand der Ch., der entweder durch Toxinwirkung od. durch diphtheritische Veränderungen im Darm, im Kehlkopf, in der Blase, Pneumonie u. s. w. od. endlich durch Urämie hervorgerufen sein kann.

Cholestearin χολη Galle, στεαρ Talg, Gallenfett, ständiger Teil der Galle, krystallisiert in weißglänzenden rhombischen Tafeln.

Cholesteatom *gr* Perlgeschwulst.

Chondritis χονδρος Knorpel, Knorpelentzündung.

Chondrom Knorpelgeschwulst, Geschwulst aus Knorpelgewebe, von Knorpel od. Knochen od. von knorpelfreiem Gewebe, **heterotopem Ch.**, ausgehend, mit Neigung zu schleimiger oder fettiger Erweichung (Zystenbildung), Verkalkung u. Verknöcherung. Mischgeschwülste und Übergang in Sarkom kommen vor.

Chorda χορδη Darmsaite, **Ch. venerea** Verkrümmung des erigirten Penis durch Entzündungsherde od. Narben in den Schwellkörpern.

Chordapsus ἁπτειν festhalten, Darmeinklemmung.

Chorditis vocalis Entzündung des Stimmbands (Chorda vocalis). **Ch. v. inferior hypertrophica** Wucherung u. spätere verengende Schrumpfung des Bindegewebes an der unteren Stimmbandfläche (bei chronischem Kehlkopfkatarrh).

Chorea χορεια Tanz. **Ch. St. Viti** Veitstanz, ursprünglich Bezeichnung für die Tanzwut (s. d.) des 14. Jahrh, zu deren Heilung man nach der Veitskapelle bei Ulm wallfahrtete; seit Sydenham, 17. Jahrh., Name einer Neurose, die in krankhafter Muskelunruhe (Folie musculaire) und in Koordinationstörung bei den willkürlichen Bewegungen besteht. Man stellt sie auch als **Ch. minor** oder **Ch. Anglorum** der **Ch. major** od. **Ch. Germanorum** gegenüber, womit man die verwickelten Krampfbewegungen der großen Hysterie bezeichnet. Zu dieser Form gehören auch die **Ch. electrica** od. **Maladie de** Bergeron u. die **Ch. saltatoria** od. saltatorische Neurose. Auf greifbaren Gehirnveränderungen beruhen die Ch. prae- u. posthemiplegica, die vor od. nach Schlaganfällen u. dgl. in einer Körperhälfte auftreten. — **Ch. festinans** und **Ch. procursiva** s. v. w. Paralysis agitans.

Chorémanie *fr* Chorea.

Chorioiditis, **Choroiditis** Entzündung der Aderhaut (Chorioidea) des Auges.

Chromatodysopsie χρωμα Farbe, δυς schlecht, ωψ Gesicht und **Chromatometablepsie** μετα und βλεψις Sehen, Farbenblindheit.

Chromatosis abnorme Pigmentierung der Oberhaut.

Chromidrosis ἱδρως Schweiß, farbiger Schweiß.

Chromocytometer κυτος Bläschen, Körperchen, Apparat zur Bestimmung des Hämoglobingehalts des Blutes (durch Vergleich der Durchsichtigkeit, Bizzozero).

Chromophobie φοβος Furcht, Farbenscheu.

Chromopsie u. **Chrupsie** χροα Farbe, ὀψις Sehen, Farbensehen.

Chute *fr* Vorfall, Prolaps. **Ch. des cheveux** *fr* Haarausfall.

Chylopoëtische Organe χυλος Saft, Lymphe, ποιειν machen, Verdauungsorgane.

Chylurie οὐρον Harn, chylusartige Beschaffenheit des Harns durch Anwesenheit von Fett, Eiweiß u. Eiterkörperchen oder endlich Faserstoff. Letztere Form, besser Fibrinurie genannt, kommt bes. in den Tropen als Folge von Filaria sanguinis vor.

Cicatrix *lat* Narbe.

Cilosis *engl* Lidkrampf.

Cimex *lat* Wanze.

Cingulum *lat* Gürtel, Gürtelrose, Herpes zoster.

Cionorrhaphie κιων Zäpfchen, ῥαφη Naht, Gaumennaht.

Circinatus *lat* kreisförmig.

Circumcisio *lat* Umschneidung, Abtragung der ganzen Vorhaut.

Cirrhosis von κιῤῥος gelb, chronische interstitielle Entzündung (ursprünglich nur von der Leber, die in diesem Zustande rötlichgelb aussieht), in Bindegewebswucherung mit folgender Schrumpfung bestehend.

Cirsocele κιρσος Aderknoten, κηλη Bruch, Krampfaderbruch.

Cirsoid εἰδης ähnlich, aderknotenähnlich, varixähnlich.

Cirsomphalus ὀμφαλος Nabel, s. v. w. Caput Medusae.

Cirsophthalmia ὀφθαλμος Auge, Ziliarkörperwulst, bläuliche Hervorwölbung um den Hornhautrand.

Cladothricheen κλαδος Zweig, θριξ, τριχος Haar, pleomorphe (s. d.) Fadenbakterien mit reicher Scheinverzweigung. Zu ihnen gehört der Aktinomyces.

Clapotement *fr* Plätschern.

Claudicatio spontanea *lat* freiwilliges Hinken (tuberkulöse Hüftgelenkentzündung der Kinder).

Clavelée *fr* Schafblattern.

Clavus *lat* Nagel, Hühnerauge. **C. hystericus** Form des hysterischen Kopfschmerzes (als ob ein Nagel in den Kopf getrieben würde).

Clignement *fr* Blinzeln.

Clignotement *fr* schnell wiederholtes Blinzeln.

Cliquetis métallique *fr* metallisches Klirren, Geräusch des gesprungenen Topfes, s. Bruit de pot fêlé.

Clitorismus *lat* Vergrößerung der Klitoris.

Clou *fr* Furunkel. **C. de Delhi** Delhibeule. **C. hystérique** s. Clavus.

Clownisme *fr* die clownartigen Verdrehungen der Glieder im hysterischen Krampfanfall.

Coated tongue *engl* belegte Zunge.

Cochinchinadiarrhoe parasitärer Durchfall mit Entzündung der Mundschleimhaut, Abmagerung und Blutarmut, bewirkt durch Anguillula (Rhabditis) stercoralis.

Coeur, Mal de *fr* Übelkeit.

Colique sèche *fr* trockne Kolik, Bleikolik.

Colitis κωλον Grimmdarm, Dickdarmentzündung. **C. pseudomembranacea** nervöse Dickdarmkrankheit mit Ausstoßung fetziger, aus Schleim bestehender Darmausgüsse.

Collapsus *lat* Zusammenfallen, plötzliche Herzschwäche.

COLLESsches Gesetz die Unempfänglichkeit der Mütter, die ein vom Vater her syphilitisches Kind geboren haben, für syphilitische Ansteckung durch das Säugen des Kindes.

Colliquativ *lat* von con und liquare schmelzen, erschöpfend.

Comedo *lat* Mitesser.

Comminutivfractur Splitterbruch.

Commotio *lat* Erschütterung.

Compound fracture *engl* komplizierter Knochenbruch.

Conception *fr* Schwängerung; Vorstellung. **C. délirante** Wahnvorstellung.

Concrementum *lat* Konkrement, Stein; s. Calculus.

Confertus *lat* gedrängt stehend.

Confluierend *lat* zusammenfließend.

Congelatio *lat* Erfrieren.

Conglutinatio *lat* Verklebung.

Conjugata diameter *lat gr* der gerade Beckendurchmesser.

Conjunctivitis *lat* Bindehautentzündung. **C. granulosa** Trachom, ägyptische Augenentzündung.

Conquassatio *lat* Zerquetschung.

Conscience musculaire *fr* Muskelsinn.

Constipatio alvi *lat* Verstopfung.

Constricteur *fr* Schlingenschnürer, Vorrichtung, um kleine Wucherungen durch einen Draht abzuschnüren.

Continence *fr* Enthaltung vom Beischlaf.

Contractura palmaris *lat* s. DUPUYTRENsche Fingerverkrümmung. (Vgl. K.)

Contracture des nourrices *fr* s. v. w. Tetanie (die oft bei Stillenden vorkommt).

Contrecoup *fr* Gegenstoß, Rückstoß.

Contrefait *fr* verwachsen.

Conus *lat* Kegel, s. v. w. hinteres Staphylom.

Convulsibilitas *lat* Neigung zu Krämpfen.

Copiopia hysterica κοπια Müdigkeit, ὠψ Auge, Sehschwäche.

Coqueluche *fr* Keuchhusten.

Cor adiposum *lat* Fettherz. **C. bovinum** Ochsenherz, stark vergrößertes Herz. **C. villosum** Zottenherz (mit zottigen Faserstoffauflagerungen bedeckt, bei Herzbeutelentzündung).

Cornage *fr* das Keuchen bei Verengerung der oberen Atmungswege.

Cornet acoustique *fr* Hörrohr.

Cornu cutaneum *lat* Hauthorn, hornige Wucherung der Oberhaut.

Corona veneris *lat* syphilitischer Hautausschlag an der Haargrenze der Stirn.

Corpora amylacea Amyloidkörper, meist mikroskopisch kleine Kugeln von geschichtetem Bau und von der Reaktion des Amyloid (s. d.), zumal im gewucherten Bindegewebe des Gehirns u. Rückenmarks vorkommend, ohne besondere Bedeutung.

Corpora oryzoidea ὄρυζα Reis, εἴδης ähnlich, Reiskörperchen, s. d.

Corrigansche Krankheit Aortenklappeninsuffizienz.

Corrigens geschmackverbessernder Zusatz zu Arzneien.

Corrosio *lat* Annagung durch Ätzmittel oder Entzündung.

Coryza *gr* Schnupfen.

Cotton wool *engl* Watte.

Couche *fr* Wochenbett. **Fausse-c.** Fehlgeburt. **Suite de c.** Wochenfluß.

Coup de soleil *fr* Sonnenstich.

Couperose *fr* Akne rosacea.

Courant éléctrique *fr* der elektrische Strom.

Courbature *fr* Steifheit.

Courses *fr* Monatsblutung.

Court plaster *engl* Heftpflaster.

Cow-pox *engl* Kuhpocken.

Coxalgia *lat* coxa Hüfte, ἄλγος Schmerz, Hüftschmerz, oft s. v. w. Hüftgelenkentzündung. **C. senilis** deformierende Hüftgelenkentzündung.

Coxitis *lat* Hüftgelenkentzündung.

Crab-louse *engl* Filzlaus.

Crachat *fr* Auswurf.

Cracked pot sound *engl* s. Bruit de pot fêlé.

Crampus *lat* Krampf, schmerzhafter Krampf einzelner Muskeln od. Muskelgruppen, bes. Wadenkrampf. **Crampe des écrivains** *fr* Schreibkrampf.

Cranes-bill forceps *engl* Storchschnabel, Sequesterzange.

Crapula *lat* Rausch.

CREDÉsches Verfahren die Austreibung der Nachgeburt durch Drücken und Reiben der Gebärmutter von den Bauchdecken aus.

Crepitatio *lat* 1. das knarrende Gefühl beim Aneinanderreiben rauher Flächen. 2. Knistern, zumal das feine Knisterrasseln, das bei Bildung und Lösung von Entzündungen der Lunge (C. indux und redux) durch die bei der Atmung erfolgende Trennung von Bronchiolenverklebungen entsteht.

Crevasse *fr* Riß, Schrunde.

Cri hydrocéphalique der gellende nächtliche Schrei der Kinder mit tuberkulöser Hirnhautentzündung.

Criminal abortion *engl* verbrecherische Fruchtabtreibung.

Crispatura tendinum DUPUYTRENsche Fingerverkrümmung.

Crochet Haken. **C. aigu, C. mousse** scharfer und stumpfer Haken.

Cross birth *engl* Querlage.

Crotchet *engl* Haken.

Croup *schott* Einschnürung, **croupöse Schleimhautentzündung** Bildung einer hautartigen fibrinösen Ausschwitzung, **Croupmembran,** an stelle des zu grunde gegangenen Deckepithels der Schleimhaut. Chemische, thermische und infektiöse Schädlichkeiten können diese Entzündung bewirken, besonders wichtig ist als Ursache die Diphtherie.

Crows bill *engl* crow Krähe, Entenschnabel, Kugelzange.

Crush *engl* Quetschung.

Crusta *lat* Kruste, Borke. **C. lactea** Milchborke, impetiginöses Ekzem. **C. inflammatoria** Speckhaut des gerinnenden Blutes.

Crutch *engl* Krücke.

Cryästhesie κρυμος kalt, αἴσθησις Gefühl, s. v. w. BRIGHTsche Krankheit, s. Nephritis.

Cubage *fr* Messung des Rauminhalts.

Cucurbita *lat* Kürbis, Schröpfkopf.

Cuillère à bouche *fr* Eßlöffel, **à café** Theelöffel.

Culbute *fr* die Drehung, das Stürzen des Kindes in der Gebärmutter.

Cul-de-sac *fr* jedes sackähnliche Ende einer Höhle (Gebärmutter, Magen).

Culter *lat* Messer.

Cumulativ *lat* cumulus Haufe, die sich zu einander addierende Wirkung fortgesetzter Gaben bestimmter Arzneien.

Cup *engl* Schröpfen.

Curage *fr* Auskratzung, mit der **Curette** dem scharfen Löffel.

Cutis *lat* Haut. **C. anserina** Gänsehaut, das Vortreten der Haarbälge bei Zusammenziehung der Haut durch Kältereiz. **C. pendula** Hautfaltengeschwulst, weiches Fibrom des Unterhautbindegewebes, das die Haut faltenartig verschiebt. **C. laxa** abnorm schlaffe Haut durch Fehlen der elastischen Fasern (Faltenmenschen).

Cyanosis κυανεος blau, Bläue, Blausucht bei Venenblutstauung, örtlich oder allgemein.

Cyklisches Irresein s. Zirkuläres I.

Cyklitis κυκλος Kreis, Entzündung des Ziliarkörpers.

Cyklopsie κυκλωψ rundäugig, angeborene Verschmelzung beider Augen.

Cykloplegie πληγη Schlag, Lähmung des Akkommodationsmuskels.

Cylindroma κυλινδρος Walze, Angiosarkom mit hyaliner Umwandlung der Wand der neugebildeten Gefäße, zuweilen mit gleichzeitiger Wucherung von Endothelsträngen zwischen den cylindrischen u. kolbigen Gefäßneubildungen. Lieblingsitz: Augenhöhle, Kiefer.

Cynanche s. Synanche.

Cyrtometer κυρτος krumm, μετρον Maß, von PIORRY angegebenes Instrument zur Formbestimmung des Brustkorbes u. s. w.

Cysticercus κυστις Blase, κερκος Schwanz, Blasenwurm, Finne, bläschenförmiger Jugendzustand der Bandwürmer; in dem Bläschen entsteht durch Knospung die Kopfanlage. Ist in dem Bläschen keine Flüssigkeit, so nennt man sie **Cysticercoïd.**

Cystinurie Cystingehalt des Harns, aus unbekannten Gründen auftretend, kann zu Nieren- und Blasensteinen führen.

Cystis κυστις Blase, geschlossener einfacher oder geteilter, von einer selbständigen Wand begrenzter Hohlraum von wechselndem Inhalt. Nach der Entstehung teilt man sie in 1. **Retentionszysten** und zwar a) **Follikularzysten:** Comedo, Milium, Atherom, b) **Schleimzysten:** Ovula NABOTHI u. s. w., c) **Drüsenzysten:** Ranula, Drüsenzysten der Brust, Gallengangzysten (vgl. auch MORGAGNIsche Hydatide, Hygroma cysticum). 2. **Neugebildete Zysten:** Dermoïd, Cystoma.

Cystitis s. Blasenkatarrh.

Cystitom τεμνειν schneiden, Fliete, Instrument zur Spaltung der Linsenkapsel bei der Staaroperation.

Cystoadenom geschwulstartige Neubildung von Drüsengewebe, das sich in Zysten mit schleimigem Inhalt umwandelt, bes. in den Eierstöcken. In den Zysten bilden sich sekundäre Zysten oder papilläre Wucherungen.

Cystocele κηλη Bruch, Blasenvorfall in der Harnröhre oder in den Bruchsäcken. **C. vaginalis** Scheiden- und Blasenvorfall.

Cystodynie ὀδυνη Schmerz, Blasenschmerz, Blasenkrampf.

Cystoid εἰδης ähnlich, zusammengesetzte Zyste.

Cystolithiasis λιθος Stein, Blasensteinkrankheit.

Cystoma s. v. w. Zystengeschwulst, Cystoadenom.

Cystomyxom cystenhaltiges Myxom.

Cystoplegie πληγη Schlag, Blasenlähmung.

Cystosarkom zystenhaltiges Sarkom.

Cystoskopie σκοπειν sehen, Untersuchung der Blase mit dem Elektroendoskop.

Cystospasmus σπασμος Krampf, Blasenkrampf. Vgl. Irritable bladder.

Cystotomie τεμνειν schneiden, Blasensteinschnitt.

Cytomitom feinfädiges Gerüst im Zellkörper.

D

Dämmerzustand Bewußtseinstrübung mit unvollkommener oder gefälschter Wahrnehmung der Außenwelt, zuweilen bei scheinbar zweckmäßigem oder bewußtem Vorgehen, bes. als epileptisches Äquivalent vorkommend, oft von gerichtsärztlicher Bedeutung.

Dämonomanie δαιμων Teufel, μανια Wahnsinn, Besessenheit, der Wahn, vom Teufel besessen zu sein, bei Melancholie, besonders aber bei Paranoia, hysterischer Seelenstörung. **Attaques démoniaques** *fr* die großen hysterischen Krampfanfälle, die den Verrenkungen der Besessenen entsprechen.

Dakryoadenitis δακρυ Thräne, ἀδην Drüse, Thränendrüsenentzündung

Dakryocystitis κυστις Blase, Thränensackentzündung.

Dakryocystoblennorrhoe Thränensackeiterung.

Dakryolith λιθος Stein, steinartige Masse in den Thränenkanälen.

Dakryops gebildet wie Ägilops, Retentionszyste der Thränendrüse.

Dakryorrhoe ῥεειν fließen, Thränenfluß.

Daktylitis syphilitica δακτυλος Finger, Gummabildung im Zellgewebe um den Knochen an Fingern u. Zehen, bei tertiärer Syphilis.

Daktylomyleusis Abmeißelung der Finger (veraltet statt Amputation).

Dal fil *arab* Elephantenkrankheit, s. Elephantiasis Arabum.

Daltonismus Rotblindheit, nach dem englischen Physiker Dalton, der sie 1798 an sich beschrieb.

Dandy fever *engl* Denguefieber.

Dartre *fr* Flechte, Hautausschlag.

Davier *fr* Zahnzange.

Deafening *engl* Betäubung.

Deboîtement *fr* Verrenkung.

Débridement *fr* Zerschneidung, z. B. Erweiterung einer Bruchpforte.

Decapitatio *lat* Enthauptung des Kindes bei der Geburt.

Déchapellement *fr* Abkneifen einer Zahnkrone.

Déchirure du périnée *fr* Dammriß.

Decidua membrana *lat* de u. cadere fallen, hinfällige Haut, die gewucherte Gebärmutterschleimhaut, die bei der Menstruation zerfällt (vgl. Dysmenorrhoea membranacea), in der Schwangerschaft die äußerste Eihaut bildet.

Déclives *fr* der abhängige, niederste Teil einer Wunde.

Décollement *fr* Ablösung, z. B. der Epiphysen, der Netzhaut.

Decubitus *lat* eigentl. das Liegen, so im *fr* **décubitus** das Liegen der Irren im Zwangsbett, dann für Gangraena per decubitum, Ulcus ex decubitu Druckbrand, Druckgeschwür, das Sichdurchliegen der Kranken bei mangelhafter Gewebsernährung, begünstigt durch geistige oder örtlich bedingte Empfindunglosigkeit.

Dédoler *fr* flach abtragen.

Défaillance *fr* Ohnmacht.

Defatigatio *lat* Überanstrengung.

Defectus *lat* Defekt, Fehlen, Mangel. Psychischer, ethischer u. s. w. Defekt, geistige oder ethische Schwäche.

Deferveszenz *lat* fervere glühen, Nachlaß.

Defluvium capillorum *lat* Haarausfall.

Defurfuratio *lat* Abschilferung.

Dégagement *fr* die vierte Austreibungsperiode bei der Geburt.

Degeneration *lat* Entartung, ungünstig veränderte Beschaffenheit od. Zusammensetzung. Hauptarten: Fettige D., Zerfall von Organeiweiß der Zellen in Fett; schleimige, kolloide, amyloide D., Auftreten von Schleim, leimartiger oder amyloider (s. d.) Masse in den Zellen; Pigment-D., Bildung von Pigment aus Blutfarbstoff, Gallenfarbstoff.

Degeneratives Irresein s. Irresein.

Dégenérescence und **Dégradation** *fr* geistige Entartung, geistige Abnormität infolge von ungünstiger Vererbung, vgl. Belastung.

Dégonflement *fr* Abschwellung.

Dehiszenz *lat* Klaffen.

Dejektionen *lat* Ausleerungen.

Délayants *fr* reichliche Getränke (für Fiebernde).

Delhi-Beule in manchen Teilen Asiens endemischer Beulenausschlag, vielleicht Syphilis oder Lupus.

Deligatio *lat* Verband.

Deliquium *lat* Ohnmacht.

Délire *fr* Verstandesstörung, Wahn. **D. d'emblée** die unvermittelte, akute Wahnbildung der erblich Entarteten. **D. émotif** akute Verwirrtheit. **D. systematisé** chronische Paranoia.

Delirium *lat* lira Furche, von der Furche abirrend, Irrereden, entweder symptomatisch bei Fieber, akuter Alkoholvergiftung u. s. w. oder als geistige Störung. **D. acutum** schwere fieberhafte akute Verwirrtheit mit Aufregung u. Angst. **D. cordis** höchste Unregelmäßigkeit der Herzthätigkeit. **D. tremens, D. potatorum** Säuferwahnsinn, die akute Verwirrtheit der chronischen Alkoholisten.

Delivery *engl* Entbindung.

Délivrance *fr* Ausstoßung der Nachgeburt.

Delusion *engl* Täuschung.

Delusional insanity *engl* Verrücktheit, Paranoia.

Demarkation Abgrenzung, die Entzündung in der Umgebung absterbender Teile.

Dementia *lat* Blödsinn, hochgradige Geistesschwäche, angeboren als Idiotie, erworben als selbständige heilbare Krankheit: **D. acuta** oder als Ausgang ungeheilter Geistesstörungen wie Manie, Melancholie, Verwirrtheit, endlich als Teilerscheinung der progressiven Paralyse der Irren, **D. paralytica.**

Demi-bain *fr* Sitzbad.

Dengue *span* **D-fieber** influenzaähnliche, aber davon durch einen Quaddelausschlag unterschiedene epidemische Infektionskrankheit heißer

Länder (Indien, Südstaaten von Amerika, Griechenland).

Dentifrice *fr* Zahnmittel.

Dentitio *lat* Zahnen. **D. difficilis** Zahnungsbeschwerden und -krankheiten der Kinder.

Deobstruent *engl* abführend.

Depilatio *lat* pilus Haar, Haarlosigkeit, künstliche Enthaarung.

Depilatorium *lat* Enthaarungsmittel.

Depletion *lat* Entleerung, Aderlaß.

Dépôt *fr* Abszeß.

Depression *lat* Abspannung, Verstimmung; Knocheneindruck, Vertiefung; **D. der Starlinse** s. v. w. Reclinatio cataractae.

Derivation *lat* Ableitung durch Reizung anderer Teile.

Dermatalgie δερμα Haut, ἀλγος Schmerz, Hautnervenschmerz.

Dermatitis Hautentzündung. **D. exfoliativa infantum** Erythema exsudativum bei Kindern in den ersten Wochen.

Dermatomykosis μυκης Pilz, Pilzkrankheit der Haut.

Dermatonosos νοσος Krankheit, Hautkrankheit.

Dermatophonie φωνη Stimme, Auskultation des Blutstroms in der Haut.

Dermatoplastik πλαστικη τεχνη plastische Operation zum Ersatz von Hautlücken.

Dermatose *fr* Hautkrankheit.

Dermatozoen ζωον Tier, Hautschmarotzer.

Dermoid εἰδης ähnlich, Hautgebilde (einschließlich Haare und Zähne), die sich an Stelle von Schleimhautteilen oder als Dermoidzysten eingekapselt im Körper finden, fötale Einstülpungen des äußeren Keimblattes.

Dermosynovitis plantaris ulcerosa Haut- und Schleimbeutelentzündung unter Schwielen der Sohle.

Dérobement des jambes *fr* Versagen der Beine.

Descemetitis Entzündung der hinteren Grenzschicht, der Descemetschen Membran der Hornhaut.

Descensus *lat* Herabsteigen, z. B. der Hoden. **D. uteri** Gebärmuttersenkung.

Déséquilibré *fr* erblich (psychopathisch) belastet, nicht im gesunden geistigen Gleichgewicht.

Desinfizieren *lat* Ansteckungstoffe zerstören.

Desmaturgie, Desmurgie δεσμος Band, ἐργειν thun, Verbandlehre.

Desmoid εἰδης ähnlich, Bindegewebsgeschwulst, Fibroid, Fibrom.

Desodorisieren *lat* üble Gerüche zerstören.

Desquamatio *lat* squama Schuppe, Abschuppung. **Desquamativpneumonie** (Buhl) s. v. w. interstitielle Pneumonie, angeblich durch Epithelabstoßung gekennzeichnet. Im wesentlichen gehört Buhls D-pneumonie der Tuberkulose an.

Desudation *engl* Hitzblattern.

Deterge *engl* abführen.

Detritus *lat* terere zerreiben, fettig entartete, zerfallene Zellen, Gewebstrümmer.

Deuteropathisch δευτερος zweit, παθος Leiden, zweite, hinzutretende Krankheit.

Deuteroskopie σκοπειν sehen, zweites Gesicht.

Déviation conjugée *fr* gleichsinnige Ablenkung beider Augen, bei einseitiger Brückenblutung vom Krankheitherde fort, bei Reizung der Großhirnrinde (Scheitelteil) nach der Seite des Herdes. **D. utérine** Lageveränderung der Gebärmutter.

Dévoiement *fr* Durchfall.

Dextrokardie *lat* dexter rechts, καρδια Herz, angeborene Lage des Herzens in der rechten Körperhälfte.

Diabetes δια u. βαινειν gehen, Harnruhr. **D. insipidus** *lat* in und sapere nicht schmeckend, einfache Harnruhr, anhaltende Ausscheidung sehr reichlicher Harnmengen ohne anatomische Nierenveränderung, wahrscheinlich eine Neurose. **D. mellitus** Zuckerharnruhr, Zuckerkrankheit, andauernder Zuckergehalt des sehr reichlichen Harns, mit schweren Ernährungstörungen verbunden. Die Ursache des D. mellitus scheint im Nervensystem und in den Verdauungsorganen (Leber, Pankreas) zu liegen.

Diabrosis *gr* Durchnagen, s. Erosion.

Diäresis *διαιρεσις* Zerreißung.

Diachylon *δια* und *χυλος* Saft, Saftgemenge, Bleisalben und -pflaster.

Diät *διαιτα* Ernährungsweise.

Diagnosis *gr* Unterscheidung, Erkennung der Krankheit. **Diagnostik** Lehre von der Erkennung der Krankheiten.

Diameter *gr* Durchmesser, besonders Beckendurchmesser.

Diapason *gr* Stimmgabel.

Diapedesis *διαπηδαν* hervordringen, Austritt roter Blutkörperchen durch die unverletzte Wand der Kapillaren bei starker Blutstauung.

Diaphanoskopie *διαφαινειν* durchscheinen, *σκοπειν* sehen, Untersuchung mit Durchleuchtung, Einführung einer Lichtquelle hinter den zu beobachtenden Teil.

Diaphorese *διαφορειν* Schwitzen.

Diarrhoea *ῥοη* von *ῥεειν* fließen, Durchfall.

Diastase *ἱστημι* stehen, Auseinanderweichen, z. B. der Beckenknochen, der geraden Bauchmuskeln.

Diathesis *τιθημι* stellen, krankhafte Beschaffenheit der Gewebe u. Säfte, Anlage zu bestimmten Krankheiten.

Dicephalus *δις* und *κεφαλη* Kopf, Mißgeburt mit zwei Köpfen.

Die away *engl* ohnmächtig werden.

Diffus *lat* ohne bestimmte Grenze.

Digestivus *lat* verdauungbefördernd.

Digitus hippocraticus *lat* Kolbenfinger, trommelschlägelartige Verdickung der Endglieder der Finger bei chronischen Lungen- und Herzleiden.

Dikrotie *δις* doppelt, *κροτειν* schlagen, Doppelschlägigkeit des Pulses, d. h. wo die Rückstoßwelle der Hauptwelle fast gleich wird.

Diktyitis *δικτυον* Netz, Netzhautentzündung.

Dilaceratio *lat* Zerfetzung.

Dilatatio *lat* Erweiterung.

Dilatator *lat* Werkzeug zur Erweiterung von Höhlen und Kanälen.

Dinus *δεινος* Schwindel.

Dioptre *fr* Spekulum.

Dioptrie Brechkraft einer Glaslinse von 1 m Brennweite (Meterlinse).

Diphtherie *διφθερα* Haut, bestimmte Infektionskrankheit, durch den von LÖFFLER entdeckten Bazillus bewirkt.

Diphtheritis mit Nekrose verbundene fibrinöse Entzündung der gesamten Schleimhaut (vgl. Croup), die besonders bei schweren örtlichen Schleimhautinfektionen, auch bei Sublimatvergiftungen, selten bei Diphtherie vorkommt.

Diplegie s. v. w. Paraplegie.

Diplochromatismus *διπλους* doppelt, *χρωμα* Farbe, Doppelfärbung der glaukomatösen Linse, grünlich bei zurückgeworfenem, bräunlich bei durchfallendem Licht.

Diplokokkus paarweise zusammenhaftender Kokkus.

Diplopia *ὠψ* Gesicht, Doppelsehen. **Monokuläre D.** durch unregelmäßige Brechung im Auge. **Binokuläre D.** durch Abweichung der Sehachse eines Auges, namentlich bei Augenmuskellähmung.

Diprosopie *προσωπον* Gesicht, Doppelmißbildung von Teilen des Gesichts.

Dipsomanie *διψα* Durst und Manie, der periodisch auftretende, krankhafte und unwiderstehliche Trieb zum Trinken alkoholischer Getränke, bei zwischendurch nüchternen Menschen. Im *fr* wird D. vielfach für *Alkoholismus chronicus* gebraucht.

Dipygus πυγη Steiß, Mißgeburt mit doppeltem Hinterkörper.

Director *lat* *engl* Hohlsonde.

Discissio *lat* Spaltung (der Linsenkapsel).

Disgorgement *engl* Auswurf.

Dislocatio *lat* Lageveränderung.

Dispensary *engl* Apotheke.

Dispensatory *engl* Pharmakopoe.

Disposition *lat* Anlage, Empfänglichkeit, vgl. Immunität.

Dissimulation *lat* Verheimlichung z. B. von Wahnvorstellungen, nicht selten bei Irren, die für gesund erklärt werden wollen.

Distemper *engl* Leiden.

Distichiasis δις doppelt, στιχος Reihe, Doppelreihe der Wimpern an einem Lide.

Distomeae menschliche Eingeweidewürmer aus der Ordnung der Saugewürmer, mit einfachem Kopf, mit Mund- und Bauchsaugnapf. **Distomum hepaticum** Leberegel, wohnt in den Gallengängen, **Distomum haematobium** in den Pfortaderästen u. s. w., seine Eier liegen in Harnleitern, Harnblase und Dickdarm, wo sie Entzündung und Blutung erregen, vgl. Bilharzia.

Distorsion *lat* Verstauchung, Zerrung der Gelenkkapselbänder mit Zerreißungen und Blutaustritten.

Distraction *engl* Zerstreuung, Irrsinn.

Distrix *engl* Spaltung der Haarspitzen.

Dithmarsenkrankheit Hautausschläge durch hereditäre Syphilis, Lupus u. s. w. in Dithmarschen (Schleswig-Holstein).

Diuresis δια und οὔρησις Harnen, Harnabsonderung.

Diuretica remedia *lat* harntreibende Mittel.

Diuretin s. v. w. Theobromin, das harntreibend wirkt.

Diverticulum *lat* divertere auseinandergehen, Ausbuchtung, Anhang oder Fortsatz an röhren- oder blasenförmigen Teilen (Speiseröhre, Darm, Harnblase u. s. w.). **Pulsions-D.**, das durch Druck von innen, **Traktions-D.**, das durch Zug von außen entstanden ist.

Divulsio *lat* gewaltsame Zerreißung.

Dizziness *engl* Schwindel.

Dochmius s. Ankylostomum.

Doigt à ressort *fr* federnder Finger.

D. hippocratique s. Digitus hipp.

Dolichocephalus δολιχος lang, κεφαλη Kopf, Langkopf, wo die Länge die Breite erheblich übertrifft.

Dolor *lat* Schmerz.

Dolores osteocopi ὀστεον Knochen, κοπτειν schlagen, nächtliche bohrende Knochenschmerzen bei Syphilis.

Dosis διδωμι geben, Gabe, Menge einer Arznei.

Dossil *engl* Bausch.

Dothienenteritis δοϑιην Blutschwär, ἔντερον Darm, Unterleibstyphus.

Double manoeuvre *fr* doppelter Handgriff, Wendung des Kindes durch gleichzeitigen Eingriff von der Scheide und den Bauchdecken her.

Doughy *engl* teigig.

Doute *fr* Zweifel. *Folie du doute* Zweifelsucht, s. Grübelsucht.

Dracunculus *lat* draco Schlange, s. v. w. Filaria medinensis.

Drainage *engl* Entwässerung, Ableitung der Wundflüssigkeit.

Drakontiasis δρακων Drache, s. Dracunculus, Filaria in der Haut.

Drap mouillé *fr* nasses Laken, nasse Abreibung.

Drastica remedia *lat* von δραστικος kräftig wirkend, starke Abführmittel.

Dregs *engl* Bodensatz.

Dripping sheat bath *engl* nasse Abreibung.

Drivelling *engl* Speichelfluß.

Droge, *engl* drug, verwandt mit trocken, die einfachen Arzneistoffe des Handels.

Dropcounter *engl* Tropfenzähler.

Dropsy *engl* Wassersucht.

Druckpunkte, Druckschmerzpunkte für die Erkennung der Neuralgien wichtige Punkte, wo der kranke Nerv, gegen den darunterliegenden Knochen gedrückt, sich abnorm empfindlich erweist.

DUCHENNEsche Krankheit s. v. w. Tabes dorsalis.

Dulness *engl* Dämpfung.

Duodenitis Entzündung des Zwölffingerdarms.

Durhämatom Hämatom der Dura mater.

DUPUYTRENsche Retraktion der Palmaraponeurose Verkrümmung der Finger durch Verkürzung der Sehnenhaut. Ursache unbekannt.

Dry cupping *engl* trocknes Schröpfen.

Dwarf *engl* Zwerg.

Dynamometer *δυναμις* Kraft, *μετρον* Maß, Kraftmesser.

Dysanagnosis *ἀναγιγνωσκειν* wiedererkennen, lesen, Alexie.

Dysästhesie *δυς* miß, übel, *αἰσθησις* Empfindung, peinliche Empfindung jedes Eindruckes, auch des sonst angenehmen, bei Melancholie.

Dysenterie *ἐντερον* Darm, Ruhr, blutige Darmentzündung.

Dyskrasie *κρασις* Mischung, fehlerhafte Blutmischung, Konstitutionskrankheit.

Dyslalie *λαλειν* reden, Stammeln.

Dyslexie Lesescheu s. Alexie.

Dysmenorrhoea *μηνες* Monatsblutung, *ῥοη* von *ῥεειν* fließen, schmerzhafte Monatsblutung, Menstrualkolik. Man unterscheidet gewöhnlich: nervöse, kongestive, entzündliche, obstruktive oder mechanische D. und endlich D. membranacea, wobei sich die Gebärmutterschleimhaut in wechselnder Stärke abstößt und als zusammenhängende Haut od. in Fetzen abgeht.

Dysmorphosteopalinklast *μορφη* Form, *ὀστεον* Knochen, *παλιν* wieder, *κλαειν* brechen, Werkzeug zum Wiederzerbrechen schief geheilter Knochenbrüche.

Dyspepsia *πεπτειν* verdauen, Verdauungstörung. **D. acida** übermäßige Salzsäureabsonderung im Magen. **D. nervosa** Neurasthenie mit vorwiegenden Magenbeschwerden.

Dysphagie *φαγειν* essen, erschwertes Schlucken bei Erkrankung der Speiseröhre, und zwar **D. inflammatoria** bei Entzündung, **D. paralytica** bei Lähmung, **D. spastica** bei Krampf der Speiseröhre. **D. lusoria** *lat* ludere spielen, Erschwerung des Schluckens durch das Naturspiel, daß die Arteria subclavia dextra hinter der A. subcl. sin. aus der Aorta entspringt und vor od. hinter der Speiseröhre nach rechts geht und dabei diese zusammendrückt (wohl nur bei Aneurysma der Arterie möglich).

Dysphorie *φερειν* tragen, Übelbefinden.

Dysphrenie *φρην* Seele, von KAHLBAUM aufgestellte ungebräuchliche Bezeichnung für Seelenstörungen, die sich an einen besonderen physiologischen oder krankhaften Körperzustand anschließen. SCHÜLE nennt D. neuralgica die Psychosen, die sich an Neuralgien anschließen.

Dyspnoe *πνεειν* atmen, Atemnot, Kurzatmigkeit. Nach der Ursache unterscheidet man inspiratorische, exspiratorische, kardiale D. u. s. w.

Dysthymie *θυμος* Gemüt, ungebräuchlicher Ausdruck für reine Melancholie.

Dystokie *τοκος* Geburt, schwere Geburt.

Dystrophia musculorum progressiva (ERB) *τρεφειν* ernähren, fortschreitende Störung der Muskelernährung (Atrophie neben Hypertrophie, Pseudohypertrophie) durch selbständige Muskelerkrankung, im Gegensatz zur Muskelatrophie durch Nervenveränderungen, vgl. Amyotrophia.

Dysuria *οὐρον* Harn, erschwertes Harnlassen. **D. spastica** Blasenkrampf.

E

Ear trumpet *engl* Hörrohr. **Ear wax** Ohrenschmalz.

Earth bath *engl* Sandbad.

Eau blanche *fr* Bleiwasser.

Eblouissement *fr* vorübergehende Blendung (durch Licht, Blutandrang zum Kopfe u. s. w.).

Ebrietas *lat* Trunkenheit.

Eburneatio *lat* ebur Elfenbein, übermäßige Knochenbildung vom Markraume her.

Ecaille *fr* Hautschuppen.

Eccyesis *gr* *engl* Extrauterinschwangerschaft.

Echarpe *fr* Schlinge.

Echauboulure *fr* Hitzblätterchen.

Echauffement *fr* Erhitzung; Verstopfung.

Echinokokkus ἐχινος Igel, κοκκος Kern (so genannt vom Stachelkranz des Skolex), Hülsenwurm, die geschlechtslose Jugendform (der Finnenzustand) des Hundebandwurms *Taenia echinococcus.* Die Eier gelangen durch Verschlucken in den menschlichen Darm, von hier wandert der Embryo durch die Blutbahn aus und entwickelt sich am Ort seiner Niederlassung zu einer Blase von Stecknadel- bis Kindskopfgröße. An ihrer Innenfläche entstehen Verdickungen, dann Hohlräume (Brutkapseln) mit Scolices und endlich Tochterblasen, **E. hydatidosus,** von ὑδατις wasserfarben. Der **E. multilocularis,** der Blasenwurm einer verwandten Tänie, bildet eine harte Geschwulst von festem Bindegewebe mit zahllosen Hohlräumen, die von einer Gallertmasse mit spärlichen Scolices erfüllt sind.

Echokinese ἠχω Widerhall, κινησις Bewegung, unbewußte Nachahmung gesehener Bewegungen, bei Idioten, Hysterischen.

Echolalie λαλειν reden, Beschränkung der Sprache auf das Nachsprechen vorhergesagter Wörter, bei Aphasie, häufiger bei schweren Blödsinnzuständen.

Ecouvillon *fr* Wischer zum Reinigen der Luftröhre nach der Tracheotomie.

Ecphronia *gr* *engl* Melancholie.

Ecraseur *fr* Werkzeug zur Abquetschung von Geschwülsten durch eine allmählich zusammengezogene Kette.

Effeminatio *lat* femina Weib, höchster Grad der konträren Sexualempfindung, wobei der Mann sich völlig als Weib fühlt.

Effleurage *fr* s. Massage.

Effloreszenz *lat* ex und florescere blühen, Hautausschlag, bes. dessen einzelne Gebilde.

Effluve *fr* Ausdünstung.

Egestion *engl* Stuhlgang.

Eifersuchtswahn der Wahn ehelicher Untreue, besonders kennzeichnend für den chronischen Alkoholismus.

Eihautstich künstliche Verletzung der Eihäute, um durch Entleerung des Fruchtwassers Wehen anzuregen und die Geburt einzuleiten.

Einpackung Einwickelung in ein nasses Laken mit äußerer Wolldeckenumhüllung.

Ekchondrosis ἐκ u. χονδρος Knorpel, Knorpelauswuchs.

Ekchymosis χυμος Saft, Blutunterlaufung.

Ekkoprotica remedia *lat* κοπρος Kot, Abführmittel.

Eklampsia ἐκλαμψις Aufblitzen, nach Galenos so genannt, weil die Krankheit mit dem Aufblitzen des Jugendfeuers, d. h. in der Pubertät, verschwindet, epilepsieähnliche Krämpfe mit Bewußtlosigkeit, die bei Kindern sowie vor, bei oder nach der Geburt bei Frauen vorkommen, **E. infantum** und **E. parturientium**, wahrscheinlich auf Eintritt eines Fermentgiftes in die Blutbahn beruhend. Von der E. zu trennen sind die urämischen Anfälle der Schwangeren.

Eklipsis ἐκλειπειν auslassen, vorübergehende Ohnmacht.

Ekstase ἐκ und στασις Verzückung, völlige geistige Verdichtung auf bestimmte Vorstellungskreise bei körperlicher Empfindungs- und Regungslosigkeit (Katalepsie).

Ekstrophie στρεφειν drehen, Umdrehung, Vorfall, bes. der Harnblase; angeborene Spaltung der Bauchwand und der vorderen Blasenwand.

Ektasie ἐκτεινειν ausdehnen, Erweiterung.

Ekthyma ἐκθυειν hervorbrechen, große knotige Pusteln aus verschiedenen Ursachen. **E. cachecticorum** Knotenpusteln bei elenden, schlecht gepflegten Menschen.

Ektoparasiten ἐκτος außen, Schmarotzer der äußeren Haut.

Ektopia τοπος Ort, Ortsveränderung, Verlegung nach außen.

Ektropion ἐκτρεπειν abwenden, Ausstülpung, z. B. der Lider, der Muttermundslippen. **Ektropionieren** das obere Augenlid umklappen.

Ektropoesophag Ektropion u. Ösophagus, Instrument zur Vordrängung der Speiseröhre gegen die äußere Haut des Halses, beim Speiseröhrenschnitt.

Ektrotisch ἐκτιτρωσκειν abortieren, s. v. w. abortiv.

Ekzema ζεειν sieden, nässende Flechte, Salzfluß, akute od. chronische Hautkrankheit, wobei unter heftigem Jucken Bläschen und Knötchen, Schwellung und Rötung der Haut und anfangs nässende Stellen und Borken, später trockene Schuppen auftreten. Je nach dem Vorwiegen dieser einzelnen Erscheinungen unterscheidet man E. vesiculosum, papulosum, pustulosum, erythematosum, madidans (nässend) oder rubrum, impetiginosum (borkig), squamosum.

Elbowed catheter engl gekrümmter Katheter.

Electuarium lat Latwerge, steifbreiige Arzneimischung aus Pulvern und weichen oder flüssigen Stoffen.

Elektrode ἠλεκτρον Bernstein, elektrischer Körper, ὁδος Weg, Stromgeber, die mit einem Handgriff versehenen Metallstücke, die den elektrischen Strom aus den Leitungsdrähten auf den Körper übertragen.

Elektrodiagnostik Anwendung der Elektrizität zu diagnostischen Zwecken (Prüfung der Sinne u. der Bewegungsreaktion vom Nerven und vom Muskel aus).

Elektroendoskop ἐνδον innen, σκοπειν sehen, Instrument zur Untersuchung von Körperhöhlen mit Spiegelvorrichtungen unter Einführung elektrischer Beleuchtungskörper.

Elektrokatalyse (Remak) καταλυειν auflösen, die aufsaugende Wirkung, die der elektrische Strom durch Anregung der Gefäßthätigkeit u. Lymphbewegung erzielt.

Elektrolyse λυειν lösen, die chemisch zersetzende Wirkung des galvanischen Stromes.

Elektropunktur Akupunktur mit Durchleitung des galvanischen Stromes zum Zweck der Elektrolyse.

Elektrotherapie Anwendung des elektrischen Stromes zu Heilzwecken.

Elektrotonus τεινειν spannen, der veränderte Zustand des vom elektrischen Strom durchflossenen Nerven. **Anelektrotonus** die verminderte Erregbarkeit am positiven, **Katelektrotonus** die erhöhte am negativen Pol.

Elephantiasis Arabum, Pachydermie (beide Bezeichnungen beziehen sich auf die Hautverdickung), **Barbadosbein, Dal fil, Cayennekrankheit** Verdickung der Haut und des Unterhautgewebes an einzelnen Körperteilen (Unterschenkel, Geschlechtsteile) infolge chronischer Lymphgefäßveränderungen u. Entzündungen.

Elephantiasis Graecorum s. v. w. Lepra, Aussatz.

Elevatorium *lat* Hebel, Instrument zur Aufrichtung eingedrückter Knochenteile, zur Aufrichtung der Gebärmutter, zur Abhebung des Periosts.

Elflock *engl* Weichselzopf.

Elongatio portionis *lat* Verlängerung der Portio vaginalis, des Scheidenteils der Gebärmutter.

Elytritis ἐλυτρον Scheide, Scheidenkatarrh.

Elytrorrhaphie ῥαφη Naht, Scheidennaht.

Emaciatio *lat* Abmagerung.

Embalming *engl* **Embaumement** *fr* Einbalsamireung.

Embarras *fr* Störung, z. B. *E. des conduits excréteurs, E. gastrique, E. de la parole* Sprachstörung.

Embolie ἐμβαλλειν hineinwerfen, Einkeilung von Fremdkörperchen (Pfropf, **Embolus**) in Teilen der Gefäßbahn. Man unterscheidet: Bakterien-E., Fett-E., Luft-E. (Eindringen von Fett oder Luft in die Venen), Pigment-E. u. s. w. **Blande E.** nichtseptische E., die nur mechanisch stört.

Embout *fr* die hölzerne Füllung eines röhrenförmigen Spekulums, die seine Einführung erleichtern soll.

Embrocate *engl* einreiben; ἐμβροχη Begießung.

Embryotomie ἐμβρυον Frucht, τεμνειν schneiden, Zerstückelung des Kindes im Mutterleibe (wenn die Geburt nicht anders möglich ist).

Emesis ἐμεσις Erbrechen.

Emetica remedia *lat* Brechmittel.

Emigration *lat* Auswanderung der weißen Blutkörperchen bei der Entzündung.

Emission *fr* Entleerung z. B. des Harns.

Emmenagoga remedia *lat* ἐμμηνος monatlich, ἀγωγος herbeiführend, Mittel zur Beförderung des Monatsflusses.

Emmenia *gr* *engl* Monatsblutung.

Emmetropie ἐν, μετρον Maß, ὠψ Gesicht, Normalsichtigkeit, wobei der Fernpunkt des Auges im Unendlichen liegt.

Emollientia remedia *lat* erweichende Mittel.

Emotion *fr* Gemütsbewegung, Affekt.

Emotionsneurosen Nervenstörungen, denen geistige Ursachen, Gemütsbewegungen, Schreck, Nachahmung zu Grunde liegen.

Empasme *fr* Streupulver.

Empâtement *fr* teigige Schwellung.

Emphysema ἐν u. φυσαν blasen, Aufblähung. **E. pulmonum** übermäßige Erweiterung der Lungenbläschen mit folgendem Schwund der Scheidewände. Vorübergehend tritt diese Erweiterung als **vikariierendes E.** ein, wenn andere Lungenteile leistungsunfähig sind. **E. subcutaneum** Eindringen von Luft in das Unterhautzellgewebe durch eine abnorme Verbindung mit den Luftwegen.

Emplastrum *lat* Pflaster.

Emprosthotonus ἐμπροσθεν nach vorn, τεινειν spannen, allgemeiner Starrkrampf mit Vorbeugung des Körpers.

Empyema ἐν u. πυον Eiter, Eiteransammlung zumal im Brustfellraum. **E. necessitatis** E. im Begriff, von selbst nach außen durchzubrechen.

Enamel *engl* Schmelz, Email.

Enanthem (schlecht nach Exanthem gebildet) Schleimhautausschlag.

Encephalitis ἐγκεφαλον Gehirn, Gehirnentzündung.

Encephalocele κηλη Bruch, Gehirnbruch, wobei sich Teile des Gehirns oder seiner Häute durch eine Schädelknochenlücke unter die Haut vorstülpen.

Encephaloid ειδης ähnlich, Markschwamm, Medullarkarzinom.

Encephalomalacie μαλακος weich, Gehirnerweichung durch fettige Entartung und Einschmelzung nach Embolien, Blutungen, bei Entzündung u. s. w.

Encephalopathia παϑος Leiden, Gehirnkrankheit. **E. saturnina** Gehirnerkrankung durch Bleivergiftung (Zittern, Krämpfe, Blindheit, geistige Störungen).

Enchifrènement *fr* Stockschnupfen.

Enchondroma χονδρος Knorpel, Knorpelgeschwulst.

Enclavement *fr* Einkeilung des Kopfes im Becken.

Endarteriitis ἐνδον innen u. Arterie, Entzündung der innersten Arterienhaut. **E. chronica deformans,** Arteriosklerose, Atherom der Arterien: hier ist das erste ein Nachgeben der Mittelhaut, das durch Verdickung der Innenhaut ausgeglichen wird; die Verdickung entartet fettig, so daß ein Geschwür entsteht, oder sie verkalkt schließlich. **E. obliterans** zum Verschluß des Gefäßes führende Wucherung der Innenhaut kleiner Arterien, meist durch Syphilis hervorgerufen.

Endemie δημος Volk, Landes- oder Ortskrankheit (die an einem Orte heimisch ist).

Endermatische Methode δερμα Haut, Anwendung von Arzneimitteln auf die der Oberhaut beraubte Lederhaut.

Endokarditis ἐνδον innen, καρδια Herz, Entzündung der Innenhaut des Herzens. Formen: **E. verrucosa** warzige E., akut und vielfach zeitweise wiederkehrend: rekurrierende E. **E. chronica fibrosa** schrumpfende, retrahierende E. **E. ulcerosa** oder **maligna** septische E. mit geschwürigem Zerfall der Innenhaut.

Endokranitis κρανιον Schädel, s. v. w. Pachymeningitis externa.

Endometritis μητρα Gebärmutter, Entzündung der Gebärmutterschleimhaut.

Endophlebitis φλεψ Vene, Entzündung der Innenhaut einer Vene.

Endoskop σκοπειν sehen, Instrument zur Untersuchung von Körperhöhlen (bes. der Harnblase) durch eigene Beleuchtungs-, Spiegel- und Linseneinrichtungen.

Endotheliom Endothelgeschwulst, gutartige geschwulstförmige Neubildung aus Bindegewebe u. Endothelzellen von der Form der Lymphgefäßendothelien. Vgl. Sarkom.

Enduit *fr* Belag.

Endurcissement *fr* Verhärtung.

Enflure *fr* Anschwellung.

Engastrius γαστηρ Bauch, Doppelmißgeburt, wobei die eine Frucht verkümmert in der Bauchhöhle der anderen liegt.

Engelure *fr* Frostbeule.

Englischer Schweiß epidemische Krankheit des 15. u. 16. Jahrhunderts (seitdem nur 1802 wiedergekehrt) mit Herzbeklemmung, Herzklopfen, starkem Schweiß, Bläschenausschlag.

Engorgement *fr* u. *engl* Schwellung.

Engouement *fr* Anschoppung, die Blutfülle im Anfange der Lungenentzündung; Koteinklemmung.

Engourdissement *fr* Erstarrung, Schwere.

Enkanthis ἐν und κανϑος Augenwinkel, Vergrößerung der Thränenkarunkel.

Enorchismus s. v. w. Kryptorchismus.

Enophthalmus ὀφϑαλμος Auge, Zurücksinken des Auges bei Schwund des Augapfels od. Krampf der äußeren Augenmuskeln (z. B. bei Migräne).

Enostose ὀστεον Knochen, Knochenauswuchs nach der Markhöhle zu.

Enrouement *fr* Heiserkeit.

Enroulement du cordon ombilical *fr* Umschlingung des Nabelstranges.

Entailing *engl* Vererbung.

Entartung s. Degeneration.

Entartungsreaktion Veränderung der elektrischen Erregbarkeit der Nerven und der Muskeln bei Entartung derselben, in Abweichungen vom physiologischen Zuckungsgesetz bestehend.

Entasis *engl* Krämpfe.

Entbindungslähmung Gehirn-, Rückenmarks- oder am häufigsten periphere Lähmung, die das Kind während der Geburt trifft, meist durch Zangendruck.

Enteralgie ἐντερον Darm, ἀλγος Schmerz, Kolik, Darmschmerz.

Entérite glaireuse *fr* s. v. w. Colitis membranacea.

Enteritis Darmentzündung.

Enterocele κηλη Bruch, Darmbruch.

Enterocentese κεντησις Stich, Anstechen (Punktion) des Darmes bei starker Aufblähung durch Gase.

Enterodynie ὀδυνη Schmerz, Kolik.

Enterohelkosis ἑλκος Geschwür, Darmgeschwür.

Enteroklyse κλυζειν ausspülen, Darmausspülung. **Gerbsaure E.** von Cantani zur Behandlung der Cholera empfohlene E. mit warmer Gerbsäurelösung.

Enterolith λιθος Stein, Darmstein, Kotstein, Fremdkörper aus Speiseresten und Salzniederschlägen, bes. im Blinddarm.

Enteroptose (Glénard) πτωσις Fall, Herabsinken der Eingeweide durch verminderte Spannung der Gewebe bei Neurasthenie. (Fraglich!)

Enterorrhagie ῥηγνυμι bersten, Darmblutung.

Enterorrhaphie ῥαφη Naht, Darmnaht.

Enteroskop Endoskop für den Darm.

Enterostomie στομα Mund, Anlegung einer Darmfistel.

Enterotomie τεμνειν schneiden, Darmschnitt.

Enthelminthen ἐντος innen, ἑλμινς Wurm, Darmschmarotzer.

Entonnoir *fr* Trichter.

Entorse *fr* Verstauchung.

Entortillé *fr* umschlungen (Naht).

Entotisch οὐς, ὠτος Ohr, im Ohr entstehend.

Entozoen ζωον Tier, Schmarotzer, die im Inneren des Körpers wohnen.

Entraves *fr* Fesseln (für Irre).

Entripsis *engl* τριπτειν reiben, Einreibung.

Entropie, Entropium τρεπειν wenden, Einwärtskehrung.

Entzündung s. Inflammatio.

Enucleatio *lat* ex und nucleus Kern, Ausschälung des Augapfels im Gegensatz zu Exstirpatio Herausnahme samt der Umgebung.

Enuresis ἐν u. οὐρειν harnen, Bettnässen.

Enzym ἐν u. ζυμη Gärstoff, hydrolytisches, chemisches Ferment (Pepsin u. dgl.) im Gegensatz zu den organisirten Fermenten (Hefe, Spaltpilze).

Epanchement *fr* Erguß.

Ependymitis ἐπι darauf, ἐνδυμα Kleidung, Entzündung des Ependyms der Hirnhöhlen bei angeborenem Wasserkopf. Chronische E. mit granulierter Beschaffenheit des Ependyms bei chronischen Blödsinnszuständen, am häufigsten bei progressiver Paralyse.

Ephelides ἐπι und ἡλιος Sonne, Sommersprossen.

Ephemera ἐπι u. ἡμερα Tag, Eintagsfieber, Erkältungsfieber von ein- bis dreitägiger Dauer ohne nachweisbare örtliche Erkrankung.

Ephidrosis ἐπι u. ἱδρωσις Schwitzen. **E. unilateralis** einseitiges Schwitzen.

Epiblepharon βλεφαρον Lid, Überhängen der Haut des oberen Lides.

Epidemie δημος Volk, Seuche, Volkskrankheit (die zeitweise auftritt).

Epididymitis διδυμος Hode, Nebenhodenentzündung.

Epigastrius γαστηρ Bauch, Doppelmißbildung, wobei die eine Frucht verkümmert in der Magengrube der anderen sitzt.

Epignathus γναϑος Kiefer, Doppelmißbildung, wo eine Frucht am Gaumen der anderen sitzt.

Epikanthis s. v. w. Enkanthis.

Epikanthus congenitus κανϑος Augenwinkel, angeborene Hautfalte, die den Augenwinkel bedeckt, mit Lidlähmung u. s. w. verbunden.

Epikauma καιειν brennen, Verbrennung, Geschwür.

Epikrise κρινειν entscheiden, Endurteil.

Epilation lat pilum Haar, Enthaarung.

Epilepsia ἐπιλαμβανειν erfassen, anfallen, Fallsucht, ἱερα νοσος, morbus sacer u. s. w. chronische Neurose des Gehirns, die in verschieden häufigen, kurzen Anfällen von Bewußtseinstörung mit Krämpfen besteht. Man unterscheidet: E. gravior, *haut mal*, mit allgemeinen Krämpfen und Bewußtlosigkeit, E. mitior, *petit mal*, Schwindelzustände mit schnell vorübergehender Bewußtlosigkeit und leichten Zuckungen (vgl. Absence).

Epileptoïde Zustände psychische Epilepsie, die verschiedenen Geistesstörungen bei Epilepsie, von den Anfällen vom Einschlafen bis zu schweren Geisteskrankheiten, vgl. Äquivalente und Dämmerzustände. **Epileptiforme Krämpfe** epilepsieähnliche, aber durch andere Ursachen (Urämie, Gehirnrindenerkrankungen, vgl. JACKSONsche E. u. s. w.) hervorgerufene Krämpfe. **E. spinalis** schlechter Ausdruck für gesteigerte Reflexerregbarkeit der Beinmuskeln.

Epiphora φερειν tragen, Thränenfluß.

Epiphysenlösung Ablösung der Gelenkenden der langen Röhrenknochen durch Verletzungen oder durch Entzündung bei Osteomyelitis.

Epiphyten φυειν wachsen, Hautschmarotzer.

Epiplocele ἐπιπλον Netz, κηλη Bruch, Netzbruch

Episiorrhaphie επισιον Schamgegend, ῥαφη Naht, Verengerung des Scheideneingangs durch Naht.

Episkleritis σκληρος hart, oberflächliche Entzündung der Lederhaut des Auges.

Epispadie ἐπι oben, σπαζειν spalten, angeborene Ausmündung der Harnröhre auf dem Rücken des Penis.

Epispastica remedia lat σπαειν ziehen, Zugmittel, die Hautrötung und Entzündung bewirken.

Epistaxis ἐπισταζειν tröpfeln, Nasenbluten.

Epitheliom typische Epithelgeschwulst, Papillom, Bindegewebsgerüst mit Epitheldecke. Oft Verbindung mit Karzinom.

Epithema τιϑημι stellen, Umschlag.

Epizoen ζωον Tier, Hautschmarotzer.

Epizootie Viehseuche.

Epoikie οἰκος Haus, Hausseuche, Hauskrankheit.

Epsom salt engl Bittersalz.

Epuisement fr Erschöpfung.

Epulis οὐλις Zahnfleisch, Zahnfleischgeschwulst.

Epulotic plaster engl wundheilendes Pflaster.

Erethisch ἐρεϑιζειν reizen, reizbar, erregbar.

Ergostat ἐργον Werk, ἱστημι stellen, Apparat, woran Kranke durch Drehen einer Kurbel eine nach Kilogrammmetern vorgeschriebene Arbeit verrichten.

Ergotismus von **Ergotin** dem wirksamen Bestandteil des Mutterkorns, Kriebelkrankheit, chronische Ergotinvergiftung mit Rückenmark- und Gehirnerkrankungen.

Erosion lat erodere annagen, umschriebener Epithelverlust der Schleimhaut. **Hämorrhagische E.** umschriebene Schleimhautblutung, die zu Epithelabstoßung führt. **E. der Zähne** Fehler des Schmelzes der Zähne, halbmondförmige Abschleifung an der Kaufläche, s. HUTCHINSONsche Zähne.

Erotomanie ἔρως Liebe und Manie, Form des erblichen Irreseins, wo der Kranke von unwiderstehlicher, meist platonischer Liebe zu einer ihm unerreichbaren Person des anderen Geschlechts erfüllt ist.

Errhina remedia *lat* ἐν u. ῥις Nase, Nasenmittel.

Eructatio *lat* nervöses Aufstoßen.

Eruption *lat* Ausbrechen, 1. Hervortreten eines Ausschlags, 2. der Ausschlag selbst. **Maladies éruptives** Hautkrankheiten.

Erysipelas ἐρυσος rot, πελας Haut oder ἐρυειν ziehen, πελας nahe? Rotlauf, Rose. Nach den Erscheinungen unterscheidet man E. migrans, bullosum, gangraenosum u. s. w.

Erythema *gr* Röte, entzündliche Hautröte. **E. simplex** u. **hyperaemicum** einfache entzündliche Hautröte; **E. exsudativum** Hautröte mit Exsudation. Zu ersterem gehören: E. caloricum, traumaticum, medicamentosum, vaccinicum, variolosum (der Vorläuferausschlag der Blattern). Exsudative Formen sind 1. das **E. multiforme**, das in ziegel- oder braunroten flachen Knoten von Linsen- bis Haselnußgröße besteht, E. papulatum od. tuberculatum, und zuweilen ringförmig nach außen fortschreitet, E. annulare, E. iris, E. gyratum od. marginatum; 2. **E. nodosum, Dermatitis contusiformis** rundliche, rosa oder bläulichrot gefärbte, erbsen- bis faustgroße Knoten, die unter Fieber meist an der Vorderseite der Unterschenkel auftreten.

Erythrasma ἐρυθρος rot, **Ekzema marginatum** Ekzem durch Trichophyton tonsurans.

Erythromelalgie μελος Glied, ἀλγος Schmerz, schmerzhafte Hautröte der Hände oder Füße, die anfallweise auftritt.

Erythropsie ὠψ Sehen, Rotsehen, zumal bei Staroperierten.

Eschara ἐσχαρα, **Escarre, Eschare** *fr* Schorf. **Escharotica** Ätzmittel.

ESMARCHsche Methode Operation unter Blutleere, durch elastische Einwicklung des betreffenden Gliedes von seinem Ende her.

Essentiell *lat* wirklich, selbständig. E-es Asthma s. d., E-e Lähmung s. v. w. Kinderlähmung.

Esthiomenos *gr* fressend, s. v. w. Lupus.

Etat fœtal *fr* Fötalzustand (Luftleere) der Lungen. **Etat de mal** = Status epilepticus. **Etat mamelonné** faltige, warzige Beschaffenheit der Magenschleimhaut bei chronischem Katarrh.

Eternument *fr* Niesen.

Etincelle *fr* Funke (bei Anwendung der statischen Elektrizität).

Etourdissement *fr* Schwindel.

Etranglement *fr* Einklemmung.

Etuve à désinfection *fr* Desinfektionsapparat.

Euphorie εὐ wohl, φερειν tragen, Wohlbefinden.

Eustrongylus s. Strongylus.

Euthanasie ϑανατος Tod, leichter Tod.

Evanouissement *fr* Ohnmacht.

Eventratio *lat* venter Bauch, Massenvorfall der Baucheingeweide in einen Nabelbruch u. dgl.

Eversio s. v. w. Ekstrophie.

Evidement *fr* Auskratzung.

Evisceratio *lat* viscera Eingeweide, Entleerung der Brust- und Baucheingeweide des Kindes zur Ermöglichung der Geburt.

Exalgin Methylacetanilid.

Exaltation *lat* krankhafte Aufregung.

Exanie *lat* anus After, Aftervorfall.

Exanthem ἐξανϑημα Ausschlag. Akute Exantheme die mit Hautausschlag verbundenen akuten Infektionskrankheiten: Masern, Scharlach u. s. w.

Exartikulation *lat* Absetzung eines Gliedes im Gelenk. Vgl. Amputation.

Exazerbation *lat* Verschlimmerung, Steigerung.

Excavatio *lat* Aushöhlung, z. B. des Sehnerven.

Exenteratio ἐντερα Eingeweide, Ausweidung des Augapfels (mit Erhaltung der Lederhaut und des Sehnerven) oder der ganzen Augenhöhle. Auch s. v. w. Evisceratio.

Exerzierknochen Verhärtung u. Verknöcherung von Muskelteilen des Deltoideus nach häufigem Gewehrdruck, Myositis ossificans.

Exfoliation *lat* folium Blatt, Abblätterung, allmähliche Abstoßung abgestorbener Teile.

Exhaustio *lat* Erschöpfung. **E. uteri** Wehenmangel.

Exhibitionisten v. *lat* Leute, die ihre Geschlechtsteile öffentlich zeigen, um sich dadurch sexuell zu erregen, oft geistig Abnorme.

Exophthalmos ὀφϑαλμος Auge, Vordrängung des Augapfels.

Exophthalmometer μετρον Maß, Meßvorrichtung für den Exophthalmos.

Exostosis ὀστεον Knochen, Knochenauswuchs.

Expectorantia remedia *lat* ex und pectus, auswurfbefördernde Mittel.

Exploration *lat* Untersuchung.

Expression *lat* *fr* 1. Ausdruck, 2. Auspressen z. B. der Nachgeburt.

Expuition *fr* Ausspeien.

Exspektative Behandlung abwartende Behandlung, die sich auf Regelung der Diät und der hygienischen Verhältnisse beschränkt und erst bei besonderen Anzeigen eingreift.

Exstirpation *lat* stirps Stamm, Ausrottung, völlige Entfernung. Vgl. Enucleatio.

Exsudation *lat* Ausschwitzung, seröse Entzündung, Austritt eiweißhaltiger Blutflüssigkeit (mit weißen Blutkörperchen und Faserstoff) in Gewebsspalten (**entzündliches Ödem**) oder an die Oberfläche von Schleimhäuten (**Katarrh**) u. Höhlen (Pleuritis u. s. w.). Bei reichem Gehalt an weißen Blutkörperchen spricht man von **eitriger E.**

Extase s. Ekstase.

Extension *lat* Ausdehnung, Zug.

Externe *fr* Unterassistent (der nicht im Krankenhause wohnt).

Extinctio *lat* Auslöschen, Behandlung der Syphilis mit fortdauernd verabreichten kleinsten Quecksilbergaben.

Extractio *lat* Ausziehen.

Extraperikardiales Reiben das Reibegeräusch zwischen Pleura und Perikardium bei äußerer Herzbeutelentzündung.

Extrauterinschwangerschaft Entwicklung des befruchteten Eies außerhalb der Gebärmutter (Tube, Eierstock, Bauchhöhle).

Extravasat *lat* vas Gefäß, das aus einer Ader ausgetretene, im Körper liegende Blut.

Exuberans *lat* stark wuchernd.

Exulceratio *lat* ulcus Geschwür, Verschwärung.

Exutoria remedia *lat* exuere herausziehen, Zugmittel, s. Epispastica.

Eye-sore *engl* Gerstenkorn.

F

Face ague *engl* Gesichtsschmerz.

Face décomposée *fr* entstelltes, **grippée** zusammengekniffenes Gesicht.

Facies cholerica *lat* Choleragesicht, das „spitze", verfallene Gesicht der Cholerakranken. **F. hippocratica** Totengesicht, die Gesichtsveränderung der Sterbenden. **F. leontina** *lat* leo Löwe, Löwengesicht, die wulstige Verdickung der Gegend über den Augen bei Aussatz. **F. ovariana** Ovariengesicht, die Gesichtsverzerrung bei Eierstockkrankheiten, Hervortreten der Backenknochen, Herabziehung der Nasenflügel und Lippenwinkel, Runzelung der Stirn.

Faiblesse irritable *fr* reizbare Schwäche.

Fainting *engl* Ohnmacht.

Falling sickness *engl* Fallsucht, Epilepsie.

Faradisation Anwendung des unterbrochenen Stromes, den FARADAY 1831 entdeckt hat. **Allgemeine F.** Behandlung des ganzen Körpers durch Bestreichen mit den Elektroden des faradischen Apparats.

Farbenblindheit Herabsetzung oder Fehlen des Farbensinns, vollständig oder teilweise (Rot, Grün, Violett).

Farciminium *lat* farcire füllen, der chronische Rotz mit seinen Hautknoten.

Fard *engl* Schminke.

Far sighted *engl* weitsichtig.

Fastidium *lat* Ekel.

Fastigium *lat* Gipfel, Höhepunkt.

Fatuität *lat* fatuus geschwätzig, albern, Blödsinn.

Faulbrand s. v. w. Gangrän.

Fauteuil à liens *fr* Zwangstuhl für Irre. **F. obstétrical** Gebärstuhl.

Favus *lat* (Honigwabe) Erbgrind, Hautkrankheit, durch Achorion SCHOENLEINII bewirkt.

Febricitatio *lat* febris Fieber, leichtes Fieber.

Febricula *lat* leichter Fall einer Fieberkrankheit.

Febrifuga remedia *lat* fugare in die Flucht treiben, Mittel gegen Fieber.

Febris *lat* Fieber. **F. continua** Fieber von ziemlich gleichmäßig bleibender Höhe. **F. remittens** von abwechselnder Höhe. **F. intermittens** Wechsel zwischen Fieber und normaler Wärme, auch s. v. w. Wechselfieber, Malaria. **F. recurrens** s. Rückfallfieber. Vgl. Asthenisch, Ephemera, Hektisch, Kindbettfieber.

Féculents *fr* Amylazeen.

Fehlgeburt Unterbrechung der Schwangerschaft vor der 28. Woche, wo die Frucht noch nicht lebensfähig ist.

Félon *fr* Nagelgeschwür.

Ferula *lat* Rute, Schiene.

Fester *fr* eitern.

Fettentartung s. Degeneration.

Fettnekrose nekrotische Erweichung im Fettgewebe bei schweren Ernährungstörungen.

Fettsucht krankhafte Fettanhäufung im Körper ohne übermäßige Ernährung, auf erblicher oder angeborener Anlage, Anämie, Störungen der Geschlechtsorgane, Geisteskrankheiten beruhend.

Feu de dents *fr* Lichen strophulus.

Feu volage *fr* fliegende Gesichtsröte.

Fibrinurie s. Chylurie.

Fibroid *lat* fibra Faser, εἴδης ähnlich, s. v. w. Sarkom.

Fibrom Bindegewebsgeschwulst, gutartige Geschwulst, die nur aus gefäßhaltigem Bindegewebe besteht.

Fiery spots *engl* Gesichtsröte.

Fièvre des foins *fr* Heufieber.

Filaria *lat* filum Faden, Fadenwurm, menschlicher Schmarotzer, u. zwar **F. medinensis** Guineawurm, Dracunculus, als Entzündungserreger im Unterhautbindegewebe besonders der Füße, **F. sanguinis** im Blute, als Ursache von Chylurie und Bluthamen, sowie von Elephantiasis (durch Ansiedelung in den Lymphgefäßen).

Fillet *engl* Binde.

Filth *engl* Kot.

Finger, Federnder, unwillkürliches Einschnappen der Finger bei Bewegungen, durch Verdickungen der Sehnenscheide oder Formfehler der Gelenkflächen bewirkt.

Finne Jugendzustand des Bandwurms.

Fissura *lat* Spalt, Einriß.

Fistula *lat* Fistel, Röhre, röhrenförmiges Geschwür, angeborene oder erworbene röhrenförmige Verbindung zwischen Körperhöhlen und der Oberfläche: **F. completa** vollkommene Fistel. **F. incompleta** unvollkommene, blinde Fistel nennt man röhrenförmige Geschwürreste, die entweder nur nach außen oder nur nach Körperhöhlen hin offen sind. Besondere Arten: **F. ani** Mastdarmfistel, completa oder incompleta, incompleta externa oder interna. **F. colli congenita** Fistel zwischen Halsoberfläche und Kehlkopf oder Schlund, auf unvollkommener Verwachsung der 3. und 4. Kiemenspalte beruhend. **F. vesico-vaginalis** Blasenscheidenfistel, nach Druckbrand des Gewebes zwischen Blase und Scheide (bei schwerer Geburt).

Flagellanten Geißler, geistige Seuche des 13. und 14. Jahrhunderts.

Flap section *engl* Lappenschnitt.

Flat foot *engl* Plattfuß.

Flatulenz *lat* flatus Wind, Aufblähung der Därme.

Flatus *lat* Wind, Blähung. **F. vaginalis** s. Garrulitas vulvae.

Fleam *engl* Schnepper, Lanzette.

Flesh brush *engl* Frottierbürste.

Flexibilitas cerea *lat* wachsartige Biegsamkeit der Glieder, s. Katalepsie.

Flexion *lat* Beugung.

Flimmerskotom bewegliche Verdunkelung im Gesichtsfelde, vgl. Hemikrania.

Floating kidney *engl* Wanderniere.

Floccilegium *lat* floccus Flocke, legere lesen, Flockenlesen (im Delirium).

Flooding *engl* Blutung.

Fluktuation *lat* fluctus fließen, das Gefühl der anstoßenden Flüssigkeitswelle bei Druck auf die elastische Hülle einer Flüssigkeitansammlung.

Flueurs blanches *fr* **Fluor albus** *lat* weißer Fluß, Schleimfluß aus den weiblichen Geschlechtsteilen.

Flux *fr* Ausfluß. **F. de sang** Ruhr. **F. de ventre** Durchfall.

Fluxion *lat* arterieller Blutandrang.

Fly-blister *engl* spanische Fliege.

Foetor *lat* übler Geruch.

Foetus *lat* Leibesfrucht. **F. papyraceus** vertrocknete, durch eine Zwillingsfrucht plattgedrückte Frucht. **F. sanguinolentus** totfaule Frucht, in der Gebärmutter abgestorbene Frucht, meist infolge von Syphilis.

Folie *fr* Irresein, Geisteskrankheit. **F. à deux** induziertes Irresein (durch geistige Ansteckung). **F. à double forme, F. circulaire** zirkuläres Irresein. **F. avec conscience** Irresein durch Zwangsvorstellungen, Zwangszustände. **F. des actes, F. instinctive, F. raisonnante** (vernünftelndes Irresein) Formen des erblichen Irreseins mit krankhaftem Handeln und Denken bei scheinbar erhaltener Logik. **F. du doute** Grübelsucht. **F. morale** moralisches Irresein,

Form des erblichen Irreseins mit vorwiegender sittlicher Schwäche. **F. musculaire** s. Chorea.

Folliculitis lat follis Sack, Entzündung der Follikel (Haarbälge) der Haut.

Fomentum lat Lähmung, Umschlag.

Fontanelle, Fonticulus lat fons Quelle, künstliches Geschwür, das als ableitendes Mittel am Körper angelegt wird.

Foot presentation engl Fußlage.

Forceps lat formus heiß, capere fassen, womit man heißes anfaßt, Zange.

Forcers engl Zahnzange.

Fore-head presentation engl Stirnlage.

Forgetfulness engl Gedächtnisschwäche.

Formicatio lat formex Ameise, Ameisenlaufen, Kriebeln.

FOTHERGILLscher Gesichtsschmerz Neuralgie des Antlitznerven, Trigeminus.

Foyer fr Herd.

Fragesucht s. Grübelsucht.

Fraktur lat Knochenbruch. **Komplizierte F.** Knochenbruch mit gleichzeitiger Durchtrennung der Weichteile. **Komminutiv-F.** Splitterbruch.

Frailty engl Schwäche.

Fraisen s. v. w. Krämpfe, Eklampsie der Kinder.

Framboesia vom fr framboise Himbeere, himbeerartige Wucherungen, früher für alle ähnlichen Auswüchse bei Lupus, Syphilis u. s. w. gebraucht, jetzt nur noch gebräuchlich für F. tropica, Yaws, Pian, endemische Hautkrankheiten tropischer Länder: erbsengroße Knötchen und Pusteln, die sich in Geschwüre umwandeln, von deren Grund dann himbeerartige Wucherungen, Papillome, aufschießen.

Franklinisation Behandlung mit statischer Elektrizität.

Freckles engl Sommersprossen.

Frémissement fr Schwirren, Schnurren, auch das Zittern vor dem Fieberfrost. **F. cataire** Katzenschnurren, das fühlbare Schwirren bei Mitralklappenfehlern. **F. hydatique** Hydatidenschwirren.

Fremitus lat Schwirren, Vibration, besonders das Erzittern der Brustwand, das beim Sprechen des Kranken über verdichteten Lungenteilen verstärkt fühlbar ist.

Frenzy engl Tobsucht.

Friction fr Reibung, Einreibung.

FRIEDREICHsche Krankheit erbliche Ataxie, s. d.

Friesel bläschenförmiger Hautausschlag, Miliaria; auch s. v. w. Scharlach.

Frisson fr Fieberschauer.

Frôlement fr s. v. w. Frémissement oder Frottement.

Frons quadrata lat die vorspringende „viereckige“ Stirn bei Rhachitischen.

Frottement fr Reiben (z. B. bei Pleuritis).

Frühgeburt Unterbrechung der Schwangerschaft vor ihrem normalen Ende, aber nach der 28. Woche. Vgl. Fehlgeburt.

Fruste fr unvollkommen, unvollständig.

Fuligo lat Ruß, brauner Belag der Mundhöhle bei schwer Fiebernden.

Funda maxillae lat Schleuderbinde, schleuderförmiger Verband für das Kinn.

Fungus lat Schwamm, breit aufsitzende flache Geschwulst. **F. durae matris** Sarkom der harten Hirnhaut, das den Knochen zerstört und die Haut vortreibt.

Fungöse Entzündung Wucherung von tuberkulösem Granulationsgewebe.

Funiculitis gr Entzündung des Samenstranges, lat funiculus spermaticus.

Furor lat Wut, Raserei. **F. uterinus** Hysterie, Nymphomanie.

Furunculus Furunkel, Blutschwär, Entzündung eines Haarbalges oder einer Talgdrüse mit Beteiligung der nächsten Umgebung. **Furunkulose** Bildung zahlreicher F.

Fusiformis *lat* spindelförmig.

Fußklonus Steigerung der Sehnenreflexe am Fuß, so daß bei schnellem Zurückdrücken des Fußes unwillkürliche schüttelnde Bewegungen des Fußes durch Schüttelkrampf der Wadenmaskeln auftreten.

G

Gait *engl* Gang.

Galaktagoga γαλα Milch, ἀγειν treiben, die Milchabsonderung steigernde Mittel.

Galaktocele κηλη Bruch, Milchbruch, Milchstauung in einem verschlossenen Milchgang der Brustdrüse.

Galaktorrhoe ῥεειν fließen, Milchfluß, Milchabsonderung, die auch ohne Säugen fortdauert.

Galakturie οὐρον Harn, milchiger Harn, s. Chylurie.

Gale *fr* Krätze.

Gall *engl* Galle; Wundsein.

Galopprhythmus entsteht bei Spaltung eines Herztones.

Galvanisation Anwendung des konstanten elektrischen Stromes, den Galvani 1789 entdeckte.

Galvanokaustik καιειν brennen, Ätzung oder Ausbrennung mit einem Metallwerkzeug, Galvanokauter, das durch den galvanischen Strom glühend gemacht wird.

Galvanometer μετρον Maß, Meßwerkzeug für die Stärke des galvanischen Stromes, auf der Ablenkung der Magnetnadel durch den sie umkreisenden Strom beruhend.

Galvanopunktur s. Elektropunktur.

Galvanoskop σκοπειν schauen, Stromzeiger, Vorrichtung, die einen vorhandenen galvanischen Strom durch Nadelablenkung anzeigt, ohne ein Maß für ihn zu geben.

Ganglioma *fr* Lymphdrüsenkrebs.

Ganglion γαγγλιον Sehnenknoten, Überbein, gallertartige Ausstülpung der Sehnenscheiden. In der Anatomie auch Nervenknoten.

Gangraena γραειν nagen, feuchter Brand, Absterben eines Teiles unter Fäulnis; vgl. Nekrose. **G. nosocomialis** νοσοκομια Krankenpflege, Hospitalbrand, vor der Zeit der Antisepsis häufige Wundkrankheit. **G. senilis** Greisenbrand, Absterben der Zehen u. s. w. durch Gefäßveränderungen im Greisenalter. **Symmetrische,** Raynaudsche **G.** symmetrisches Absterben der Finger, Zehen, Ohren u. s. w. infolge von Blutarmut durch Arterienkrampf.

Gantelet *fr* handschuhförmiger Verband.

Gargarismus *lat* v. γαργαριζειν gurgeln (geräuschnachbildend) Gurgeln, Gurgelmittel.

Gargouillement *fr* gurrendes Geräusch.

Garrulitas vulvae *lat* garrire schwatzen, geräuschvolles Entweichen von Gasen aus der Scheide.

Gastralgie γαστηρ Magen, ἀλγος Schmerz, Magenkrampf.

Gastrektasie ἐκτεινειν ausdehnen, Magenerweiterung.

Gastritis Magenentzündung, Magenkatarrh.

Gastrizismus Magenkatarrh.

Gastrodiaphan δια durch, φαινειν zeigen, Vorrichtung, um den Magen von innen her zu beleuchten.

Gastrodynie ὀδυνη Schmerz, Magenkrampf.

Gastroenteritis ἐντερον Darm, Magen- und Darmentzündung.

Gastroenterostomie στομα Mund, Anlegung einer Fistel zwischen Magen und Darm wegen Verschließung des Magenpförtners.

Gastrolith λιθος Stein, Magenstein (aus verfilzten Haaren u. s. w.).

Gastromalacie μαλακος weich, Magenerweichung, Selbstverdauung des Magens, meist Leichenerscheinung.

Gastrorrhagie ῥαγη Ausfluß, Erguß, Magenblutung.

Gastrorrhaphie ῥαφη Naht, Magennaht.

Gastrostomie στομα Mund, Anlegung einer Fistel vom Magen zur Bauchhaut, bei undurchdringlicher Verengerung der Speiseröhre.

Gastrotomie τεμνειν schneiden, Eröffnung des Magens durch Operation.

Gastroxynsis ὀξυς sauer, von ROSSBACH so bezeichnetes nervöses Magenleiden, wobei unter Migräneanfällen sehr salzsäurereiche Massen erbrochen werden.

Gâteux *fr* Unreinliche, Kranke, die ihre Bedürfnisse unter sich gehen lassen.

Gavage *fr* Mastkur.

Gefängnisknall vorübergehende Aufregung mit blindem Zerstörungstrieb bei Gefangenen in Einzelhaft, dem transitorischen Irresein verwandt.

Gelbsucht s. Ikterus.

Génésique *fr* geschlechtlich, z. B. Perversion gén.

Genu valgum *lat* Bäckerbein, X-Bein.
G. varum Säbelbein.

Geophagie γη Erde, φαγειν essen, tropische Anämie durch schmarotzende Ankylostomen im Darm, wobei krankhafte Gelüste nach Erde u. s. w. vorkommen.

Géromorphisme *fr* v. γερων Greis, μορφη Form, greisenartiges Gesicht durch krankhafte Faltenbildung bei Jugendlichen.

Gerontoxon τοξον Bogen, Greisenbogen, weiße Fetttrübung am Hornhautrande besonders bei Greisen.
G. lentis äquatoriale Linsentrübung bei Greisen.

Gesichtsfeldeinengung die zeitweilige oder dauernde Verkürzung des Gesichtsfeldes in einer bestimmten Richtung oder nach allen Seiten.

Gestation *fr* Schwangerschaft.

Gibbus *lat* Buckel, s. Kyphose.

Giddiness *engl* Schwindel.

GILLES DE LA TOURETTEsche Krankheit Zwangszustand, wobei der Kranke unter Zuckungen des Gesichts und der Arme unanständige Worte ausstößt und vorgesagtes unwillkürlich wiederholt (Koprolalie u. Echolalie).

Gin-drinkers liver *engl* gin Wachholderschnaps, Lebercirrhose.

Gingivitis *lat* Zahnfleischentzündung.

Glanders *engl* Rotz.

Glanzfinger, Glanzhaut trophische Störung der Haut, die zu einem glatten, glänzenden Aussehen führt, bei Neuritis.

Glass-pox *engl* Windpocken.

Glaukoma γλαυκος funkelnd, schimmernd, graublau, Drucksteigerung im Augeninnern mit schädlicher Wirkung auf den Sehnerven. (Der graublaue Schein der Pupille kommt ohne Glaukom vor und ist dabei nicht immer vorhanden.) Die drei Hauptstadien des G. heißen: G. imminens, evolutum und absolutum.

Gleet *engl* Nachtripper.

GLÉNARDsche Krankheit s. v. w. Enteroptose.

Gliom γλια Leim, Geschwulst aus dem Zwischengewebe der Nervenzentren.

Globulus *lat* Kugel aus Kakaobutter oder ähnlichem, mit Arzneistoffen gemischt, zur Einführung in die Scheide u. s. w.

Globus hystericus *lat* das Gefühl einer im Halse steckenden Kugel, häufig bei Hysterie, wohl durch Schlund- und Speiseröhrenkrampf bewirkt.

Glomerulonephritis *lat* glomus Knäuel, νεφρος Niere, Entzündung der MALPIGHIschen Knäuel der Niere, häufig bei akuten Infektionskrankheiten.

Glossitis γλωσσα Zunge, Zungenentzündung. Besondere Form: **G. dissecans** chronische Zerklüftung der Zunge durch Einrisse von der Oberfläche her.

Glossocele κηλη Bruch, das Vorragen der Zunge bei Makroglossie.

Glossoplegie πληγη Lähmung, Zungenlähmung, nach den beiden Hauptthätigkeiten des Hypoglossus in **artikulirende** und **mastikatorische G.** Lähmung der Sprachartikulation und der Kaubewegungen geschieden.

Glossotomie τεμνειν schneiden, Ausschneidung oder Abtragung der Zunge.

Glossy finger, G. skin *engl* s. Glanzfinger.

Glykosurie, Glykose γλυκυς süß, οὐρον Harn, vorübergehendes Auftreten von Zucker im Harn, im Gegensatz zum Diabetes mellitus als selbständiger Krankheit.

GMELINsche Probe Nachweis von Gallenfarbstoff im Harn durch Salpetersäure mit salpetriger Säure.

Gnathoschisis γναϑος Kiefer, σχισις Spaltung, Kieferspalte, Hasenscharte.

Goggles *engl* Schutzbrille; **goggle-eyed** glotzäugig.

Goître *fr* Kropf; **G. opthalmique** BASEDOWsche Krankheit.

Gonagra γονυ Knie, ἀγρα Fangeisen, Kniegicht.

Gonarthrokace chronische (tuberkulöse) Kniegelenkentzündung.

Gonflement *fr* Schwellung.

Gonitis *gr* Kniegelenkentzündung.

Gonokokkus der von NEISSER 1879 entdeckte Spaltpilz der Gonorrhoe, des Trippers.

Gonorrhoe γονος Samen, ῥειν fließen, Tripper, venerische Harnröhrenentzündung.

Gorgeret *fr* Rinnensonde, als Schutz bei der Einführung des Messers in den Mastdarm u. s. w.

Gouge *fr* Hohlmeißel.

Gout *engl* Gicht.

Goutte *fr* Gicht. **G. militaire** Nachtripper. **G. rose** Akne rosacea. **G. sciatique** Ischias. **G. sereine** Blindheit.

Gouttière *fr* Beinlade, Hohlschiene.

GRAEFEsches Symptom die häufige Erscheinung bei BASEDOWscher Krankheit, daß bei Bewegung des Auges nach unten das obere Lid nicht in der gewöhnlichen Weise mitgeht.

Granulationen *lat* granulum Körnchen, die körnigen Fleischwärzchen des jungen Narbengewebes. **Fungöse G.** schwammige, allzu üppige Narbenwucherung. **Granulationsgeschwülste** od. **Granulome** die granulationsähnlichen durch Spaltpilze angeregten Wucherungen bei Aktinomykose, Lepra, Rotz, Syphilis und Tuberkulose.

Granuloma s. Granulationen. **G. fungoides** Lymphom der Haut.

Graphospasmus γραφειν schreiben, σπασμος Krampf, Schreibkrampf.

Grasseyement *fr* schnarrende, fette Sprache.

Gravedo *lat* Schnupfen.

Gravel *engl* **Gravelle** *fr* Harngries.

GRAVES disease *engl* BASEDOWsche Krankheit. GRAVES, Arzt 1796—1853.

Graviditas *lat* Schwangerschaft. **G. extrauterina** Entwickelung der Leibesfrucht außerhalb der Gebärmutter, und zwar **abdominalis** im Bauch, **ovarialis** im Eierstock, **tubaria** in der Muttertrompete.

Greffe épidermique *fr* Hautpfropfung, REVERDINsche Transplantation, s. d.

Greifenklaue klauenähnliche Mißgestaltung der Hand bei Ulnarislähmung.

Grincement *fr* Zähneknirschen.

Grippe s. v. w. Influenza.

Grippé *fr* zusammengezogen.

Größenwahn krankhafte Überschätzung der eigenen Person, ihrer Leistungen und ihres Besitzes, bei Manie, Paranoia, progressiver Paralyse.

Grossesse nerveuse *fr* eingebildete Schwangerschaft.

Grübelsucht krankhafter Drang zum Grübeln über wichtige oder gleichgültige Dinge, bei Neurasthenie, besonders bei der ererbten.

Grundwassertheorie PETTENKOFERS Theorie, wonach das Anwachsen des Typhus und anderer Infektionskrankheiten besonders auf dem Sinken des Grundwassers beruhe, wobei aus den trocknenden Bodenschichten Krankheitkeime mit der Bodenluft nach oben gelangten.

Gryposis s. Onychogryposis.

GUBLERsche Hemiplegie alternierende Lähmung, s. d.

Guineawurm Filaria medinensis.

Gum-boil *engl* Zahngeschwür.

Gumma die gummiartige elastische Granulationsgeschwulst der Syphilis.

Guttacadens *lat* Geräusch des fallenden Tropfens, metallisch widerhallendes Rassel- oder Tropfgeräusch bei Pneumothorax. **G. serena** schwarzer Star, Amaurose.

Gynäkologie *γυνη* Weib, *λογος* Lehre, Frauenheilkunde.

Gynäkomastie *μαστος* Brust, weibische Brustbildung bei Männern, oft mit Hodenatrophie verbunden, Entartungszeichen.

Gyratus *γυρος* Kreis, kreisförmig.

H

Habitus *lat* **Habitude** *fr* Körperbeschaffenheit in der äußeren Erscheinung, woraus nicht sicher auf besondere Krankheitanlagen zu schließen ist.

Hadernkrankheit milzbrandähnliche Infektionskrankheit bei Lumpensortierern.

Haemalops *αἱμαλεος* blutig, *ὠψ* Auge, Blutauge, s. v. w. Haemophthalmus.

Haemarthros *αἱμα* Blut, *ἀρθρον* Gelenk, Gelenkblutung.

Haematemesis *ἐμεσις* Erbrechen, Blutbrechen.

Haematidrosis *ἱδρως* Schweiß, Blutschwitzen, Hautblutungen bei Hysterischen s. Stigmatisirte.

Haematinurie οὐρον Harn, Auftreten von Blutfarbstoff, Hämatin, im Harn.

Haematocele κηλη Bruch, Blutbruch, geschwulstförmige Blutansammlung.

Haematocystis κυστις Blase, Blutblase, auch Bluterguß in die Harnblase.

Haematoglobinurie Auftreten von Hämatoglobin (Blutfarbstoff, Hämatin, mit dem Eiweißkörper, Globulin) im Harn bei septischen Erkrankungen, gewissen Vergiftungen und vorübergehend (**transitorische** oder **paroxysmatische H.**) nach Transfusion, Körperanstrengung, Verbrennungen, Kälteeinwirkung (bes. bei Syphilitischen). Der H. liegt zu Grunde die **Hämatoglobinämie**, der Hämatoglobingehalt des Blutes.

Haematokolpos κολπος Scheide, Ansammlung von Monatsblut in der Scheide bei angeborenem oder narbigem Verschluß des Scheideneinganges.

Haematoma Blutgeschwulst. **H. auriculare** Othämatom. **H. durae matris** Pachymeningitis.

Haematometra μητρα Gebärmutter, Ansammlung von Monatsblut in der Gebärmutter bei angeborenem oder erworbenem Verschluß des Muttermundes.

Haematomyelie μυελος Mark, Rückenmarksblutung.

Haematorrhachis ῥαχις Rückgrat, Blutung in den Wirbelkanal.

Haematosalpinx σαλπιγξ Trompete, Anfüllung der Muttertrompete mit Blut.

Haematothorax θωραξ Brust, Blutung in den Rippenfellraum.

Haematozoën ζωον Tier, Blutschmarotzer. S. Filaria.

Haematurie οὐρον Harn, Blutgehalt des Harns, bei Nieren-, Blasen- und Harnröhrenblutungen.

Haemoglobinaemie und **Haemoglobinurie** s. v. w. Haemato . . .

Haemopericardium Blutansammlung im Herzbeutel.

Haemophilie φιλια Neigung, Bluterkrankheit, angeborene Neigung zu grundlosen oder übermäßigen Blutungen.

Haemophthalmus ὀφθαλμος Auge, Bluterguß ins Auge, in den Glaskörper, die Vorderkammer u. s. w. Gebräuchlicher aber weniger gut als Haemalops.

Haemoptoë besser **Haemoptysis** πτυειν spucken, Bluthusten.

Haemorrhagie ῥηγνυναι zerreißen, Blutung.

Haemorrhoïden αἱμοῤῥοϊδες φλεβες blutfließende Adern (des Afters), goldene Ader, variköse Erweiterung der Venengeflechte des unteren Mastdarmendes, gewöhnlich von chronisch entzündetem Zellgewebe umgeben und knotenförmig außerhalb oder innerhalb des Afters vorspringend (äußere und innere H.). Die zeitweise eintretenden Blutungen heißen fließende H., im Gegensatz zu den Schleim-H., der Absonderung der entzündeten Mastdarmschleimhaut.

Haemospasie σπαν ziehen, Schröpfen (mit dem Schröpfstiefel).

Haemostasie στασις Stockung, Blutstockung, Blutstillung.

Halbbad Bad in halbgefüllter Wanne, wobei der freibleibende Oberkörper beständig mit dem Badewasser bespült wird.

Halbmondförmiger Raum TRAUBEscher Raum, s. d.

Halbseitenläsion des Rückenmarks Zerstörung einer Hälfte des Rückenmarks, die unterhalb der Verletzung zu Bewegungslähmung auf der verletzten, Gefühlslähmung auf der anderen Körperseite führt: BROWN-SEQUARDsche Lähmung.

Hallucinatio *lat* alucinatio Träumerei, Faselei, ἀλυειν faseln, s. Sinnestäuschungen.

Hallux valgus *lat* „schiefe Großzehe",

Verbiegung der großen Zehe nach der Kleinzehenseite hin, wodurch das Gelenk zwischen Mittelfuß und Zehe stark am inneren Fußrande vorspringt.

Halo ἅλιος Hof, Ring um das Auge. **H. glaucomatosus** der Hof um den Sehnerveneintritt bei Glaukom.

Haltungsstereotyp dauernde eigentümliche Körperhaltung bei Geisteskranken, namentlich bei Halluzinierenden und bei erblich Abnormen.

Hamma ἅμμα Band, Bruchband.

Hammam *arab* Bad, Quelle.

Harbinger *engl* Vorboten.

Hardships *engl* Beschwerden.

Hare lip *engl* Hasenscharte.

Harnsäureinfarkt Harnsäureniederschläge in den Nierenpyramiden, besonders bei Neugeborenen.

Harnzylinder s. Zylinder.

HARRISONsche Furche die dem Zwerchfellansatz entsprechende Furche des Brustkorbes in der Höhe des Schwertfortsatzes.

Hasenscharte angeborene Spaltung der Lippen durch mangelhafte Verwachsung des Oberkieferfortsatzes mit dem Stirnfortsatze.

Hauthorn gutartige Wucherung des Epithels zu hornartigen Auswüchsen.

Hay fever *engl* Heufieber.

Heat-stroke *engl* Hitzschlag.

Hebephrenie ἥβη Jugend, φρην Geist, von KAHLBAUM aufgestellte Form des Irreseins, in fortschreitender Verblödung unter alberner, den Flegeljahren entsprechender Erregung bestehend. Eine weniger schwere, heilbare Form nennt K. **Heboïdophrenie** oder **Heboïd** von εἰδης ähnlich.

HEBERDENsche Knoten erbsenförmige Verdickungen an den äußersten Fingergelenken, bei Gicht.

Hebetudo *lat* Stumpfheit der Sinne, auch leichter Grad von Stupor.

Hektisch ἔχειν, ἕξειν bleiben in etwas, lange in demselben Zustande bleibend, etwa s. v. w. hartnäckig. **Hektisches Fieber** das Fieber der chronischen Tuberkulose mit Steigerung am Abend, Nachlaß am Morgen.

Heliosis ἥλιος Sonne, Sonnenstich.

Helkoma, Helkosis ἕλκος Wunde, Geschwür.

Helminthiasis ἕλμινς Wurm, Wurmkrankheit, Eingeweidewürmer und ihre Folgen.

Hem, Hemming *engl* kurzer Husten, Räuspern.

Hemeralopie ἡμέρα Tag, ἀλαος blind, ὤψ Sehen, Tagblindheit, s. Nyktalopie.

Hemi- ἡμι in Zusammensetzungen = halb, einseitig. Selbständige Bedeutung hat die Zusammensetzung in den Ausdrücken: **Hemiatrophia facialis progressiva** einseitige fortschreitende Gesichtsatrophie, auf Nervenstörung (Trigeminusentzündung?) beruhender Schwund einer Gesichtshälfte.

Hemikrania κρανον, κρανιον Kopf, Migräne, Anfälle von Kopfschmerz in einer Kopfhälfte mit Störungen der Verdauungs- und Sinnesorgane. Kommen die Anfälle mit Rötung der schmerzenden Gesichtshälfte, so spricht man von **H. angioparalytica,** kommen sie mit Blässe, von **H. sympathicotonica,** wobei es zweifelhaft bleibt, ob die damit bezeichnete Sympathikuserscheinung Ursache oder Nebenerscheinung ist. **H. ophthalmica** H. mit Flimmerskotom (s. d.) oder Hemiopie. **H. horologica** H., die zu ganz bestimmten Stunden auftritt.

Hemidrosis ἱδρως Schweiß, einseitiges Schwitzen.

Hemiopie, Hemiopsie, Hemianopsie ὤψ und ὄψις Sehen, Halbsehen, wobei eine Hälfte des Gesichtsfeldes fehlt. Die H. ist entweder gleichseitig, homonym, auf beiden Augen die linke oder die rechte Hälfte betreffend, oder gekreuzt, heteronym, die beiden Nasen- oder die beiden Schläfenhälften des Gesichtsfeldes betreffend.

Hemiparese einseitige leichte Lähmung.

Hemiplegie πληγη Schlag, Lähmung einer Seite. **Alternierende H.** Lähmung der einen Gesichtshälfte und der Glieder der entgegengesetzten Seite. **Hemiplegia cruciata** Lähmung des Armes auf der einen, des Beines auf der anderen Seite. **Hemiplegia spastica infantilis** Kinderlähmung. **H. spinalis** Halbseitenerkrankung des Rückenmarks.

Hepatisation *lat* hepar Leber, leberähnliche Beschaffenheit der Lunge bei entzündlicher Ausfüllung ihrer Bläschen.

Hepatitis Leberentzündung. **H. interstitialis chronica** Lebercirrhose. **H. parenchymatosa acuta** akute gelbe Leberatrophie, entzündlicher Zerfall der Leberzellen unter dem Einfluß von Mineral- oder Bakteriengiften (Phosphor, unbekannte Krankheiterreger). **H. suppurativa** Leberabszeß. **H. syphilitica interstitialis** ausgebreitete Bindegewebswucherung, **H. gummosa** Entwickelung von Gummaknoten in der Leber.

Heredität *lat* heres Erbe, Erblichkeit.

Hermaphroditismus von Hermes und Aphrodite, Zwitter, männliche und weibliche Geschlechtsteile bei demselben Menschen. **H. verus** Vorhandensein männlicher und weiblicher Geschlechtsdrüsen. **H. spurius** Vorhandensein männlicher u. weiblicher äußerer Geschlechtsteile, unterschieden in masculinus, wo die Hoden, und femininus, wo die Eierstöcke vorhanden sind.

Hernia *lat* hira Leerdarm, Bruch, Vortreten von Eingeweiden unter die Haut oder in benachbarte Körperhöhlen. Die wichtigsten Arten sind: **H. cruralis** oder **femoralis** Schenkelbruch, tritt durch den Schenkelring aus. **H. inguinalis** Leistenbruch. **H. i. externa** der Bruch folgt dem Samenstrange, bei Weibern dem runden Mutterbande durch den schräg verlaufenden Leistenkanal. **H. i. interna** oder **directa** der Bruch tritt gerade durch die Bauchwand zur äußeren Mündung des Leistenkanals. Zwischen den Stellen des inneren und äußeren Leistenbruchs liegt an der inneren Bauchwand die Arteria epigastrica. **H. obturatoria** Bruch, der durch das Foramen ovale oder obturatorium tritt. **H. umbilicalis** Nabelbruch. **H. ventralis** Bauchbruch bei Auseinanderweichen der geraden Bauchmuskeln. Nach dem Inhalt unterscheidet man Darm-, Netz-, Gebärmutter-, Eierstocks- u. s. w. Hernien. LITTRÉsche **H.** Darmwandbruch, wo nur eine Wand des Darms in die Bruchpforte hineinragt.

Herniotomie τεμνειν schneiden, Bruchschnitt.

Herpes ἑρπειν kriechen, Bläschenflechte, Bildung von Bläschengruppen, die mit wasserheller Flüssigkeit gefüllt sind, auf der Haut oder der Schleimhaut. **H. zoster** ζωστηρ Gürtel, Gürtelrose, Herpesausbruch im Bereich eines Nervenzweiges, unter Schmerzen, Unwohlsein und Fieber. Nach dem Sitz unterscheidet man H. zoster facialis u. s. w. **H. iris** ringförmiger H. **H. circinatus** ringförmiger H., der in der Mitte heilt und in neuen Ringen nach außen fortschreitet. **H. tonsurans** scheerende Flechte, Haarkrankheit mit Bildung wachsender Kreise von Bläschen oder Schuppen mit Zerstörung der Haare. Krankheiterreger ist ein Pilz, Trichophyton tonsurans.

Herzfehlerzellen pigmentierte Epithelien aus den Lungenbläschen, bei Stauung in den Lungen durch Mitralfehler.

Hetero- ἑτερος anderer, bedeutet in zusammengesetzten Wörtern etwas Andersgestaltetes, Entgegengesetztes.

Heterogenese andersartige Entwicklung.

Heteroplasie πλασσειν bilden, Entwicklung einer Neubildung von bestimmter Gewebsart auf dem Boden anderer Gewebsarten.

Heterotopie Verlagerung.

Heufieber Schnupfen und Asthma durch Einatmung des Blütenstaubes von Gräsern (oder daran haftender Bazillen?).

HEURTELOUPscher Apparat zur Blutentziehung.

Hiatus *lat* Spalt.

Hiccough *engl* Schlucksen, Singultus.

Hide-bound *engl* Verhärtung des Zellgewebes.

Hidradenitis ἱδρως Schweiß, ἀδην Drüse, Schweißdrüsenentzündung.

Hidroa Schwitzbläschen. **H. febrilis** Herpes des Gesichts.

Hidrotica remedia *lat* schweißtreibende Mittel.

Himbeerzunge himbeerartiges Aussehen der Zunge besonders bei Scharlach, indem die roten geschwellten Papillen zwischen dem weißen Belag hervorsehen.

Hippus ἱππος Pferd, Iriszittern (wegen der springenden Bewegung).

Hirsuties *lat* zottige Behaarung.

Histioïd ἱστιον Gewebe, εἰδης ähnlich, Neubildungen vom Typus einer einfachen Gewebsart: Bindegewebsgeschwulst u. s. w., im Gegensatz zu den **organoiden** Neubildungen, die sich aus Gerüstmasse und Parenchym organartig zusammensetzen, und den **teratoiden** Geschwülsten, die aus mehreren organartigen Teilen bestehen.

Hitzschlag s. Sonnenstich.

Hoarse *engl* heiser.

Hobble *engl* sinken.

Hob-nail liver *engl* Schuhzweckenleber, s. Lebercirrhose.

Hochet *fr* Zahnen der Kinder.

HOGDKINsche Krankheit s. v. w. Pseudoleukämie.

Homoeoplasie ὁμοιος ähnlich, πλασσειν bilden, organähnliche Neubildung, vgl. Histioid.

Homonym ὁμος gleich, ὀνομα Name, gleichnamig.

Homosexual ὁμος gleich, *lat* sexus Geschlecht, Urning, Mensch mit konträrer Sexualempfindung (s. d.).

Hook *engl* Haken.

Hooping cough *engl* Keuchhusten.

Hordeolum *lat* von hordeum Gerste, Gerstenkorn, Liddrüsenentzündung.

Horn-pox *engl* Windpocken.

Horopter ὁρος Grenze, ὀπτηρ Späher, Sehgrenze, Projektionsebene, der Inbegriff der Punkte des äußeren Raumes, die sich auf korrespondierenden Stellen beider Netzhäute abbilden und deshalb einfach gesehen werden.

Horripilatio *lat* horrere starren, pilum Haar, Gänsehaut, Cutis anserina.

Housemaids knee *engl* Schleimbeutelentzündung an der Kniescheibe (von dem Vorkommen bei Hausmädchen, die knieend scheuern).

Hühnerbrust s. Pectus carinatum.

Huile de foie *fr* Leberthran.

HUNTERscher Schanker harter Schanker (Syphilis).

HUTCHINSONsche Zähne s. Erosion der Zähne.

Hyalinbildung ὑαλος Glas, Umwandlung in eine glasige Masse, bei Gerinnungsnekrose und bei kolloider Entartung (s. d.).

Hyalitis Glaskörperentzündung.

Hybrid *lat* hybridus Bastard, gemischt, zusammengesetzt.

Hydarthros ὑδωρ Wasser, ἀρθρον Gelenk, Gelenkwassersucht, seröse Gelenkentzündung.

Hydatis ὑδατις Wasserblase, Blasenwurm. MORGAGNIsche **Hydatide** gestieltes, mit Wasser gefülltes Bläschen neben dem Hoden (rudimentärer Eierstock). **Hydatidenschwirren** schwirrendes Gefühl beim Anstoßen an eine Echinokokkengeschwulst.

Hydrämie ὑδωρ Wasser, αἱμα Blut, erhöhter Wassergehalt des Blutes bei verminderter Wasserausscheidung und vermehrtem Eiweißverlust.

Hydragoga remedia lat ἀγωγος führend, wasserabtreibende Mittel (durch Harn, Schweiß, Stuhlgang).

Hydramnion ἀμνιον Schafhaut, innerste Eihaut, übermäßige Fruchtwassermenge.

Hydrargyria ὑδραργυρος Quecksilber, Hautausschlag nach Quecksilbereinreibung.

Hydrargyrosis Quecksilbervergiftung.

Hydriatrie ὑδωρ Wasser, ἰατηρ Arzt, Wasserheilkunde.

Hydroa s. Hidroa.

Hydrocele κηλη Bruch, Wasserbruch, Flüssigkeitansammlung in der Scheidenhaut des Hodens und des Samenstranges (H. testis und funiculi spermatici).

Hydrocephaloid κεφαλη Kopf, εἰδης ähnlich, die durch Blutarmut des Gehirns z. B. nach Durchfällen bei Kindern vorgetäuschten Erscheinungen des Hydrocephalus acutus, der Gehirnhautentzündung.

Hydrocephalus Wasserkopf. **H. acutus** tuberkulöse Gehirnhautentzündung. **H. internus** Wasseransammlung in den Hirnhöhlen, **externus** im Arachnoidalraum.

Hydroelektrische Behandlung Behandlung mit elektrischen Bädern.

Hydrofère fr Staubbad, Begießung mit zerstäubtem Wasser.

Hydrometra μητρα Gebärmutter, Wasser- oder Schleimansammlung in der Gebärmutter bei Verklebung des Muttermundes nach den Wechseljahren. Auch s. v. w. Hydramnion.

Hydromyelocele μυελος Mark, κηλη Bruch, Spina bifida.

Hydromyelus angeborene Flüssigkeitansammlung im Zentralkanal des Rückenmarks.

Hydronephrose νεφρος Niere, Ausdehnung des Nierenbeckens, zuletzt bis zum Schwund der Niere, durch Harnstauung bei Ureterverschluß (z. B. durch einen eingeklemmten Stein).

Hydropericardium Herzbeutelwassersucht, nicht entzündliche Wasseransammlung im Herzbeutel.

Hydrophobie φοβος Furcht, Wasserscheu, Wutkrankheit. **H. hysterica** Schlundkrämpfe bei Hysterie.

Hydrophthalmus ὀφθαλμος Auge, angeborene Vergrößerung des Auges, Augenwassersucht.

Hydrops ὑδρωψ Wassersucht, Austritt wässriger Blutbestandteile in die Gewebe (Ödem) oder Körperhöhlen, ohne Entzündung, bei erhöhtem Wassergehalt des Blutes (Hydrämie), gesteigerter Durchlässigkeit der Gefäßwände und Behinderung der Ableitung. **H. articulorum intermittens** periodische Gelenkschwellung ohne Entzündung, aus nervöser Ursache.

Hydrorrhachis ῥαχις Rückgrat, **interna** s. v. w. Hydromyelus, **externa** übermäßige Flüssigkeitansammlung im Arachnoidalraum des Rückgrats.

Hydrorrhoea ῥειν fließen, Wasserfluß. **H. gravidarum** zeitweiliger Sekretabgang während der Schwangerschaft bei chronischer Entzündung der Decidua.

Hydrosalpinx σαλπιγξ Trompete, Sekretansammlung in der Muttertrompete bei Verschluß ihrer Mündungen.

Hydrotherapie Wasserheilkunde.

Hydrothionämie θειον Schwefel, αἱμα Blut, Schwefelwasserstoffvergiftung.

Hydrothorax Brustwassersucht, Hydrops (s. d.) des Brustfellraums.

Hydrurie s. v. w. Polyurie.

Hygieine, Hygiene ὑγιεινος gesund, Gesundheitslehre.

Hygroma ὑγρος feucht, Wassergeschwulst, Ganglion. **H. praepatellare** s. v. w. Bursitis praepatellaris, housemaids knee.

Hypalbuminose ὑπο unter, lat albumen Eiweiß, verminderter Eiweißgehalt des Blutes, bei ungenügender Ernährung oder zu großem Eiweißverlust.

Hyperakusis ἀκουειν hören, krankhafte Feinhörigkeit, u. a. bei Facialislähmung mit Beteiligung des Musculus stapedius, wo dann der Tensor tympani überwiegt.

Hyperalbuminose *lat* albumen Eiweiß, vermehrter Eiweißgehalt des Blutes.

Hyperalgesie ἀλγος Schmerz, übermäßiges Schmerzgefühl, Form der Hyperästhesie.

Hyperämie ὑπερ über, αἱμα Blut, Blutüberfülle, Blutreichtum (arteriell, venös, kollateral bei Verlegung benachbarter Gefäßbahnen).

Hyperästhesie αἰσθησις Empfindung, Überempfindlichkeit, gesteigerte Erregbarkeit der Gefühls- oder Sinnesnerven.

Hyperazidität des Magensaftes zu starker Salzsäuregehalt des Magensaftes. Vgl. Hypersekretion.

Hyperchlorhydrie *fr* s. v. w. Hyperazidität.

Hyperdynamia uteri δυναμις Kraft, übermäßig starke Wehen.

Hyperemesis ἐμεσις Erbrechen, unstillbares Erbrechen.

Hyperextension *lat* extendere ausspannen, übermäßige Spannung oder Streckung.

Hypergeusie γευσις Geschmak, krankhaft gesteigertes Geschmacksvermögen.

Hyperidrosis ἱδρουν schwitzen, übermäßiges Schwitzen.

Hyperinose ἰς Faser, vermehrter Faserstoffgehalt des Blutes.

Hyperkinese κινειν bewegen, übermäßige Muskelthätigkeit, Krämpfe.

Hyperkrinie κρινειν absondern, übermäßige Absonderung.

Hypermetropie μετρον Maß, ὠψ Gesicht, Übersichtigkeit. Vgl. Emmetropie.

Hypermotilität *gr* *lat* Bewegungsdrang.

Hyperosmie ὀσμος Geruch, krankhaft gesteigertes Geruchsvermögen.

Hyperostose ὀστεον Knochen, Knochenauswuchs; Riesenwuchs.

Hyperplasie πλασσειν bilden, Vermehrung einzelner Gewebsbestandteile (an Zahl). Vgl. Hypertrophie.

Hyperpselaphesie ψηλαφαν tasten, krankhaft gesteigertes Tastgefühl. Auch s. v. w. Polyästhesie.

Hyperpyretisch πυρετος Fieber, die höchsten, schon an sich tötlichen Fiebergrade.

Hypersarkosis σαρξ Fleisch, übermäßige Entwicklung von Muskeln, Granulationen u. s. w.

Hypersekretion *lat* secernere absondern, übermäßige Absonderung besonders des Magensaftes (überreichlich und anhaltend).

Hypertonie τεινειν spannen, Drucksteigerung.

Hypertrichosis θριξ, τριχος Haar, übermäßige Behaarung.

Hypertrophie τρεφειν ernähren, Überernährung, Wachstumsteigerung bei Erhaltung des anatomischen Aufbaues, im engeren Sinne Massenzunahme der einzelnen Elemente, im Gegensatz zu Hyperplasie.

Hyphäma ὑπο unter, αἱμα Blut, Blutung in die vordere Augenkammer.

Hyphämie s. v. w. Geophagie.

Hyphen ὑφη Gewebe, die Fäden der Schimmelpilze. Vgl. Mycelium.

Hypinose ἰς Faserstoff, verminderter Faserstoffgehalt des Blutes.

Hypnagogische Halluzinationen ὑπνος Schlaf, ἀγωγος führend, Halluzinationen des Halbschlafzustandes vor dem Einschlafen, oft für die Art der Träume bestimmend.

Hypnal Schlafmittel, Chloralantipyrin.

Hypniater ἰατηρ Arzt, der Hypnotisierte, der in der Hypnose das Mittel zur Heilung seiner Krankheit angiebt.

Hypnon Schlafmittel, Acetophenon.

Hypnose künstlich hervorgerufener Schlafzustand mit erhaltener geistiger

Verbindung (Rapport) zwischen dem Schlafenden (Medium) und dem Einschläfernden, der Hypnotist od. Hypnotiseur genannt wird, je nachdem er zu wissenschaftlichen Zwecken oder zur Schaustellung u. s. w. hypnotisiert. Die H. tritt ein durch Erweckung der Vorstellung des Schlafens, durch das Einreden, daß der Schlaf eintreten werde. In der H. nimmt man leichter als im Wachen Suggestionen an (erhöhte Suggestibilität), und die Einwirkung der künstlich geschaffenen Vorstellungen auf die körperlichen Vorgänge ist soviel stärker, daß man in der H. und nachher, posthypnotisch, Vorstellungen und Handlungen veranlassen und krankhafte Zustände namentlich des Nervensystems (einschließlich des Blutumlaufs) beeinflussen kann (Suggestionstherapie). Tiefe H. wird als künstlicher Somnambulismus, leichte als Lethargie, Charme u. s. w. bezeichnet. Die Lehre von der H. und ihre Anwendung nennt man **Hypnotismus.**

Hypnotica remedia *lat* Schlafmittel.

Hypohämie s. Hyphämie.

Hypochlorhydrie verminderte Salzsäureabsonderung des Magens.

Hypochondrie *τα ὑποχονδρια* Gegend unter den Rippen, wo diese Kranken oft unangenehme Empfindungen haben; beherrschendes Gefühl körperlicher oder geistiger Krankheit ohne körperliche Grundlage, durch nervöse oder geistige Überempfindlichkeit bewirkt, oft Teilerscheinung der Neurasthenie, Hysterie, Melancholie, progressiver Paralyse u. s. w. Die selbständige H. ist eine Geisteskrankheit und der Paranoia zuzurechnen.

Hypodermatisch *δερμα* Haut, Einbringung von Arzneimitteln unter die Haut (Einspritzung, Eingießung).

Hypodermoklyse *κλυζειν* gießen, Eingießung von Flüssigkeit unter die Haut, z. B. Kochsalzlösung bei Verblutung.

Hypogeusie *γευσις* Geschmack, herabgesetzte Geschmacksempfindung.

Hypognathie *γναθος* Kiefer, 1. Doppelmißgeburt, wobei ein verkümmerter Kopf am Unterkieferrande der entwickelten Frucht sitzt. 2. Zu geringe Entwicklung, Zurücktreten des Unterkiefers.

Hypokinesis *κινησις* Bewegung, Lähmung.

Hypomnesie *μνησις* Erinnerung, mangelhafte Erinnerung.

Hypoplasie *πλασσειν* bilden, Verminderung der Zahl der Elementarteile eines Organs oder Gewebes, vgl. Hyperplasie, Atrophie.

Hypopyon *πυον* Eiter, Eiter in der Vorderkammer des Auges.

Hypospadie *σπαν* ziehen, Mündung der Harnröhre an der Unterfläche des Penis; beim Weibe: Mündung der Blase in den Scheideneingang bei fehlender Harnröhre.

Hyposphagma *σφαττειν* schlachten, Bluterguß unter die Bindehaut des Auges.

Hypostase *ἱσταναι* stellen, Senkungsblutfülle, passive Blutfülle abhängiger Teile, zumal der Lungen bei Bettlägerigen mit schwacher Herzthätigkeit.

Hypostatische Pneumonie Lungenentzündung aus Hypostase.

Hypotonie *τονος* Spannung, Druckverminderung im Auge.

Hysteralgie *ὑστερα* Gebärmutter, *ἀλγος* Schmerz, nervöser Schmerz der Gebärmutter.

Hysterektomie *ἐκτεμνειν* ausschneiden, Herausnahme der Gebärmutter, und zwar **H. abdominalis** von den Bauchdecken her, **H. vaginalis** von der Scheide her.

Hysterie sogenannt wegen der früher angenommenen Abhängigkeit von Gebärmutterkrankheiten, eine Nervenkrankheit mit vorwiegend abnormer Vorstellungsthätigkeit, wodurch Störungen der Empfindung (einschließlich der Sinne) und der Bewegung herbeigeführt werden. **Grande h.** *fr* H. mit eigenartigen allgemeinen Krämpfen, Clownismus (s. d.), und Delirien (vgl. Attitudes passionelles).

Hysterocele κηλη Bruch, Verlagerung der Gebärmutter in einen Leistenbruch.

Hysteroepilepsie (schlechte) Bezeichnung für hysterieartige epileptische und epilepsieartige hysterische Zustände.

Hysterometer μετρον Maß, Gebärmuttersonde zur Messung der Gebärmutterhöhle.

Hysteromyomektomie Ausschneidung eines Myoms der Gebärmutter.

Hysteropexie πηγνυναι befestigen, Annähung der Gebärmutter an die vordere Bauchwand bei Retroflexion.

Hysterophor φερειν tragen, Instrument von Zwanck-Schilling u. A. zum Stützen bei Gebärmuttersenkung.

Hysteroptose πτωσις Fall, Senkung oder Vorfall der Gebärmutter.

Hysterotom τεμνειν schneiden, Messer zur Erweiterung. des Muttermundes.

Hysterotomie Eröffnung der Gebärmutter durch Schnitt.

Hystricismus ὑστριξ Stachelschwein, s. v. w. Ichthyosis.

I u. J

JACKSONsche Epilepsie Rindenepilepsie, partielle Epilepsie, Krämpfe durch anatomische Gehirnrindenveränderung, in bestimmten Muskelgruppen beginnend, aber nicht immer darauf beschränkt bleibend.

Jaktation *lat* jactare, jacere werfen, das Hinundherwerfen im Bette, krankhafte Ruhelosigkeit.

Janiceps *lat* Janus Gott mit zwei Gesichtern, Doppelmißgeburt mit einem Kopf.

Jauche durch Fäulnis zersetzter, übelriechender, dünner, bräunlicher Eiter.

Jaundice *engl* Gelbsucht.

Ichor ἰχωρ Blutwasser, schlechte Wundflüssigkeit, s. v. w. Jauche.

Ichorrhämie αἱμα Blut, Septichämie.

Ichthyosis ἰχϑυς Fisch, Fischschuppenkrankheit, angeborene oder in den ersten Lebensjahren auftretende übermäßige Entwicklung der Hornschicht der Haut in Form von Platten und warzigen Auswüchsen. Diese schwerste Form heißt **I. hystrix** Stachelschweinkrankheit.

Ictus *lat* Schlag, Stoß. **I. cordis** Herzstoß. **I. laryngis** (Charcot) Kehlkopfepilepsie, epileptiforme Anfälle mit Kehlkopfschmerz und Husten als Aura.

Idee, Fixe, Wahnvorstellung. **Ideenflucht** krankhaft beschleunigter Ablauf der Vorstellungen ohne logischen Zusammenhang, nach Gleichklang

u. anderen zufälligen Verknüpfungen, bei Manie, Delirien und anderen Geistesstörungen.

Idiopathisch *ἰδιος* eigen, *παθος* Leiden, selbständig, unabhängig von anderen.

Idiosynkrasie *συν* und *κρασις* von *κεραννυναι* mischen, abnorme starke Reaktionen auf bestimmte Eindrücke und Einwirkungen.

Idiotie, Idiotismus *ἰδιωτης* Privatmann, Laie, angeborener oder in den ersten Lebensjahren durch Gehirnkrankheiten erworbener Blödsinn. Vgl. Kretinismus, Imbezillität.

Jejunitis *lat* jejunum Leerdarm, Entzündung des Leerdarms.

Jejunostomie *στομα* Mund, Fistel, Anlegung einer Leerdarmfistel.

JENDRASSIKscher Handgriff s. Patellarsehnenreflex.

Jequirity Paternostererbsen, Samenkörner von Abrus precatorius (Brasilien), deren Aufguß krupöse Bindehautentzündung erzeugt, die man als Mittel gegen Pannus zu verwenden suchte.

Ignipunktur *lat* ignis Feuer, pungere stechen, Einstechen von glühenden Eisenspitzen.

Ikterus *ἰκτερος* Gelbsucht, Gelbfärbung der Haut und der anderen Gewebe des Körpers durch Gallenfarbstoff oder umgewandelten Blutfarbstoff. **Hepatogener I.** Gelbsucht durch Lebererkrankung (Verlegung der Gallengänge), Stauungsikterus. **Hämatogener I.** Gelbsucht durch Blutzersetzung bei Phosphorvergiftung, Septichämie u. dgl. **I. melas** höchster Grad der Gelbsucht, mit schwarzgrüner Färbung. **I. gravis** Gelbsucht mit schwerem Allgemeinleiden.

Ileitis *lat* ileum, Dünndarm, Dünndarmentzündung.

Ileotyphus Unterleibstyphus.

Ileus *εἰλος* Darmzwang, Darmverschließung, Kotbrechen.

Illaqueatio *lat* laqueus Schlinge, Einfädelung, Einschlingung der falsch gerichteten Haare bei Trichiasis mit einer feinen Schlinge, um sie durch einen Stichkanal zu ziehen, der die Richtung der normalen Wimpern hat.

Illuminisme *fr* s. v. w. Ekstase.

Illusion *lat* illudere täuschen, Sinnestäuschung (s. d.).

Imagination *lat* Einbildung.

Imbezillität *lat* in und bacillus (von baculum) ohne Stab, angeborener Schwachsinn. Vgl. Idiotie.

Imitation *fr* Nachahmung. *Folie par i.* induziertes Irresein, Irresein durch geistige Ansteckung.

Immersion *lat* immergere eintauchen, andauernd angewendetes Wasserbad.

Immunität *lat* in und munus Amt, also Freisein, Unempfänglichkeit für eine bestimmte Krankheit. **Erworbene I.** durch Überstehen einer Infektionskrankheit erworbene zeitweilige oder dauernde Unempfänglichkeit für dieselbe (durch eine Veränderung der Körpersäfte, die mit der besonderen Giftwirkung der betreffenden Spaltpilzart zusammenhängt). **Immunisierung** Herstellung der I. durch Impfung mit besonderen Stoffen, Krankheit- oder Spaltpilzerzeugnissen.

Imperforatio *lat* angeborener Verschluß einer Körperöffnung, s. v. w. Atresie.

Impetigo *lat* Hautausschlag mit Pustel- u. Borkenbildung. Vgl. Ekzem.

Implantation *lat* Einpflanzung, Einheilung von Hautstücken in eine Hautlücke.

Imposthume *fr* Abszeß.

Impotentia (coeundi) *lat* Unvermögen, den Beischlaf zu vollziehen. **I. generandi** Unfruchtbarkeit des Samens.

Impuissance *fr* Impotenz.

Impulsion irresistible *fr* krankhafter unwiderstehlicher Trieb.

Inaktivitätsatrophie *lat* in un-, activus thätig, *gr* Atrophie, Gewebschwund durch Unthätigkeit, durch Fortfall der mit der Thätigkeit verbundenen Blutzufuhr und Nervenreizung.

Inanition *lat* inanis leer, der nach völliger Aufhebung der Nahrungszufuhr eintretende Zustand, Hungerzustand. **Unvollständige I.** die Blutarmut und Schwäche bei dauernder ungenügender Ernährung.

Inappetenz *lat* appetere verlangen, fehlendes Verlangen (nach Nahrung), Geschlechtsgenuß u. s. w.

Inazidität *lat* acidus sauer, Fehlen der Salzsäure im Magen, dauernd bei Krebs und Schleimhautatrophie, vorübergehend bei Katarrh u. s. w.

Incarceratio *lat* Einklemmung, Aufhebung der Inhaltsbewegung in der Darmschlinge eines Bruches, und zwar durch Kotansammlung, **I. stercoralis,** oder durch Entzündung, **I. inflammatoria,** bei sehr engem Bruchsackhalse, der den Darm zusammenschnürt. Unter **I. interna** versteht man die Einklemmung durch Bänder oder entzündliche Verwachsungen innerhalb der Bauchhöhle.

Incisio *lat* Einschnüren, Schnitt.

Inclinatio pelvis *lat* Beckenneigung, der Winkel zwischen der Axe des Beckeneingangs und der wagerechten.

Incontinentia alvi *lat* unfreiwilliger Abgang von Stuhl, **I. urinae** von Harn.

Incubus *lat* in und cubare liegen, Alpdrücken.

Indigestion *lat* Verdauungstörung.

Indikation *lat* Anzeige für eine bestimmte Verordnung.

Indolent *lat* schmerzlos (vgl. Bubonen); gleichgültig gegen etwas.

Induktionstrom induzirter, unterbrochener Strom, s. Faradisation.

Induziertes Irresein Irresein durch geistige Ansteckung.

Inertia uteri *lat* Wehenschwäche.

Infarkt *lat* infarcire hineinstopfen, durch Aufhebung der Blutzufuhr nekrotisch gewordener, abgestorbener Gewebsteil. **Hämorrhagischer I.** geronnener kegelförmiger Bluterguß, der entsteht, wenn in einen Infarkt von den Venen des Bezirks und namentlich aus arteriellen Seitenverbindungen reichlich Blut eintritt. Vgl. Harnsäureinfarkt.

Infektion *lat* inficere hineinthun, Ansteckung, Gifteinbringung, Eindringen eines selbständig vermehrungsfähigen pflanzlichen oder tierischen Krankheiterregers in den Körper, der durch seine Lebensthätigkeit bestimmte örtlich begrenzte oder allgemeine Störungen, **I-skrankheiten,** hervorruft. Man unterscheidet **entogene** und **ektogene I.**, je nachdem der Keim sich nur im Körper oder auch außerhalb desselben vermehrt. Die I. erfolgt durch tierische Organismen bei Malaria, Dysenterie, Trichinen- und Ankylostomenkrankheit; die meisten tierischen Schmarotzer machen nur örtliche Störungen und werden nicht zu den Infektionserregern gerechnet. Von den pflanzlichen Organismen haben als Krankheiterreger am meisten Bedeutung die Spaltpilze. — Die Unterscheidung zwischen miasmatischen = ektogenen und kontagiösen, d. h. ansteckenden, mittelbar oder unmittelbar übertragbaren Infektionskrankheiten ist bei dem gegenwärtigen Stande der Kenntnis nicht mehr aufrecht zu erhalten.

Infektionsgeschwülste s. v. w. Granulationsgeschwülste.

Infiltration *lat* filtrum Seihetuch, Ablagerung von Zellen, Stoffen aus dem Blute, in Zellen und Geweben, z. B. Fett-I., hämorrhagische, eitrige, krebsige I.

Infirmary *engl* **Infirmerie** *fr* Krankenhaus.

Inflammatio *lat* Entzündung, die Gegenwirkung der Körpergewebe auf verschiedene Schädigungen, die besonders in Blutüberfüllung mit Austritt von Blutbestandteilen (Flüssigkeit und roten Körperchen) in die

Gewebe, aktiver Auswanderung farbloser Blutkörperchen und Neubildung von Zellen aus dem Bindegewebe besteht. Die Ursache dieser Gegenwirkung liegt vielleicht in der Chemotaxis (s. d.). — Als Formen der Entzündung sind zu nennen: Akute, chronische, erythematöse, seröse E. (im Gewebe als entzündliches Ödem, auf Schleimhäuten als Katarrh bezeichnet), fibrinöse, krupöse, diphtheritische, eitrige, hämorrhagische, produktive, adhäsive und indurierende E. Bei Entzündung drüsiger Organe unterscheidet man parenchymatöse Entzündung, d. h. trübe Schwellung und Zerfall der Drüsenzellen, und interstitielle E., Wucherung und nachfolgende Schrumpfung des Bindegewebsgerüstes. Vgl. Cirrhosis und Exsudat.

Influenza *ital* *lat* influere hineinfließen? oder beeinflussen?, Grippe, epidemische Infektionskrankheit mit Fieber und Störungen der Atmungs- und Verdauungsorgane und des Nervensystems, durch einen von R. PFEIFFER entdeckten Bazillus hervorgerufen.

Influenzelektrizität statische Elektrizität.

Infraktion *lat* Einbrechung eines Knochens, unvollständiger Bruch.

Infusion *lat* Eingießung.

Ingluvin Hühnerkropfpepsin, verdauungbeförderndes Mittel.

Inhalation *lat* Einatmung (als Behandlungsverfahren). **I-stuberkulose** durch Einatmung von Tuberkelbazillen entstandene Tuberkulose der Lungen.

Injektion *lat* Einspritzung; aktive Blutüberfülle.

Initialsklerose *lat* initium Beginn, σκληρωσις Verhärtung, der harte Schanker als erste Erscheinung der Syphilis.

In-knee *engl* X-Bein.

Inkohärenz der Ideen *lat* cohaerere zusammenhängen, Ideenflucht s. d.

Inkubation *lat* incubare brüten, bei Infektionskrankheiten die Zeit von der Übertragung der Keime bis zum Ausbruch der Krankheit.

Inokulation *lat* oculus Auge, Einimpfung, Pfropfen.

Inositurie, Inosurie Auftreten von Inosit, Muskelzucker, im Harn.

Inquiétudes *fr* Unruhe.

Insertio velamentosa *lat* inserere ansetzen, velamentum Hülle, Ansatz der Nabelschnur an den Eihäuten statt an der Placenta selbst.

Insolation *lat* sol Sonne, Sonnenstich.

Insomnie *lat* somnus Schlaf, Schlaflosigkeit.

Inspektion *lat* Besichtigung.

Instillation *lat* Einträufelung.

Insuffizienz *lat* Schwäche, ungenügende Leistung.

Insufflation *lat* in, sub u. flare blasen, Einblasung von Pulver.

Insultus *lat* Anfall (apoplektischer, epileptischer u. s. w.).

Intentio *lat* Anspannung, besonders in der Bedeutung: Wundheilung *per primam intentionem* durch unmittelbare Verklebung ohne Eiterung, *per secundam intentionem* mit Eiterung, Granulations- und Narbenbildung.

Intentionspsychosen (L. MEYER) geistige Störung, die darin besteht, daß bestimmte Handlungen nicht ausgeführt werden können, weil sich hemmende oder Angstvorstellungen einschieben, wie z. B. bei der Platzangst.

Intentionstremor Zittern bei willkürlichen Bewegungen, eine Art Ataxie, bei multipler Sklerose.

Interkalarstaphylom *lat* intercalaris Schalt- und Staphylom, Schaltwulst zwischen Iris und Ciliarkörper.

Interkostalneuralgie *lat* inter zwischen, costa Rippe, Neuralgie der Zwischenrippennerven.

Intermeningealapoplexie *lat* inter zwischen, μηνιγξ Hirnhaut, Blutung zwischen Dura und Arachnoidea.

Intermittieren *lat* aussetzen. **I-des Fieber** s. Fieber. **I-de Psychosen** s. v. w. periodische Psychosen.

Intertrigo *lat* terere reiben, Wundsein, Wolf.

Intervall *lat* die ruhige Zwischenzeit bei den periodischen Geisteskrankheiten. Als *intervalla lucida* bezeichnet man es früher, wenn Irre vernünftig sprachen oder handelten, bei dem sogenannten partiellen Irresein, während jetzt bekannt ist, daß Irresein vernünftiges Reden und Handeln nicht ausschließt.

Intimidation *lat* Einschüchterung, s. Traitement moral.

Intoxikation *lat* v. τοξον Pfeil, Gift, Vergiftung, durch mineralische, vegetabilische, pflanzliche oder tierische Stoffe.

Intubation *lat* tubus Röhre, Einführung eines Rohres vom Munde aus in den Kehlkopf bei Verengerung desselben und Behinderung der Atmung, von O'Dwyer bei Krup empfohlen.

Intumeszenz *lat* intumescere anschwellen, Anschwellung.

Intussusceptio *lat* intus innen, suscipere aufnehmen, Einstülpung eines Darmabschnittes in den nächstunteren.

Invagination *lat* vagina Scheide, s. v. w. Intussusceptio.

Invasion *lat* Eindringen, zumal das feindliche Eindringen von Krankheiterregern.

Inversio *lat* Umkehrung. **I. uteri** Umstülpung der Gebärmutter.

Inversion du sens génésique *fr* konträre Sexualempfindung.

Involution *lat* Rückbildung.

Jodismus *lat* Jodvergiftung.

Ionen s. Polarisation.

Iridektomie ἰρις, ἐκ und τεμνειν schneiden, Ausschneidung der Iris.

Irideremie ἐρημια Einsamkeit, Mangel, Fehlen der Iris.

Iridochoreoiditis Entzündung der Regenbogenhaut und der Aderhaut.

Iridocyklitis Entzündung der Iris und des Ziliarkörpers.

Iridodialysis διαλυσις Trennung, Irisablösung durch Verletzung oder durch Operation.

Iridoplegia πληγη Lähmung, Irislähmung, Pupillenerweiterung.

Iridotomie τεμνειν schneiden, Iriszerschneidung zur Bildung einer künstlichen Pupille.

Iritis Regenbogenhautentzündung.

Irradiation *lat* in und radius Strahl, Ausstrahlung von Schmerzen in benachbarte Nervenzweige (durch Verlegung des zentralen Eindrucks in die Peripherie).

Irresein allgemeine Bezeichnung für die selbständigen Geisteskrankheiten, s. Psychosen.

Irrigator *lat* Spülapparat, ein Gefäß, woraus durch einen Schlauch Flüssigkeiten unter verschiedenem Druck zur Bespülung von Wunden, Ausspülung von Körperhöhlen u. s. w. ausfließen.

Irritable *engl* reizbar, empfindlich. **I. bladder** reizbare Blasenschwäche, neurasthenischer Blasenkrampf. **I. breast** Mastodynie.

Irritantia remedia *lat* Reizmittel für die Haut.

Ischämie ἰσχειν, ἐχειν halten, αἱμα Blut, Blutleere durch Gefäßkrampf.

Ischiagra ἰσχιον Hüfte, ἀγρα Falle, Hüftgicht.

Ischias, Ischialgie ἀλγος Schmerz, Hüftweh, Neuralgie des Nervus ischiadicus. **I. antica** Neuralgie des Nervus cruralis.

Ischiopagus πηγνυναι verbinden, Doppelmißgeburt mit seitlicher Verschmelzung der Becken.

Ischuria *ἰσχειν, ἐχειν* halten, *οὐρον* Harn, Harnverhaltung. **I. paradoxa** Harnträufeln bei überfüllter (wegen Lähmung der entleerenden Muskeln nicht entleerter) Blase. **I. spastica** Harnverhaltung durch Krampf des Blasenhalses.

Isolierung *lat* Vereinzelung, Trennung Kranker von ihren Angehörigen, Unterbringung Irrer in Einzelzimmern (Zellen).

Issue *engl* Abfluß, Zugmittel, Haarseil.

Itching *engl* Jucken.

Itinerarium *lat* iter Weg, Leitsonde, Rinnensonde, woran das Messer entlang geht.

Jumentous urine *engl* trüber Harn.

Jumping *engl* Springen, Springwut, geistige Epidemie, die 1760 in Cornwallis herrschte.

Ivrognerie *fr* Trunksucht.

Ixodes ricinus *ἰξος* Mistel und der daraus bereitete Vogelleim, *εἰδης* ähnlich, d. h. leimartig anklebend, *lat* ricinus Laus, Holzbock, Zecke, blutsaugende Milbe, die von Büschen u. s. w. auf die Haut gelangt und sich mit dem Kopfe darin festbohrt.

K

Kachexia *κακος* schlecht, *ἐχειν, ἑξειν* sich befinden, Blutarmut u. Schwäche durch erschöpfende Krankheiten. **K. africana** Geophagie. **K. carcinomatosa** Krebskachexie. **K. exophthalmica** Basedowsche Krankheit. **K. mercurialis** chronische Quecksilbervergiftung. **K. splenica** Pseudoleukämie. **K. strumipriva** *lat* struma Kropf, privus beraubt, die nach Entfernung der Schilddrüse auftretende Kachexie mit Verblödung (vgl. Myxoedem).

Kadaverin ungiftiges Leichenptomaïn.

Kaiserschnitt operative Eröffnung der schwangeren Gebärmutter von der Bauchhöhle aus, um die Frucht zu entfernen. Vgl. Laparelytrotomie.

Kakke *jap* Beriberi.

Kakosmia subjectiva *κακος* schlecht, *ὀσμη* Geruch, Geruchstäuschung, vgl. Sinnestäuschungen.

Kalkinfiltration Kalkablagerung im Gewebe, regelmäßige Alterserscheinung, entsteht durch Übergang löslicher Kalksalze (kohlensaurer, phosphorsaurer, milchsaurer Kalk) in die unlöslichen Kalkverbindungen der nicht flüchtigen Fettsäuren oder durch Ausscheidung von Kalk bei Fehlen von freier Kohlensäure in abgestorbenen oder ungenügend ernährten Teilen.

Kankroid *lat gr* cancer Krebs, *εἰδης* ähnlich, Krebs, besonders Epithelkrebs.

Kanthoplastik *πλαστικη τεχνη* Bildung, Lidwinkelbildung durch Operation, auch s. v. w. Epikanthus.

Kanüle *fr* canule Röhrchen, besonders das nach dem Luftröhrenschnitt eingesetzte Röhrchen, ferner die Hohlnadel der PRAVAZschen Spritze.

Kapillarektasie *ἐκτασις* Erweiterung, s. Teleangiektasie.

Kapillarembolie Embolie (s. d.) der Kapillaren durch Fetttröpfchen, Zerfallteile von Blutkörperchen, Spaltpilzhaufen.

Karbunkel *lat* carbo Kohle, Gruppe von Furunkeln, die miteinander verschmolzen sind. Vgl. Milzbrand.

Kardialgie *καρδια* Magenmund, *ἀλγος* Schmerz, Magenkrampf, Neuralgie des Magens.

Kardiasthenie *καρδια* Herz, *ἀσθενεια* Schwäche, nervöse Herzbeschwerden.

Kardiodemie *δημος* Fett, Fettherz.

Kardiogmus *ὠγμος* Ächzen, Herzklopfen.

Kardiogramm *γραμμα* Schrift, Aufzeichnung der Herzbewegung durch selbstthätige Schreibvorrichtung.

Kardiopalmus *παλμος* Schütteln, Herzklopfen.

Karphologie *καρφος* Flocke, *λεγειν* lesen, Flockenlesen (der Delirirenden).

Karus *καρος* tiefster Schlaf, Bewußtlosigkeit.

Karyokinese *καρυον* Nuß, Kern, *κινησις* Bewegung, **Karyomitose** *μιτος* Faden, indirekte Kernteilung mit Bildung der geflechtähnlichen Kernteilungsfiguren (WALTER FLEMMING).

Karzinom *καρκινος* Krebs, Krebsgeschwulst, von Deck- oder Drüsenepithelien ausgehende Neubildung mit Durcheinanderwachsen von Epithel- und Bindegewebe (**atypisches,** im normalen nicht vorkommendes Wachstum). Das Epithel bildet den Krebskörper, das Bindegewebe das Krebsgerüst. Nach der Art des Epithels unterscheidet man Plattenepithelkrebs (Epithelkrebs oder Kankroid im engeren Sinne), Zylinderepithelkrebs, Drüsenzellenkrebs; nach der Form und Beschaffenheit: Faserkrebs (Skirrhus), Zottenkrebs, Markschwamm (s. Encephaloid), Gallertkrebs (mit Kolloidentartung der Zellen) u. s. w. — Dem ursprünglichen, primären K. steht seine Weiterwucherung durch die Lymphbahnen als sekundäres K. gegenüber.

Katalepsie *καταλαμβανειν* festhalten, Starrsucht, Spannungszustand der Muskeln, die aktiv nicht bewegt werden, passiven Bewegungen wechselnden Widerstand entgegensetzen; häufig zeigen sie *flexibilitas cerea* wächserne Biegsamkeit, d. h. sie lassen sich mit geringer Mühe beugen und behalten die gegebene Stellung bei. Die K. ist keine selbständige Krankheit; sie kommt vor bei Hysterie, Epilepsie, akuter Verwirrtheit, chronischer Paranoia, auch in der Hypnose.

Katalyse *καταλυσις* Auflösung, s. Elektrolyse.

Katamenien *κατα* und *μην* Monat, Monatsblutung.

Kataphorese *φερειν* tragen, die Flüssigkeitsbewegung vom positiven zum negativen Pol bei Durchleitung des galvanischen Stroms durch einen Körperteil.

Kataplasma *πλασσειν* streichen, Breiumschlag.

Katarakta von *καταῤῥηγνυναι* durchbrechen, herabstürzen, also Wasserfall, grauer Star, Linsentrübung. Man unterscheidet hauptsächlich: Kapselstar und Linsenstar, je nachdem die Kapsel oder die Linse getrübt sind; auch beides zugleich kommt vor. Die Linsentrübung trennt man wieder in Rindenstar, Kernstar, Totalstar. Weitere Unterscheidungen gründen sich auf die Beschaffenheit: weicher, harter, gemischter Star, Milchstar, reifer Star (wo die Rinde ganz trübe geworden ist), auf die

Ursache: Greisen-, Verletzung-, Nachstar (Entzündung der zurückgebliebenen Kapsel nach Staroperation).

Katarrh *καταρρεῖν* herabfließen, von dem Nasenausfluß beim Schnupfen, der nach der Meinung der Alten aus dem Gehirn herabfloß; leichter Grad der Schleimhautentzündung mit Absonderung von wässrigem Schleim und Abstoßung der Epithelien (Desquamativ-K.). **Sommer-K.**, Catarrhus aestivus, Heufieber. **Trockner K.** s. Catarrhe sec.

Katatonie *τεινειν* spannen, Spannungsirresein, von KAHLBAUM als besondere Form des Irreseins aufgestellt. Von der Mehrheit der Irrenärzte werden die katatonischen oder kataleptischen Erscheinungen nur als Symptome betrachtet, die bei zahlreichen Geistesstörungen vorkommen, besonders bei akuter Verwirrtheit, Paranoia, zirkulärem Irresein, progressiver Paralyse.

Katelektrotonus die Steigerung der Erregbarkeit der Nerven am negativen Pol (an der Kathode) des galvanischen Stromes.

Katgut *engl* chirurgisches Nähmaterial aus Darmsaiten, das während der Heilung von den Geweben verflüssigt und aufgesogen wird.

Kathartica remedia *lat* *καθαιρειν* reinigen, Abführmittel.

Katheter *καθετηρ* von *καθιεσθαι* hinabgelassen werden, Röhre zur Einführung in die Blase, die Ohrtrompete, die Thränenwege u. s. w., um den Inhalt zu entleeren od. etwas hineinzubringen (**Katheterismus** Einführung des Katheters). *K. à double courant* *fr* K. mit zwei Röhren, damit bei Ausspülungen Zufluß und Abfluß getrennt erfolgen können.

Kathetometer, Katheten und *μετρον* Maß, BENEDIKTscher trigonometrischer Apparat zur Schädelmessung.

Kathode *κατα* u. *ὁδος* Weg, negativer Pol des elektrischen Stromes.

Kationen s. Polarisation.

Katochus *κατεχειν* festhalten, s. v. w. Katalepsie.

Kausalgie *καυσις* Brennen, *ἀλγος* Schmerz, brennender Schmerz.

Kaverne *lat* cavus hohl, abnormer Hohlraum in der Lunge. **Bronchiektatische K.** s. v. w. Bronchiektasie. **Tuberkulöse K.** Hohlraum, der durch tuberkulösen Gewebszerfall entstanden ist.

Kavernom s. Angiom, kavernöses.

Kefir, Kephyr alkoholisch vergorene Milch, durch Zusatz von Kefirkörnern zur Milch gewonnen, appetitbeförderndes Nahrungsmittel.

Keloid *κηλη* Klaue, *εἰδης* ähnlich, Sarkom der Haut, das ähnlich wie ein auf der Haut sitzender Krebs aussieht. Eine gleich aussehende, aber gutartige Wucherung des Narbengewebes heißt Narben-K.

Kelotomie *κηλη* Bruch, *τεμνειν* schneiden, Bruchschnitt, Bruchoperation.

Keratitis *κερας* Horn, Hornhautentzündung am Auge. **K. neuroparalytica** die Entzündung der Hornhaut bei Anästhesie des Trigeminus, wahrscheinlich nicht trophischen Ursprungs, sondern Folge unbemerkter Verletzungen. **K. pannosa** s. Pannus. **K. phlyctaenulosa** s. Phlyktaene.

Keratocele *κηλη* Bruch, der vorgebauchte Grund eines Hornhautgeschwürs.

Keratohyalin Eleidinkörnchen, weiche Vorstufe der Hornsubstanz der Oberhaut.

Keratokonus *κονος* Kegel, Hornhautkegel, kegelförmige Vorbauchung der Hornhaut nach Entzündungen. Vgl. Staphylom.

Keratonyxis *νυξις* Stechen, Hornhautstich (zur Staroperation).

Keratoplastik *πλαστικη τεχνη* Bildnerkunst, Bildung einer neuen Hornhaut durch Überpflanzung einer Tierhornhaut.

Keratoskop *σκοπειν* sehen, Hornhautkrümmungsprüfer.

Keratotomie *τεμνειν* schneiden, Hornhautschnitt.

Kernlähmung s. Nuklearlähmung.

Kiefernekrose Absterben des Kieferknochens nach fortgesetzter Einatmung von Phosphordämpfen (in Zündholzfabriken).

Kinästhesiometer, Kinesiästhesiometer *κινειν* bewegen, *κινησις* Bewegung, *αἰσθησις* Empfindung, *μετρον* Maß, Apparat zur Prüfung des Muskelsinns.

Kindbettfieber s. Puerperalfieber.

Kinderlähmung im Kindesalter eintretende Lähmung aus zentralen Ursachen, und zwar **spinale K.**, essentielle K., Poliomyelitis anterior acuta infantum, akute Infektionskrankheit mit Fieber und allgemeiner Lähmung, die bei günstigem Ausgange bis auf atrophische Lähmung eines Beines oder beider Beine zurückzugehen pflegt. **Cerebrale K.**, Polioencephalitis acuta, Hemiplegia infantilis spastica, akute Infektionskrankheit, wohl der vorigen gleich, aber in der Gehirnrinde lokalisiert, mit Fieber, Krämpfen, einseitiger Lähmung. Die Lähmung bleibt ganz oder teilweise bestehen, oft bilden sich Hemiathetose und Idiotie aus.

Kindermehle aufgeschlossene und leichtverdauliche Mehlzubereitungen, die als Ersatz der Muttermilch dienen sollen (aber vor dem Erscheinen der ersten Zähne nicht gegeben werden sollten, weil erst dann genügend Speichel abgesondert wird).

Kings evil *engl* Skropheln.

Klauenhand klauenähnliche Stellung der atrophischen Hand bei Bleilähmung.

Klaustrophobie *κλαυστρον* v. *κλαιειν* verschließen, *φοβος* Furcht, Beklemmung der Neurasthenischen in geschlossenen Räumen.

Kleptomanie *κλεπτειν* stehlen und Manie, Stehltrieb, als krankhafter Trieb bei hereditär Abnormen oder als Erscheinung bei Epileptischen, Hysterischen.

Klimakterium *κλιμαξ* Leiter, Wechseljahre der Frau, Stufenjahre.

Klimatotherapie *κλιμα* Gegend, *θεραπεια* Behandlung, Behandlung von Krankheiten mit Hilfe klimatischer Verhältnisse (Höhenklima, Seeklima).

Klinik *κλινη* Bett, Anstalt zum Unterricht am Krankenbett.

Kliseometer *κλινειν* neigen, *μετρον* Maß, Instrument zur Bestimmung der Beckenneigung.

Klitoridektomie, Klitoris u. *ἐκτεμνειν* ausschneiden, Ausschneidung der Klitoris in Fällen, wo man Reizzustände derselben als Ursache von Hysterie zu betrachten geneigt ist.

Klitorismus übermäßige Entwicklung der Klitoris.

Klonisch *κλονειν* heftig bewegen, schüttelnd, vgl. Krampf.

Klysma *κλυζειν* ausspülen, Klystier, Darmausspülung.

Klysopompe, pompe *fr* Pumpe, kleine Pumpvorrichtung zu Ausspülungen des Mastdarms, der Scheide u. s. w.

Kneading *engl* Kneten.

Knee-jerk *engl* Kniesehnenreflex.

Knesmos *κναν* kratzen, Jucken.

Knidosis *κνιδη* Nessel, Nesselsucht, Urtikaria.

Kniephänomen s. Sehnenreflexe.

Knisterrasseln s. Crepitatio.

Knock-knee *engl* X-Bein.

Knotenaussatz s. v. w. Lepra.

Koagulationsnekrose (Weigert) *lat* coagulare gerinnen machen, und Nekrose, Nekrose mit Gerinnung, Absterben von Geweben oder Gewebsteilen unter Gerinnung des Zelleiweiß und der Gewebsflüssigkeit, meist Folge von Aufhebung der Blutzufuhr oder von Gift- und Infektionswirkungen (vgl. krupöse Entzündung). Die abgestorbenen Teile zerfallen weiterhin in körnige käseartige Massen, **Verkäsung**, und werden abgestoßen oder abgekapselt oder organisiert, d. h. von neugebildetem Gewebe durchwachsen und aufgesogen.

Koaptation *lat* Anpassung, Zusammenfügung von Knochenbruchstücken.

Koccygodynie κοκκυξ Steißbein, ὀδυνη Schmerz, Neuralgie der Steißbeingegend.

Körnchenkugel fettig entartete Zelle, deren Kern und Hülle zerfallen sind.

Kohlendunstvergiftung Bewußtlosigkeit, Krämpfe, Atmungslähmung durch Kohlenoxydvergiftung.

Kokainismus, Kokainvergiftung Anfälle von halluzinatorischer Verwirrtheit, in der Zwischenzeit schwere Neurasthenie.

Kokken kugelförmige Spaltpilze, s. Bakterien.

Kolik κωλικη (νοσος) von κωλον Grimmdarm, νοσος Krankheit, Leibschneiden. Man unterscheidet: **Kot-** oder **Windkolik**, Colica saburralis, durch Anhäufung von Kot und Gasen im Darm; **Rheumatische K.** durch Erkältung; **Bleikolik** durch Darmkrampf bei Bleivergiftung; **Wurmkolik** durch Eingeweidewürmer. Uneigentlich werden als K. bezeichnet die Schmerzen bei Dysmenorrhoe: **Menstrualkolik,** und bei Gallenstein- und Nierensteineinklemmungen: **Gallenkolik, Nierenkolik.**

Kolitis s. Colitis.

Kolloidentartung Umwandlung von Zellen in eine leim- oder gallertartige Masse, die durch Essigsäure gelöst wird, besonders in der Schilddrüse.

Kollonema νημα Gewebe, gallertartige Geschwulst, Myxom.

Kollyrium κολλυριον eigentlich Brötchen, örtliche Augenmittel, Augenwässer.

Koloboma *gr* Spalt, angeborener Spalt der Lider, der Iris oder der Choroidea.

Kolostomie στομα Mund, Anlegung einer Dickdarmfistel.

Kolotomie τεμνειν schneiden, operative Eröffnung des Dickdarms zur Anlegung eines widernatürlichen Afters, s. Anus praeternaturalis.

Kolotyphus Unterleibstyphus mit vorwiegender Erkrankung des Dickdarms.

Kolpeurynter κολπος Scheide, εὐρυνειν erweitern, durch Wasserfüllung ausdehnbare Kautschukblase, die in die Scheide eingelegt und dann gefüllt wird, um Wehen zu erregen (künstliche Frühgeburt) od. den vorzeitigen Blasensprung zu verhindern.

Kolpitis Scheidenentzündung. **K. vetularum** Entzündung der oberen Scheidenteile bei alten Frauen, führt zu Verklebung und Verwachsung der Scheide.

Kolpocystotomie κυστις Blase, τεμνειν schneiden, Eröffnung der Harnblase von der Scheide aus, zur Steinoperation.

Kolpohyperplasia cystica Bildung von Luftzysten in den Schleimdrüsenmündungen der Scheidenschleimhaut während der Schwangerschaft.

Kolpohysterektomie s. Hysterektomia vaginalis.

Kolpoperineoplastik, Kolpoperineorrhaphie περινοεν Damm, πλαστικη τεχνη Bildnerkunst, ῥαφη Naht, operative Verengerung des Beckenbodens am hinteren Scheidenumfang als Mittel gegen Gebärmuttersenkung.

Kolpotomie τεμνειν schneiden, Scheidenschnitt, zur Entfernung von Exsudaten oder außerhalb der Gebärmutter liegenden Früchten.

Koma κωμα Betäubung, bei Schlaganfall, Epilepsie, Diabetes und anderen Zuständen.

Komedonen *lat* con und edere mitessen, Sekretanhäufung in den Talgdrüsen (früher für lebende Parasiten gehalten).

Kommabazillus der kommaähnliche Erreger der asiatischen Cholera, von Robert Koch entdeckt.

Kommutator *lat* Stromwender, Vorrichtung zur Umkehrung der Richtung des galvanischen Stromes.

Kompensationstörungen Störung der Blutverteilung, Stauungen u. Hydrops bei ungenügender Leistung des Herzens.

Kompression *lat* Zusammendrückung, Druck.

Kompressivverband Druckverband.

Kompressorium Aderpresse, Tourniquet.

Kondylom κονδυλος Zapfen, Feigwarze. **Breites K.** beetartige nässende Hautanschwellung durch örtliche Einimpfung von Syphilisgift (vor dem Eintritt der Allgemeininfektion). **Spitzes K.** körnige oder hahnenkammartige Papillomwucherungen am Penis und Scheideneingang, nach Reizung durch Trippergift.

Konfabulation *lat* Erdichtung, erdichtete Berichte oder Erzählungen Geisteskranker, auf Erinnerungstäuschungen beruhend, besonders bei originärer Paranoia, progressiver Paralyse, polyneuritischem Irresein.

Kongestion *lat* arterielle Blutüberfüllung auf Entzündungsreize u. a., **Kopfkongestion** Blutandrang zum Kopf, bei Nervösen, bei Herzhypertrophie u. s. w., mit Kopfschmerz, Schwindel, Sehstörung, auch Übelkeit u. dgl. verbunden.

Konkrementbildung *lat* con u. crescere wachsen, Ausscheidung fester Körper aus Körperflüssigkeiten. Vgl. Calculus.

Konstitution *lat* Gesamtbeschaffenheit und -anlage des Körpers oder Geistes (umfaßt Habitus und Temperament).

Kontagionisten *lat* contagium Ansteckung, die Vertreter der Ansteckungstheorie bei Infektionskrankheiten, vielfach als Schlagwort für die Anhänger der modernen bakteriologischen Richtung im Gegensatz zu den Lokalisten, den Epidemiologen der älteren Schule gebraucht.

Kontagium *lat* con und tangere berühren, Ansteckung, vgl. Infektion.

Kontraindication *lat* Gegenanzeige, Grund ein Mittel nicht anzuwenden.

Kontraktionsring der Abschluß des muskulösen Gebärmutterkörpers gegen den schlafferen Hals, innerer Muttermund.

Kontraktur *lat* dauernde Feststellung von Gliedern durch Muskelverkürzung bei Muskel- oder Nervenkrankheiten, myopathische und neuropathische K., oder durch Knochen- und Gelenkveränderungen, osteo- und arthrogene K. Die myopathische K. beruht auf Entzündung, Rheumatismus der Muskeln oder Sehnen (vgl. DUPUYTRENsche K.), die neuropathische auf Verkürzung von Muskeln, deren Gegenwirker gelähmt sind, oder auf Reflexsteigerungen, Hysterie u. s. w., die arthrogene auf Gelenkentzündungen, die osteogene auf Mißgestaltungen der Knochen. Nach der Stellung des betroffenen Gliedes spricht man von Streck- od. Beuge-K.

Kontralateral *lat* auf der entgegengesetzten Seite, gekreuzt, vgl. alternierend.

Konvulsion *lat* convellere erschüttern, allgemeine schüttelnde Krämpfe.

Koordination *lat* con und ordo Ordnung, geordnete Bewegung, geordnetes Zusammenwirken der bei einer Bewegung thätigen Muskeln. **K-störung** s. Ataxie, Intentionszittern.

Kophosis κωφος taub, Taubheit.

Kopiopie κοπια Müdigkeit, ὤψ Auge, Sehschwäche, Asthenopie.

Kopremesis κοπρος Kot, ἐμεσις Erbrechen, Kotbrechen, Darmverschließung.

Koprolalie λαλειν reden, Ausstoßen unanständiger Worte, zuweilen zwangsmäßig. Vgl. GILLES DE LA TOURETTEsche Krankheit.

Koprophagie φαγειν essen, Kotessen unsauberer und verwahrloster Irrer.

Koprostase στασις Feststehen, Kotstauung, Kotanhäufung im Dickdarm.

Korektopie κορη Mägdlein, Pupille, ἐκτοπος entfernt, Pupillenverlagerung.

Koronararterien Kranzgefäße des Herzens; Atherom derselben bewirkt Angina pectoris (s. d.). Vgl. Myopathia cordis.

Koryza κορυζα Stumpfsinn, Rotz; Schnupfen.

Kosmetik κοσμειν schmücken, Schönheitpflege, besonders Haut- und Haarpflege.

Kotstein Ablagerung von eingedicktem Kot und Kalksalzen, besonders im Wurmfortsatz.

Krätze s. Scabies.

Kranioklast κρανιον Schädel, κλαν zerbrechen, Zange zum Zerbrechen des Kindskopfes, zur Ermöglichung der Geburt.

Kraniometrie μετρον Maß, Schädelmessung.

Kraniopagus πηγνυναι verbinden, Doppelmisgeburt mit zusammengewachsenen Schädeln.

Kranioschisis σχιζειν spalten, angeborene Schädelspaltung.

Kraniostosis ὀστεον Knochen, vorzeitige Nahtverknöcherung am Schädel.

Kraniotabes Erweichung des Hinterhauptbeins bei Rhachitis.

Kraniotomie τεμνειν schneiden, Anbohrung des Kindskopfes, um zur Ermöglichung der Geburt das Gehirn zu entleeren.

Kranzarterien s. Koronararterien.

Krasis κρασις Mischung, krankhafte Säftebeschaffenheit.

Krebs s. Karzinom.

Kremasterreflex Zusammenziehung einer Hodensackhälfte (Musculus cremaster) bei Berührung der Oberschenkelhaut. Vgl. Orchichorie.

Kretinismus wahrscheinlich von lat creta Kreide also s. v. w. Albinismus, angeborener Blödsinn (Idiotie) mit bedeutenden körperlichen Mißbildungen, endemisch in manchen Bergthälern und Flußniederungen, vielleicht mit Kropfbildung u. anderen Schilddrüsenerkrankungen zusammenhängend. Vgl. Kachexia strumipriva.

Krikotomie κρικος Ring, τεμνειν schneiden, Durchschneidung des Ringknorpels. **Krikothyreotomie** Durchschneidung des Ringknorpels und des Ligamentum cricothyreoideum, beim Luftröhrenschnitt.

Krisis κρισις Entscheidung, schneller Fieberabfall, der binnen vierundzwanzig Stunden zu normaler oder subnormaler Temperatur führt und die Genesung einleitet. Vgl. Lysis und Pseudokrisis.

Krocidismus κροκος Flocke, Flockenlesen der Delirierenden.

Kryptophthalmus κρυπτος verborgen, ὀφθαλμος Auge, verborgenes Auge, worüber die Haut glatt hinwegzieht.

Kryptorchismus ὀρχις Hode, Zurückbleiben der Hoden in der Bauchhöhle oder im Leistenkanal.

Kugelthrombus kugelförmiger Thrombus der Herzhöhlen.

Kyphose κυφος krumm, Buckel, Rückgratverkrümmung nach hinten. POTTsche K. spitzwinklige Knickung des Rückgrats bei tuberkulöser Wirbelentzündung. **Kyphoskoliose**: Buckelbildung bei gleichzeitiger seitlicher Verkrümmung.

L

Labil *lat* gleitend. Vgl. Stabil.

Labium leporinum *lat* Hasenscharte.

Labour *engl* Geburt. **Missed labour** verlorene Wehen, überlange Dauer der Schwangerschaft.

Lacération souscutanée *fr* Durchschneidung kleiner Geschwülste, z. B. Ganglien, unter der Haut, um ihre Verödung herbeizuführen.

Lachkrampf krampfhaftes, grundloses und unstillbares Lachen, bei Hysterie.

Lactagoga remedia *lat* lac Milch, ἀγωγος führend, Mittel zur Steigerung der Milchabsonderung.

Lactatio *lat* Säugen.

Ladrerie *fr*, Ladre = Lazarus, Aussatzkrankenhaus.

Lähmung Aufhebung der Beweglichkeit oder des Gefühls (**motorische** und **sensible L.**) durch peripherische, spinale oder cerebrale Störung. Die peripherische Bewegungs-L. kann durch Nerven- oder Muskelveränderung bewirkt werden (neuropathisch oder myopathisch sein). Wenn die Ursache in den motorischen Zellen des Rückenmarks oder peripher davon einwirkt, ist die L. mit Atrophie verbunden; ist bei der Lähmung die unwillkürliche Leistungsfähigkeit, die Reflexerregbarkeit der Muskeln (s. Sehnenreflexe) erhalten oder gesteigert, so entsteht **spastische L.** (s. Kontraktur und Spinalparalyse), andernfalls **schlaffe L.** Nach dem Grade der L. unterscheidet man Paralyse, völlige L., und Parese, unvollständige L., Schwäche. Die **periphere L.** ist meist auf ein Nervengebiet beschränkt und mit Aufhebung der Reflexe und Entartungsreaktion verbunden, bei gemischten Nerven betrifft sie zugleich Bewegung und Gefühl. Die **spinale L.** betrifft meist gleichmässig beide Beine oder beide Arme, Paraplegie; die Erkrankungen des ganzen Rückenmarksquerschnitts bewirken motorische und sensible L., die der Hinterstränge nur sensible, die der Pyramidenseitenstränge nur motorische L. und zwar mit Steigerung der Sehnenreflexe, während gleichzeitige Erkrankung der grauen Vordersäulen Verlust der Sehnenreflexe und Muskelschwund hervorruft. Die Sehnenreflexe schwinden außerdem, sobald ihr Reflexbogen an irgend einer Stelle unterbrochen ist. Blasen- und Mastdarmstörungen treten zu den Gefühls-Lähmungen hinzu. Die **cerebrale L.** betrifft meist eine Körperhälfte, Hemiplegie (s. d.), die von der Gehirnrinde ausgehende meist nur ein Glied, Monoplegie; die Reflexe sind erhalten oder gesteigert, das Gefühl ist, abgesehen von der hysterischen Hemianaesthesie, meist erhalten.

Laesion *lat* Verletzung, Störung.

Laevigatus *lat* gleichmäßig.

Lagophthalmus λαγος Hase, ὀφθαλμος Auge, Hasenauge, Offenstehen der Lider. **Mechanischer L.** durch Verkürzung der Lider oder Vortreibung des Augapfels. **Paralytischer L.** durch Lähmung des Schließmuskels der Lider (Zweig des Facialis).

Lagostoma στομα Mund, Hasenscharte.

Lallen unverständlich sprechen (Zungenlähmung).

Lambdazismus Unvermögen, den Buchstaben l richtig auszusprechen.

LANDRYsche Paralyse akute aufsteigende Rückenmarkslähmung, ungenau bekannte Krankheit, wohl meist richtiger als akute Neuritis aufgefaßt.

Land scurvy *engl* Purpura haemorrhagica.

Langueur *fr* Schlaffheit.

Lanzette zweischneidiges Messerchen mit beweglichen Griffplatten.

Lanzinierende Schmerzen *lat* blitzartige Schmerzen.

Laparelytrotomie λαπαρα Bauchdecken, ἐλυτρον Scheide, τεμνειν schneiden, Freilegung des Muttermundes von der Leistengegend aus, um ohne Verletzung der Gebärmutter (vgl. Kaiserschnitt) ein Kind zu entwickeln, das durch die Scheide nicht geboren werden kann.

Laparocele κηλη Bruch, Bauchbruch, Eventratio.

Laparoenterotomie ἐντερον Darm, τεμνειν schneiden, Eröffnung der Bauchdecken und des Darms durch Schnitt.

Laparohysterektomie ὑστερα Gebärmutter, Abtragung der Gebärmutter von der durchschnittenen Bauchwand aus.

Laparohysterotomie Kaiserschnitt.

Laparotomie Bauchschnitt.

Larmoiement *fr* Thränenfluß.

Laryngektomie λαρυγξ Kehlkopf, ἐκτεμνειν ausschneiden, Ausschneidung des Kehlkopfes.

Laryngismus stridulus *lat* stridere pfeifen, Stimmritzenkrampf.

Laryngitis Kehlkopfentzündung.

Laryngofissur *lat* findere spalten, Durchschneidung des Kehlkopfes in der Längsrichtung, bei Operationen.

Laryngoskopie σκοπειν sehen, Untersuchung mit dem Kehlkopfspiegel.

Laryngospasmus σπασμος Krampf, Stimmritzenkrampf, der anfallweise bei rhachitischen Kindern als Atemstillstand nach krähender Einatmung auftritt.

Laryngotomie τεμνειν schneiden, Eröffnung des Kehlkopfes durch Schnitt.

Laryngotracheotomie τραχεια Luftröhre, Durchschneidung des Ringknorpels und der ersten zwei bis drei Luftröhrenringe, üblichstes Verfahren zur Eröffnung der Luftwege.

Larynxkrisen κρισις Anfall, Anfälle von Kehlkopfkrämpfen bei Tabes dorsalis.

Latenz *lat* zeitweiliges Verborgenbleiben von Krankheiten oder krankhaften Veränderungen.

Lateralsklerose Seitenstrangsklerose, Sklerose der Pyramidenbahnen des Rückenmarks. Die einfache L. dient nach der üblichen Annahme als Grundlage der spastischen Spinallähmung (s. d.), während die L. mit gleichzeitiger Erkrankung der Ganglienzellen der Vordersäulen als **Amyotrophische L.** (L. mit Muskelschwund) beschrieben wird. Als Zeichen der L. selbst gilt bei beiden Formen die Steigerung der Sehnenreflexe. Die amyotrophische L. ist der Bulbärparalyse nahe verwandt und endet meist damit.

Lathyrismus λαθυρος eine Erbsenart, Erbsenkrankheit, pellagraähnliche Rückenmarkskrankheit.

Lavage de l'estomac *fr* Magenausspülung.

Lavement *fr* Darmausspülung, Klystier.

LAVERANsche Körper halbmondförmige und spindelförmige lebende tierische Körperchen im Blut von Kranken mit Malariarückfällen und Malariakachexie. Vgl. Malaria.

Laxantia remedia *lat* Abführmittel.

Lead-lotion *engl* Bleiwasser.

Leichenalkaloide s. v. w. Ptomaïne.

Leiomyom λειος glatt, glattzelliges Myom, Geschwulst aus glatten Muskelfasern.

Lemia λημη, λημια Augenbutter,

Augenwinkelunreinigkeit, die Absonderung der MEIBOMschen Drüsen.

Lenteszierend *lat* lentus langsam, langsam verlaufend, z. B. Darmgeschwüre nach Typhus.

Lentigo *lat* Linsenfleck, Leberfleck der Haut.

Leontiasis λεων Löwe. 1. **L. ossea** Riesenwuchs der Knochen. 2. s. v. w. **Facies leontina**, s. Lepra.

Lepra λεπειν abschälen, Aussatz, chronische Infektionskrankheit, die meist mit Bildung von Granulationsgeschwülsten (Knotenaussatz, L. tuberculosa) in der Haut beginnt; die Knoten können zu Geschwüren zerfallen: **L-geschwür**, oder unter Pigmentierung abheilen: **Morphea nigra.** Durch Verschmelzung von Knoten im Gesicht entsteht die Facies leontina. Weiterhin werden meist auch die Schleimhäute ergriffen. Andere Veränderungen betreffen die Nerven, **L-neuritis**, **L. anästhetica**, beginnend mit Schmerzen, dann in Anästhesie und trophischen Störungen, **L. mutilans**, sich äußernd. Der Krankheiterreger, Bacillus leprae, ist von HANSEN entdeckt.

Leproserie *fr*, **Leprosorium** Aussatzkrankenhaus.

Leptomeningitis λεπτος zart, μηνιγξ Hirnhaut, Entzündung der zarten Hirnhaut (Pia mater u. Arachnoidea).

Leptothrix buccalis pleomorphe Fadenbakterien ohne Scheinverzweigung (vgl. Kladothricheen), im Munde des Menschen vorkommend, ohne Bedeutung.

Leptus autumnalis Erntegrasmilbe, sechsbeinige Milbe, die sich bei Erntearbeitern in großer Zahl in die Haut einbohrt u. Jucken u. Entzündung erregt.

Letal *lat* letum Tod (oft fälschlich lethal geschrieben, als wenn es von ληϑη abgeleitet würde) tötlich. **Exitus letalis** Tod.

Lethargie, Lethargus ληϑη Vergessenheit, starke Schläfrigkeit, woraus man nur unvollkommen und vorübergehend erweckt werden kann, als nervöser, nicht organisch begründeter Zustand bei Hysterie, in der Hypnose,

Leukämie (besser wäre Leuchämie) λευκος weiß, αἱμα Blut, anhaltende Vermehrung der Zahl der weißen Körperchen im Blute, bis über die Zahl der roten hinaus, mit fortschreitendem, schließlich tötlichem Verlauf, infolge von Veränderungen der Milz oder des Knochenmarks oder der Lymphdrüsen, lienale, myelogene (medulläre) und lymphatische L.

Leukäthiopie λευκοι αἰϑιοπες weiße Neger, s. v. w. Albinismus.

Leukocyten κυτος Bläschen, weiße Blutkörperchen. **Leukocythämie** Leukämie. **Leukocytose** vorübergehende Vermehrung der weißen Blutkörperchen (nach der Nahrungsaufnahme, in Infektionsfiebern u. s. w.).

Leukoderma δερμα Haut, helle Flecke auf dunklem Grunde, Reste syphilitischer Ausschläge.

Leukodermie Albinismus, Vitiligo.

Leukom weiße Narbe der Hornhaut.

Leukomaïne giftige stickstoffhaltige Basen, die beim Eiweißzerfall im gesunden Körper entstehen, vielleicht bei der Entstehung der Urämie beteiligt.

Leukomyelitis μυελος Rückenmark, Entzündung der weißen Masse des Rückenmarks, s. Myelitis.

Leukopathia παϑος Leiden, Albinismus.

Leukoplakia buccalis, Psoriasis linguae, Lingua geographica Bildung weißer Flecke durch Epithelwucherung auf der Zunge und der Wangenschleimhaut.

Leukorrhoe ῥοη Fließen, weißer Fluß, Schleimausfluß aus den weiblichen Geschlechtsteilen bei Gebärmutter- oder Scheidenkatarrh.

LEYDENsche Krystalle s. Asthmakrystalle.

Lichen λειχην Flechte, Knötchenflechte, Knötchenausschläge, die nach

Erreichung ihrer Wachstumsgrenze einfach durch Abschuppung zurückgehen. **L. scrophulosorum** günstige Form, bei Skrofulose. **L. ruber acuminatus** mit reihenförmigem Auftreten der Knötchen, die dann zusammenfließen, mit Kachexie verbunden. **L. ruber planus** schuppenlose Knötchen von kokardenartiger Anordnung, mit Übergängen zum L. acuminatus.

Lien mobilis *lat* Wandermilz (s. d.).

Lienterie λειος glatt, ἐντερον Darm, Durchfall mit Abgang unverdauter Speiseteile (die gleichsam glatt durchgehen).

Ligatur *lat* Unterbindung von Blutgefäßen. **L-thrombus** roter Thrombus, der das unterbundene Gefäß bis zum nächsten durchgängigen Seitenast anfüllt.

Limbus *lat* Saum. **L. conjunctivae** Hornhautsaum, der schmale durchsichtige Bindehautsaum der Hornhaut.

Limbosus zackig, nicht glattsäumig.

Linearextraktion (GRAEFE) Staroperation mit geradem Schnitt durch die Hornhaut, woran sich Iridektomie u. Kapselschnitt anschließen.

Lingua geographica *lat* Landkartenzunge s. Leukoplakia buccalis.

Liodermia λειος glatt, δερμα Haut, Glanzhaut, s. Glanzfinger.

Lipacidaemie und **Lipacidurie** λιπος Fett, *lat* acidus sauer, αἱμα Blut, οὐρον Harn, krankhafter Fettsäuregehalt des Blutes (Harns) bei Fettsucht.

Lipanin (VON MERING) Gemisch von 94 Teilen Olivenöl und 6 Teilen freier Ölsäure, Ersatz für Leberthran.

Lipocele κηλη Bruch, Fettbruch, Fettgeschwulst in Bruchpforten, oft Vorläufer von Eingeweidebrüchen.

Lipochrom χρωμα Farbe, gelbgrünliche Färbung des Fettgewebes im Corpus luteum und in Fettentartungsherden.

Lipoma Fettgeschwulst, geschwulstförmige Neubildung aus Fettgewebe, bei stärkerer Entwicklung des Bindegewebsgerüstes L. fibrosum genannt. **L. pendulum** gestieltes L. in Hautfalten oder in der Darmschleimhaut. **L. arborescens** verzweigtes L. der Gelenkkapseln.

Lipomatosis Fettsucht, s. d.

Lipothymie λειπειν verlassen, θυμος Seele, Ohnmacht.

Lippitudo *lat* lippire triefen, Entartung des Lidrandes durch chronische Entzündung.

Lipurie οὐρον Harn, Fettgehalt des Harns.

Lit de travail *fr* Gebärbett.

Lithiasis λιθος Stein, Steinkrankheit, Steinbildung in den Nieren, der Harnblase, der Gallenblase, den MEIBOMschen Drüsen, den unteren Thränenröhrchen.

Lithofraktor *lat* frangere brechen, s. v. w. Lithoklast.

Lithoklast κλαν zerbrechen, Instrument zur Zertrümmerung von Harnblasensteinen von der Steinschnittwunde aus.

Litholabe λαμβανειν fassen, CIVIALE's Steinzange.

Litholapaxie λαπαζειν entleeren, Entleerung von Blasensteinen mit dem Harn.

Litholysis λυειν lösen, Auflösung von Blasensteinen in der Blase durch chemische Mittel.

Lithopädion παιδιον Kindchen, Steinkind, Kalkablagerung in Früchten bei extrauteriner Schwangerschaft.

Lithotom τεμνειν schneiden, Steinschnittmesser. **L. caché** gedecktes Steinschnittmesser, dessen Klinge erst nach der Einführung entblößt wird.

Lithotomie Steinschnitt, Blasensteinschnitt, s. Sectio.

Lithotripsie, Litotritie τριβειν reiben, Zertrümmerung von Steinen in der Blase mit dem **Lithotripter**, einem katheterförmigen Instrument, das durch die Harnröhre eingeführt wird.

LITTLEsche Krankheit allgemeine cerebral bedingte Starre bei Kindern, meist Folge von Geburtsverletzungen.

Livid *lat* lividus blaßbläulich. **Livor mortis** Totenfleck.

Loadstone *engl* Magnet.

Loathing *engl* Ekel.

Lochien *gr* Wochenfluß.

Lock-jaw *engl* Kinnbackenkrampf, Trismus.

Löffel, scharfer, chirurg. Instrument zum Auskratzen von Wucherungen u. s. w.

Logopathie λογος Sprache, παϑος Leiden, Sprachstörung.

Logorrhoe ῥοη Fließen, krankhafte Geschwätzigkeit.

Lokalisation *lat* Verlegung der Gefühlseindrücke an den bestimmten Ort ohne Hülfe der Augen.

Lokalisten Epidemiologen, die für die Verbreitung von Infektionskrankheiten der Bodenbeschaffenheit besondere Bedeutung beilegen. Vgl. Kontagionisten.

Longing *engl* Gelüste der Schwangeren.

Lordosis *gr* Einbiegung des Rückgrats, meist im Lendenteil.

Louse *engl* Laus.

Loxarthrose λοξος schief, ἀρϑρον Gelenk, Gelenkverkrümmung.

Lozenge *engl* Plätzchen.

Lucida intervalla *lat* lichte Augenblicke s. Intervall.

Lues *lat* Seuche, gewöhnlich Syphilis. **L. divina** Epilepsie.

Luftembolie Eindringen von Luft in klaffende Venen (bei Operationen, Ausspülungen der frischentbundenen Gebärmutter), oft tötlich durch Luftansammlung im rechten Herzen.

Lumbago *lat* lumbus Lende, Muskelrheumatismus der Lendengegend, Hexenschuß.

Lunacy *engl* Irresein.

Lunar caustic *engl* Höllenstein.

Lunatic *engl* Irrer.

Lunatici *lat* Epileptische.

Lunula *lat* halbmondförmiges Geschwür der Hornhaut.

Lupotom *lat* Lupus und τεμνειν schneiden, Messer zur Skarifikation bei Lupus.

Lupus *lat* Wolf, fressende Flechte, örtliche Tuberkulose der Haut von sehr chronischem Verlauf mit Entwicklung von Granulation- u. Riesenzellen in der Haut, die als tiefliegende rote Knötchen mit Neigung zu Abschilferung, L. exfoliativus, od. Geschwürsbildung, L. exulcerans, erscheinen.

Luridus *lat* fahl.

Luscitas, Lusciositas *lat* luscus blinzelnd, Vortreibung eines Auges, auch für Schielen und für Kurzsichtigkeit gebraucht.

Lusus naturae *lat* Naturspiel, unbedeutende Abnormität. Vgl. Dysphagia lusoria.

Luxation *lat* Verrenkung, Verschiebung zweier im Gelenk verbundenen Knochenenden aus der normalen Stellung, angeboren oder durch Gewalteinwirkung (Trauma) oder Entzündung der Gelenkenden (sog. spontane L.) erworben. Bei der traumatischen L. erfolgt eine Zerreißung der verbindenden Gewebsteile, die zuweilen unvollkommen heilt, sodaß die L. bei jeder Gelegenheit wiederkehrt: **habituelle L.** L. der Linse: Verschiebung der Linse durch Verletzungen u. s. w.

Lying *engl* Wochenbett.

Lykanthropie λυκος Wolf, ἀνϑρωπος Mensch, der im Mittelalter häufige Wahn, in einen Werwolf verwandelt zu sein.

Lymphadenitis λυμφη Saft, ἀδην Drüse, Lymphdrüsenentzündung.

Lymphadenom Lymphdrüsengeschwulst, Lymphom.

Lymphangiektasie ἀγγειον Gefäß, ἐκτασις Erweiterung, Ausdehnung vorhandener Lymphgefäße, z. B. bei Makroglossie.

Lymphangioma aus weiten Lymphräumen gebildete Geschwulst, entweder als kavernöses, fächriges L. mit lymphähnlichem Inhalt oder als mehrfächrige Zyste mit fettigem Inhalt.

Lymphangitis Lymphgefäßentzündung.

Lymphatische Konstitution bei Menschen mit feiner weißer Haut und Neigung zu Drüsen- und Hautentzündungen, also etwa s. v. w. skrofulöse K.

Lymphom 1. Geschwulst von lymphdrüsenartigem Bau, Rundzellensarkom; 2. entzündliche und hyperplastische Wucherung lymphatischer Gewebe, z. B. der Darmfollikel bei Typhus, der Drüsen bei Leukämie und bci Pseudoleukämie (s. d.). **Malignes L.** s. v. w. Pseudoleukämie.

Lymphosarkom kleinzelliges Rundzellensarkom mit netzförmiger Grundmasse. Malignes, multiples oder rekurrierendes L. s. v. w. Pseudoleukämie.

Lypemanie *λυπη* Traurigkeit, *μανια* Wahnsinn, s. v. w. Melancholie.

Lysis *gr* Lösung, allmählicher Fieberabfall, vgl. Krisis.

Lysol ölartige klare braune Flüssigkeit, aus Teerölen durch Verseifen der Kresole gewonnen; Desinfektionsmittel.

Lyssa *gr* Wutkrankheit.

Lyssophobie *φοβος* Furcht, Furcht mit Hundswut angesteckt zu sein, zuweilen mit (hysterischen) Schlundkrämpfen und Aufregungszuständen (Beißversuche) verbunden.

M

Maceratio *lat* Erweichung.

Mâchonnement *fr* Kaubewegungen (bei Greisen, Hysterischen u. s. w.).

Macies *lat* Magerkeit.

Macula *lat* Fleck. **M. corneae** halbdurchscheinender Hornhautfleck, der Durchsichtigkeit nach zwischen Nubecula und Leukom stehend. **M. lutea** der gelbe Fleck (der Netzhaut).

Mad *engl* irre.

Madarosis *gr* Kahlheit, besonders Wimpermangel. Vgl. Ptilosis.

Madenwurm s. Oxyuris vermicularis.

Madidans *lat* nässend, s. Ekzem.

Madurabein, Mycetom, Perical Volkskrankheit in Indien (Madura in Madras), geschwürige Erkrankung des Beins durch Aktinomykose.

Maggot pimple *engl* Akne.

Magma *gr* Teig, Brei.

Magnet (von Magnesia in Lydien so genannt) benutzt zur Entfernung von Eisensplittern aus der Hornhaut und zur (geistigen, suggestiven) Behandlung von Gefühls- und Bewegungslähmungen bei Hysterie. **Tierischer Magnetismus** s. v. w. Hypnotismus.

Maillot humide *fr* feuchte Einpackung.

Maim *engl* Lähmung.

Main bote *fr* Klumphand.

Maison d'aliénés *fr* Irrenanstalt. **M. de santé** Heilanstalt.

Makrocephalie μακρος groß, κεφαλη Kopf, Großköpfigkeit, Wasserkopf.

Makrocheilie χειλος Lippe, abnorme Verdickung der Lippen.

Makrocheirie χειρ Hand, abnorme Größe der Hände.

Makrocyten κυτος Bläschen, große Art der roten Blutkörperchen.

Makrodaktylie δακτυλος Finger, abnorme Größe der Finger.

Makroglossie γλωσσα Zunge, angeborene Vergrößerung der Zunge, vgl. Lymphangiom.

Makrophagen s. v. w. Phagocyten.

Makropodie πους Fuß, abnorme Größe der Füße.

Makrosomie σωμα Körper, allgemeiner Riesenwuchs.

Makrostoma στομα Mund, quere Gesichtspalte mit Verbreiterung des Mundes.

Makrotie οὐς Ohr, abnorme Größe des Ohres.

Mal *fr* Krankheit. *M. des allemands* Syphilis. *M. des ardents* Ergotismus. *M. caduc* Epilepsie. *M. de Cayenne* Elephantiasis. *M. des chretiens* Syphilis. *M. d'estomac des nègres* Geophagie. *M. de gorge* Angina. *M. de mer* Seekrankheit. *M. de mort* Lepra. *M. du pays* Heimweh. *M. perforant du pied* schmerzlose, unter einer Epithelverdickung der Fußsohle beginnende und auf Weichteile und Knochen fortschreitende Nekrose, durch Neuritis oder Arteriosklerose hervorgerufen. *M. des reins* Lumbago. *M. rouge de Cayenne* Knotenaussatz. *M. sacré*, *M. Saint-Jean* Epilepsie. *M. Saint-Lazare* Elephantiasis. *M. de Siam* gelbes Fieber. *M. de vers* infektiöse Entzündung der Finger bei Seidenarbeitern.

Malacia μαλακος weich, krankhaftes Gelüst.

Maladie *fr* Krankheit. *M. du doute* Zweifelsucht, Grübelsucht. *M. du toucher* Berührungsfurcht.

Malandria μαλις Rotz, Mauke, Rotz, Maliasmus.

Malaria *ital* mala aria böse Luft, Wechselfieber, Febris intermittens, chronische endemische Infektionskrankheit, deren Erreger neuerdings in den Blutkörperchen der Kranken während der Anfälle nachgewiesen und als eine Art der Flagellaten, **M.-Plasmodien,** erkannt ist. Je nach der Entwicklungszeit der amöboiden Tierchen treten die aus Frost-, Hitze- und Schweißstadium bestehenden Fieberanfälle (Paroxysmen der M.) täglich, jeden zweiten oder jeden dritten Tag auf, Febris quotidiana, tertiana und quartana; zwischen diesen „reinen Typen“ entstehen durch „anteponieren“ und „postponieren“ der Anfälle zahlreiche Übergangsformen. *M. larvata* Neuralgien u. dgl., die statt der Fieberanfälle bei M. auftreten. Die chronische **Malariakachexie** und die M-rezidive werden durch halbmondförmige Plasmodien hervorgerufen, s. LAVERANsche Körperchen.

Maliasmus s. Malandria. **Malleus** *lat* Rotzkrankheit, s. d.

Malignery *engl* Simulation.

Malignität *lat* Bösartigkeit (einer Krankheit, einer Geschwulst).

Malum *lat* Krankheit, Übel. *M. Cotunnii* Ischias. *M. coxae senile* Arthritis deformans der Hüfte. *M. Potti* POTTscher Buckel, tuberkulöse Wirbelentzündung. Vgl. Mal und Maladie.

Management *engl* Behandlung.

Manchette *fr* manchettenförmige Anästhesie heißt nach ihrer Ausbreitung eine Gefühlslähmung der Handgelenkgegend bei Hysterie.

Mandrin *fr* Leitstab der elastischen Katheter.

Manège-Bewegung s. Reitbahnbewegung.

Manicome *fr* Irrenanstalt.

Manie μανια Raserei oder Wahnsinn, eine besondere Form des Irreseins, die sich durch beschleunigten Ablauf der Vorstellungen, Rede- und Bewegungsdrang, gesteigertes Selbstgefühl u. dgl. äußert. Höhere Grade der M. bezeichnet man als Tobsucht, für die niederen Grade besteht kein deutscher Ausdruck. — Vielfach wird M., namentlich in Zusammensetzungen, veraltet für Irresein im allgemeinen (Puerperal-Manie u. s. w.) oder für Trieb, gewöhnlich eine Erscheinung des hereditären Irreseins, gebraucht, vgl. Kleptomanie, Monomanie. **Maniakalisch** manieähnlich.

Manmidwife *engl* Geburtshelfer.

MANNKOPFsches Zeichen Pulsbeschleunigung nach Druck auf schmerzhafte Stellen bei Neurasthenischen.

Marasmus μαραινειν verwelken, Verfall, Schwund.

Marginatus *lat* mit wallartigem Rande.

MARIEsche Krankheit Akromegalie, Riesenwuchs.

Markschwamm, der weichen, markähnlichen Beschaffenheit nach so bezeichnet, bösartige, raschwachsende Geschwulst, Rundzellensarkom.

Marsupialisation *lat* marsupium Tasche, Anheftung der Ränder einer nicht entfernbaren Eierstockzyste an die Bauchwunde, so daß die Zyste als Tasche mit der Oberfläche verbunden ist.

Masochismus (von Krafft-Ebing) wollüstige Erregung bis zur Ejakulation bei Mißhandlung durch das geliebte Weib, Form der krankhaften Geschlechtsempfindung, die in den Sacher-Masochschen Romanen viel behandelt wird. Vgl. Sadismus.

Massage *fr* Massieren, mechanische Behandlungsweise mit den Hauptformen *Effleurage* Streichen, *M. à friction* Reiben, *Pétrissage* Kneten, *Tapotement* Klopfen. Die M. wird mit der Hand oder mit Instrumenten ausgeführt, auch mit Anwendung des elektrischen Stroms verbunden (elektrische M.).

Massing *engl* Massage.

Mastitis μαστος weibliche Brust, Entzündung der Brustdrüse oder ihres oberflächlichen oder tiefen Zellgewebes.

Mastkur, Weir-Mitchell-Playfairsche Kur, überreichliche Ernährung bei völliger körperlicher und geistiger Ruhe und Anregung des Blutumlaufs durch allgemeine Massage, Behandlung für gewisse mit Blutarmut und Abmagerung verbundene Fälle von Neurasthenie und Hysterie.

Mastodynie μαστος Brust, οδυνη Schmerz, Neuralgie der Brustdrüse.

Masturbatio, eigentlich **manustupratio** *lat* Selbstbefleckung.

Mastzellen Plasmazellen, Wanderzellen (weiße Blutkörperchen), die Chromatinkörner aus zerfallenden jungen Zellen aufgenommen haben.

Mat *engl* dumpf.

Matelas d'eau *fr* hydrostatisches Bett, großes Wasserkissen.

Maternité *fr* Gebärhaus.

Maturitas *lat* Reife, bes. vom Star.

Measles *engl* Masern; Finnen im Fleisch.

Mechanotherapie Gesamtheit der mechanischen Heilverfahren, Massage, Heilgymnastik, Orthopädie u. s. w.

Mèche *fr* Wieke, Bäuschen.

Mediastinalgeschwülste Geschwülste des Mediastinums (Mittelfells).

Mediastinites Entzündung des Mediastinums (Mittelfells).

Medikation *lat* Arzneiverordnung.

Medusenhaupt s. Caput medusae.

Megaloblasten μεγας groß, βλαστη Keim, kernhaltige Riesenblutkörperchen. Vgl. Makrocyten.

Megalomanie Größenwahn, Symptom verschiedener Geisteskrankheiten, (Manie, Paranoia, progressive Paralyse).

Megalopsie ὠψ Gesicht, Größersehen. Vgl. Mikropsie.

Megrim engl. (aus Hemikranie verstümmelt) Migräne.

Mekonium μηκωνιον Mohnsaft, Kindspech, Kot der Neugeborenen, Reste verschluckten Fruchtwassers und seines Inhalts.

Melaena μελαινα von μελας schwarz, Darmblutung. **M. neonatorum** septische Erkrankung der Neugeborenen mit allgemeiner akuter Fettentartung, hämatogener Gelbsucht, Magen- und Darmblutungen.

Melanämie αἱμα Blut, Ablagerung schwarzen körnigen Pigments in Milz, Leber, Knochenmark, Hirnrinde, nach Zerfall roter Blutkörperchen bei Malaria.

Melancholie χολη Galle, Schwermut, selbständige Geisteskrankheit mit Hemmung des Vorstellungablaufs, traurigster Stimmung, Unlustgefühlen bei äußeren Eindrücken, Angst. Als Erklärungsversuch für diese Empfindungen schaffen die Kranken sich vielfach den Wahn eigener Verschuldung oder Verworfenheit: M. mit Wahnideen; in derselben Weise können sekundär, im Sinne der trüben Vorstellungen, auch Sinnestäuschungen (Beschimpfungen, Drohungen mit vermeintlich verdienten Strafen) hinzutreten. **M. attonita** mit vorwiegender körperlicher Hemmung, **M. agitans** od. **agitata** mit Ruhelosigkeit. **Raptus melancholicus** plötzliche Angsthandlungen bei M.

Melanikterus starke Gelbsucht.

Melanom Pigmentgeschwulst, pigmentierte Geschwulst, meist Sarkom: Melanosarkom; gutartige M. sind z. B. die schwarzen vorragenden Mäler der Haut.

Melanosis krankhafte Pigmentbildung aus Blutfarbstoff, z. B. bei ADDISONscher Krankheit.

Melanurie οὐρον Harn, Melanogengehalt des Harns, wodurch er von der Luft schwarz wird, bei Melanosarkom irgend eines Organs.

Melasma schwärzliche Hautflechten. **M. suprarenale** ADDISONsche Krankheit.

Meliceris μελι Honig, κηρος Wachs, Zyste mit gallertigem Inhalt, Atherom.

Melithämie μελι Honig, αἱμα Blut, Zuckergehalt des Blutes bei Diabetes mellitus.

Meliturie οὐρον Harn, s. v. w. Glykosurie.

Meloplastik μελος Wange, πλαστικη τεχνη Bildnerkunst, künstliche Wangenbildung.

Meloschisis σχιζειν spalten, angeborene Wangenspalte, von der Oberlippe zum Auge verlaufend, vgl. Hasenscharte und Makrostomie.

Membran, Pyogene, Bindegewebshaut mit Granulationsbildung an der Innenfläche, wodurch Eiterherde abgekapselt werden können.

Membranes fr. Eihäute.

MENIÈREsche Krankheit Angst- und Schwindelanfälle mit Ohrenklingen und Erbrechen bei zunehmender Schwerhörigkeit, vielleicht Folge von Reizung der halbzirkelförmigen Kanäle.

Meningitis cerebralis μηνιγξ Haut, Gehirnhautentzündung. **M. spinalis** Entzündung der Rückenmarkshäute. Vgl. Pachymeningitis und Leptomeningitis. **M. tuberculosa**, auch **M. baseos** oder **Hydrocephalus acutus** tuberkulöse Hirnhautentzündung. **M. cerebrospinalis epidemica** epidemische Cerebrospinalmeningitis, Genickstarre, akute fibrinöseitrige Entzündung der Gehirn- und Rückenmarkhäute. **M. gummosa** Syphilis der Hirnhäute.

Meningocele *κηλη* Bruch, Vortreten von Gehirnhautteilen durch einen Schädelspalt.

Menisken *μηνισκος* Halbmond, Glaslinsen, die auf der einen Seite erhaben, auf der anderen hohl sind (also von halbmondförmigem Querschnitt).

Menopause *μην* Monat, *παυσις* Aufhören, Aufhören der Monatsblutungen, Wechseljahre.

Menorrhagie *ῥηγνυναι* bersten, überreichliche Monatsblutung.

Menostase *στασις* Stehen, Ausbleiben der Monatsblutung.

Menstruatio *lat* menstruus monatlich, Monatsblutung. **M. nimia** überreichliche M. **M. praecox** M. im Kindesalter. **M. tardiva** M. die über die gewöhnlichen Wechseljahre anhält. **M. vicaria** vikariierende Menstruation, z. B. Magenblutung an Stelle ausgebliebener Monatsblutung.

Menstruationspsychosen geistige Störungen, die sich im Anschluß an die M. entwickeln, meist maniakalische Erregungen oder halluzinatorische Zustände.

Mensuration *lat* Messung.

Mentagra *lat* mentum Kinn, *ἀγρα* Falle, Kinnflechte, Bartflechte.

Mentalsuggestion geistige Suggestion, willkürliche Gedankenübertragung auf Andere auf rein geistige Weise.

Mephitis (Göttin der schädlichen Dünste) Vergiftung durch Kanalgase.

Merismopodia *μερισμος* Teilung, *πους* Fuß(?), in Tafeln angeordnete Kokkenhäufchen, z. B. Micrococcus tetragenus.

Merkurialisation *lat* mercurius Quecksilber, anhaltende Verabreichung kleinster Quecksilbergaben zur Behandlung der Syphilis.

Merkurialismus Quecksilbervergiftung.

Merycismus *μηρυκισμος* Wiederkäuen, s. Rumination.

Mesarteriitis *μεσος* mittlerer, Entzündung der mittleren Arterienhaut. Vgl. Arteriosklerose.

Mésellerie *fr* Lepra.

Metakinese *κινησις* Bewegung, die Umlagerung der bei der Zellteilung sich teilenden Chromatinschlingen mit der offenen Seite nach dem Äquator zu (während die ungeteilten umgekehrt lagern).

Metalbumin, Pseudomucin, eine Form des tierischen Schleims, die sich in Wasser leicht löst und durch Essigsäure nicht gefällt wird, kommt z. B. in Eierstockzysten vor.

Metallklang s. Stäbchenperkussion.

Metallotherapie Metallbehandlung, die von Burq entdeckte Behandlung hysterischer Lähmungen mit Auflegung von Metallplatten, wobei für den einzelnen Fall das geeignete Metall durch Versuche ausfindig zu machen war: **Metalloskopie.** Die M. wirkt nach der heutigen Annahme wesentlich geistig, durch Suggestion.

Metamorphopsie *μετα* um-, *μορφη* Gestalt, *ὀψις* Sehen, Verzerrtsehen der Gegenstände bei Netzhautablösung.

Metamorphose *gr* Umwandlung der Form oder Beschaffenheit von Zellen und Geweben. Regressive M. s. v. w. Entartung. **Metamorphosierendes Atmen** Auskultations-Erscheinung bei Lungenhöhlen, wobei die Einatmung mit zischendem, scharfem Geräusch beginnt, das plötzlich einem weichen unbestimmten oder bronchialen Atmen oder dumpfen oder klingenden Rasselgeräuschen Platz macht.

Metaplasie *gr* Umbildung, scheinbarer Übergang einer Gewebsart in eine andere, z. B. knochenartige Umwandlung des Bindegewebes durch Verkalkung, Plattdrückung von Zylinderepithelien.

Metastase *μεθιστηναι* versetzen, Versetzung, Überspringen einer Erkrankung nach anderen Stellen infolge von Verpflanzung von Keimen durch die Blutbahn (Spaltpilze, Geschwulstteilchen).

Metasynkritisch *gr* entscheidend, umstimmend.

Meteorismus μετα hinauf, ἀειρειν heben, Aufblähung. **M. intestinalis** Aufblähung des Magens und Darms durch Lähmung der Darmwandmuskeln bei Typhus, Bauchfellentzündung, Hysterie. **M. peritonealis** Luftansammlung im Bauchfellraum nach Darmzerreißung.

Metopopagie μετωπον Stirn, πηγνυναι befestigen, Doppelmißgeburt, die mit den Stirnen zusammengewachsen ist.

Metranoikter μητρα Gebärmutter, ἀνοιγνυναι erweitern, von SCHATZ angegebenes Instrument zur Erweiterung des Muttermundes und Gebärmutterhalses.

Metritis Gebärmutterentzündung.

Metrokolpocele κολπος Scheide, κηλη Bruch, Vorfall der retroflektierten schwangeren Gebärmutter durch die hintere Scheidenwand.

Metromanie s. v. w. Nymphomanie.

Metrophlebitis φλεψ Vene, septische Entzündung der Gebärmuttervenen bei Puerperalfieber.

Metrorrhagie ῥηγνυναι bersten, Gebärmutterblutung außerhalb der Menstruation.

Metroskopie σκοπειν sehen, Auskultation der Gebärmutter mit dem Stethoskop, das im Scheidenspekulum auf den Scheidenteil aufgesetzt ist.

Miasma μιαινειν verunreinigen, Verunreinigung der Luft mit schädlichen Stoffen. **Miasmatische Krankheiten** Infektionskrankheiten, deren Erreger sich außerhalb des Menschen vermehren. Vgl. Infektion.

Mictio involuntaria *lat* Bettnässen, Enuresis.

Midwife *engl* Hebamme. **Midwifery** Geburtshilfe.

MIESCHERsche Schläuche schlauchartige Sporenanhäufungen in den Muskeln von Schweinen, Pferden, Rindern, zuweilen mit Trichinen verwechselt.

Migräne *fr* *migraine* (Verstümmelung von Hemikranie, s. d.) halb- oder einseitiger Kopfschmerz.

Migrateur *fr* wanderungsüchtig, vgl. Apodemialgie.

Mikroben *fr* *microbes*, besser **Mikrobien** μικρος klein, βιος Leben, Kleinwesen, Spaltpilze.

Mikrocephalie κεφαλος Kopf, abnorme Kleinheit des Schädels.

Mikrogyrie γυρος Kreis, abnorme Kleinheit der überaus zahlreichen Gehirnwindungen, wobei die normale Windungsanordnung verloren gehen kann, bei Idiotie und angeborener Epilepsie.

Mikrokokkus κοκκος Kern, kugelförmiger Spaltpilz. Die Mikrokokken finden sich einzeln oder paarweise, Diplokokken, in regelmäßigen Haufen, Merismopodia und Sarcina, in unregelmäßigen Haufen, Staphylokokken, die bei manchen Arten von einer schlauchförmigen hyalinen Hülle umgeben sind, Askokokken, oder endlich in Kettenform angeordnet, Streptokokken.

Mikromanie Kleinheitswahn, wahnhafte Unterschätzung der eigenen Person, ihrer Leistungen, Beschaffenheit u. s. w.

Mikromelus μελος Glied, Mißgeburt mit abnorm kleinen Gliedern.

Mikron $^1/_{100}$ Millimeter, Maß für mikroskopische Größen (geschrieben μ).

Mikroorganismen kleinste Organismen, Spaltpilze.

Mikrophagen s. Phagocyten.

Mikrophthalmie ὀφθαλμος Auge, Augapfelkleinheit.

Mikrophyten φυτον Gewächs, Spaltpilze.

Mikropsie ὀψις Sehen, Kleinsehen der Gegenstände durch Akkommodationstörungen oder durch Auseinanderschiebung der Zapfen bei zentraler Netzhautentzündung.

Mikrosomie σωμα Körper, Zwergwuchs.

Mikrosporon σπορα Same, Spaltpilz. **M. furfur** der Erreger einer bedeutungslosen Krankheit der unbehaarten Haut mit Bildung bräunlicher Flecke und kleienartiger Abschuppung (Pityriasis versicolor).

Mikrostomie στομα Mund, angeborene Kleinheit des Mundes (bis zum völligen Fehlen).

Mikrotie οὖς Ohr, angeborene Kleinheit des Ohres.

Milben eine Ordnung schmarotzender Gliederfüßler, wozu unter anderen die Krätzmilben, die Zecken, Ixodes, und die Erntemilben, Leptus autumnalis, gehören.

Miliar *lat* milium Hirsekorn, hirsekorngroß. **M-tuberkel** hirsekorngroße Tuberkel.

Miliaria oder **Sudamina** Frieselausschlag, hirsekorngroße, wasserhelle Bläschen der Haut mit mehr oder weniger rotem Hof, M. crystallina und rubra, die namentlich nach starken Schweißen, z. B. bei Fieberkrankheiten, auftreten und bald vertrocknen.

Milium *lat* Hirsekorn, weiße Talgdrüsenvergrößerung in der Lidhaut (Follikularzyste, s. Cystis).

Milk-leg *engl* Phlegmasia alba dolens.

MILLARsches Asthma s. v. w. Stimmritzenkrampf, nach dem englischen Arzte MILLAR, Ende 18. Jahrhunderts.

Milzbrand (Anthrax) auf den Menschen übertragbare Bazillenkrankheit des Rindviehs, beginnt an der Infektionstelle mit Bildung einer Pustel, Pustula maligna, **M-karbunkel**, woran sich entzündliches Ödem oder Eiterung schließt. Von hier aus oder durch Einatmung oder durch Verschlucken der Keime (**Darm-M.** hämorrhagische Entzündung des Darms) entsteht Allgemeininfektion mit starker Milzschwellung (daher der Name), Fieber, Kräfteverfall.

Minderwertigkeit, Psychopathische, von KOCH vorgeschlagene Bezeichnung für angeborene od. erworbene geistige Schwächen geringen Grades.

Miners disease *engl* (Nystagmus) Augenzittern als Berufskrankheit der Bergleute, Folge der Blutarmut.

Miscarriage *engl* Fehlgeburt.

Mischinfektion gleichzeitige Ansiedlung zweier oder mehrerer Spaltpilzarten, z. B. von Eiterpilzen, Streptokokken, in einer tuberkulösen Lunge.

Miserere *lat* miser elend, Darmverschließung, Kotbrechen.

Misoneismus μισος Haß, νεος neu, Abneigung gegen das Neue (LOMBROSO).

Missed labour *engl* s. Labour.

Mitella Verkleinerungsform von Mitra, Tragetuch für den Arm, das um den Nacken geschlungen wird.

Mitesser s. Komedonen.

Mitra μιτρα Gurt, Binde. **M. hippokratis** Rollbindenverband für den Kopf.

Mogigraphie μογις schwer, γραφειν schreiben, Schreibkrampf.

Mogilalie λαλειν reden, Erschwerung des Aussprechens bestimmter Laute.

Mogiphonie φωνη Stimme, geistig bedingte Stimmschwäche bei gewohnter Überanstrengung der Stimme.

Moignon *fr* Stumpf (eines Gliedes).

Mola μυλη Mondkalb, Windei, entartete Frucht, nach der Beschaffenheit als Blasen-, Blut- und Traubenoder Fleischmole unterschieden.

Molimina *lat* Beschwerden.

Molluscum *lat* mollis weich, weiche Geschwulst. **M. fibrosum** oder **Fibroma molluscum** weiche Bindegewebsgeschwulst des Unterhautzellgewebes. Vgl. Cutis pendula. **M. contagiosum, Epithelioma molluscum** kontagiöse warzenähnliche Geschwulst der Haut, in deren Epithelien sich granulierte Körper finden, wahrscheinlich Coccidien (Psorospermien), eine Art Sporozoen (Gregarinen). **M. sebaceum** warzenähnliche Hautgeschwulst, die durch Anhäufung des Inhalts der Talgdrüsen entsteht.

Monaden μονος einzig, unteilbar, kleinste Form der Flagellaten. Von Hueter für Mikrokokken gebraucht.

Monarthritis ἀρϑρον Gelenk, Rheumatismus eines einzigen Gelenks.

Monobrachius βραχιων Arm, angeborene Einarmigkeit.

Monoculus μονος und lat oculus Auge, Rollbindenverband für ein Auge.

Monomanie μανια Raserei, krankhafter Trieb, auch s. v. w. fixe Idee.

Monophasie φασις Sprache, Beschränkung der Sprache auf ein einziges Wort, in manchen Fällen von Aphasie.

Monoplegie πληγη Schlag, Lähmung eines einzelnen Gliedes.

Monophthalmie ὀφϑαλμος Auge, Einäugigkeit, angeboren als Verschmelzung beider Augen, Cyklopie, erworben durch Verlust eines Auges.

Monopus πους Fuß, angeborenes Fehlen eines Beines.

Monorchidie ὀρχις Hode, Zurückbleiben des einen Hodens in der Bauchhöhle und im Leistenkanal.

Monstrositas, Monstrum lat Mißgeburt, gewöhnlich geschieden in **M. per defectum** Mißgeburten mit Fehlen von Teilen und **M. per excessum** Mißgeburten mit übermäßiger oder überzähliger Bildung.

Moonstruck engl Mondsucht.

Moral fr geistig. Vgl. Traitement.

Moral insanity engl moralisches Irresein, symptomatische Bezeichnung aller Schwachsinnsformen, die mit vermindertem ethischen Fühlen und Neigung zu Übertretungen u. s. w. verbunden sind.

Morbidität lat Krankheitzahl, Verhältniszahl der Krankheiten.

Morbilli lat morbus Krankheit, Masern, ansteckende Infektionskrankheit mit Fieber, Katarrh der Bindehaut und der Atmungsorgane und rotem fleckig erhabenen Hautausschlag. **M. synochales** besonders schwere, entzündliche M.

Morbus lat Krankheit. **M. Basedowii** und die anderen mit Eigennamen verbundenen Krankheitbezeichnungen s. unter den einzelnen Eigennamen. **M. aulicus** lat aula Hof, Krankheit der Reichen, Gicht u. dgl. **M. caducus** Epilepsie. **M. coeruleus** Blausucht, Cyanose. **M. naviticus** Seekrankheit. **M. sacer** Epilepsie.

Morcellement fr Zerstückelung, Abtragung von Geschwülsten durch fortschreitende Abschnürung einzelner Teile, auch s. v. w. Embryotomie.

Mordtrieb krankhafter Trieb zum Morden, s. Triebe.

MORELsches Ohr mißgestaltete Ohrmuschel (Fehlen des Randes u. s. w.), Entartungszeichen.

Moria μωρια Narrheit, Blödsinn mit heiterer Färbung.

Morphea Hautflecken bei Aussatz. **M. alba** oder **Alphos** weiße, **M. nigra** oder **Melas** dunkle Färbung der Knotennarbe.

Morphew engl Feuermal.

Morphinismus Morphiumsucht, Gewöhnung an den Morphiumgenuß, namentlich in Form von Einspritzungen unter die Haut, mit körperlichem und geistigem Verfall, bei Unmöglichkeit, freiwillig dem Morphium zu entsagen.

Morpio lat Filzlaus.

Mortalität lat Sterbezahl, Verhältniszahl der Sterbefälle.

Mortificatio lat s. v. w. Nekrose.

Mort-né fr totgeboren.

MORVANsche Krankheit von Morvan in Paris 1883 beschriebene Art der

Syringomyelie mit trophischen Störungen (Panaritien) und Aufhebung aller Gefühlsarten (vielleicht = Lepra).

Morve *fr* Rotz.

Mother-mark *engl* Muttermal.

Motorische Punkte durch Erfahrung bekannte Punkte, von denen aus man durch den elektrischen Strom die Nerven der einzelnen Muskeln reizen kann.

Mouches volantes *fr* fliegende Mücken, Mückensehen, mückenartige bewegliche Erscheinungen im Gesichtsfelde, von Kongestionen oder Trübungen oder Flocken im Glaskörper herrührend, im allgemeinen ohne Bedeutung.

Moucheture *fr* Skarifikation.

Moxa *jap* Brennkegel, kleiner brennbarer Kegel, der auf die Haut gesetzt und angezündet wird, um stark abzuleiten.

Mucilaginosa remedia *lat* schleimige Arzneimittel.

Mucin *lat* mucus Schleim, zähflüssige durchscheinende Masse, die durch Essigsäure flockig gefällt wird, quellbar und wenig löslich und fast gar nicht diffundierbar ist. Vgl. Entartung.

Mucocele κηλη Bruch, Schleimretentionzyste, s. Cystis.

Muguet *fr* Soor.

Multilocularis *lat* mehrfächerig. Vgl. Echinokokkus.

Multipara *lat* parere gebären, Mehrgebärende, Frau, die mehrmals geboren hat.

Mumificatio von Mumie u. *lat* facere Nekrose mit Austrocknung, trockner Brand, besonders von oberflächlichen Teilen als Schorfbildung.

Mumps *engl* Ziegenpeter, epidemische Parotitis.

Mundfäule s. Stomatitis ulcerosa.

Murmure respiratoire *fr* Atmungsgeräusch.

Mus articularis *lat* Gelenkmaus, abgeschnürte verkalkte Wucherung der Gelenkkapsel, liegt als Fremdkörper im Gelenk.

Muskatnußleber gelbliche Färbung der Peripherie der Leberläppchen durch Fettinfiltration und Gallenfarbstoff bei Erweiterung der zentralen Gefäße (Stauungsatrophie).

Mutacismus *lat* freiwillige Stummheit bei Irren, besonders bei Paranoischen.

Mutilatio *lat* Verstümmlung.

Mutterkornvergiftung Kriebelkrankheit, s. Ergotismus.

Myalgia μυς Maus, Muskel, ἀλγος Schmerz, Muskelschmerz.

Mycelium μυκης Pilz, Pilzrasen, das Geflecht der Schimmelpilzfäden, die sich über den Nährboden ausbreiten.

Mycetom Madurabein.

Mydriasis vielleicht von ἀμυδρος = ἀμαυρος dunkel, Pupillenerweiterung durch Sympathikusreizung oder Okulomotoriuslähmung.

Mydriatica remedia *lat* pupillenerweiternde Mittel, Atropin u. dgl.

Myelasthenie μυελος Mark, ἀσθενεια Schwäche, spinale Neurasthenie.

Myelitis Rückenmarkentzündung, akut als ausgebreitete Querschnitterkrankung bei Infektionskrankheiten und fortgeleiteten Eiterungen od. als herdförmige (disseminierte) M. wiederum bei Infektionskrankheiten. Die chronische M. gehört zur multiplen Sklerose od. zur Syphilis. Von der M. trennt man als Systemerkrankung die Poliomyelitis ab (s. d.)

Myelocele u. **Myelomeningocele** κηλη Bruch, μηνιγξ Haut, s. Spina bifida.

Myeloidsarkom Sarkom, das vom Knochenmark ausgeht.

Myelomalacie μαλακος weich, Rückenmarkerweichung durch Thrombose, Embolie, Druck, Entzündung.

Myelomeningitis Entzündung des Rückenmarks und seiner Häute.

Myeloplaxen πλαξ Platte, Riesenzellen.

Myiocephalon μυια Fliege, κεφαλη Kopf, Fliegenkopf, kleiner Irisvorfall. **Myiodesopsia** μυια Fliege, εἰδης ähnlich, ὀψις Sehen, Mückensehen, vgl. Mouches volantes.

Mykoderma vini μυκης Pilz, δερμα Haut, lat vinum Wein, Kahmpilz des Weins und Biers s. v. w. Saccharomyces albicans.

Mykologie λογος Wort, Pilzlehre, Bakteriologie.

Mykosis Pilzkrankheit. **M. intestinalis** Darmmilzbrand.

Myodegeneratio cordis μυς Maus, Muskel, lat cor Herz, Entartung des Herzmuskels.

Myodynie ὀδυνη Schmerz, Muskelschmerz.

Myokarditis καρδια Herz, Herzmuskelentzündung. Schwielige M. Folge von Ernährungsstörungen bei Sklerose der Kranzgefäße.

Myoklonie, Paramyoklonus multiplex κλονος Schüttelkrampf, Schüttelkrämpfe in symmetrischen Muskeln bei ungestörter Bewegung.

Myom Muskelgeschwulst, die neben gefäßhaltigem Bindegewebe aus quergestreiften (Rhabdomyom) oder glatten (Leiomyom) Muskelfasern besteht.

Myomalacia cordis μαλακος weich s. v. w. Myokarditis.

Myomotomie τεμνειν schneiden, Myomoperation (an der Gebärmutter).

Myopathia cordis s. Myokarditis.

Myopathie παθος Leiden, Muskelerkrankung. **Myopathisch** durch Muskelkrankheit verursacht, vgl. Kontraktur.

Myopie μυειν schließen, blinzeln, ὠψ Gesicht, Kurzsichtigkeit, wobei die aus großer Entfernung kommenden Strahlen vor der Netzhaut vereinigt werden, weil die Brechung der Strahlen im Auge zu stark oder der Augapfel zu lang ist.

Myosis richtiger **Miosis** μειωσις Vereinigung (nicht von μυειν schließen oder μυοειν muskulös machen, Hirschberg), Pupillenverengerung durch Okulomotoriusreizung oder Sympathikuslähmung. **Myotica remedia** lat pupillenverengende Mittel, Eserin, Morphium u. s. w.

Myositis μυς Muskel, Muskelentzündung. **M. ossificans** lat os Knochen, facere machen, umschriebene (vgl. Exerzierknochen) oder fortschreitend sich ausdehnende Verknöcherung von Muskeln.

Myospasmus σπασμος Krampf, Muskelkrampf.

Myotalgie ἀλγος Schmerz, s. v. w. Myalgie.

Myotatische Irritabilität (Gowers) die Erscheinung der Sehnenreflexe.

Myotomie τεμνειν schneiden, Muskeldurchschneidung bei der Schieloperation.

Myotonia congenita τεινειν spannen, von Strümpell vorgeschlagene Bezeichnung der Thomsenschen Krankheit s. d.

Myotonische Reaktion (Erb) die langsam wellenförmig vom negativen zum positiven Pol verlaufenden Zusammenziehungen der galvanisch gereizten Muskeln bei Myotonie.

Myringitis μυριγξ verderbt aus μηνιγξ Haut, Trommelfellentzündung.

Myringoplastik πλαστικη τεχνη Bildnerkunst, Bildung eines künstlichen Trommelfells durch Einheilung von Hautstückchen in alte Trommelfelllücken.

Myringotomie τεμνειν schneiden, Anstechen des Trommelfells (um Eiter aus dem Mittelohr zu entleeren).

Myrmeciasis μυρμηξ Ameise, Ameisenlaufen, Kriebeln.

Mytilotoxin (Brieger) das Toxin der Miesmuschel Mytilus edulis.

Myxödem μυξα Schleim, und Ödem, ausgebreitete gleichmäßige sulzige Verdickung durch Wucherung schleimhaltigen Bindegewebes im Unterhautgewebe des Gesichts und Halses, mit Verblödung und Kachexie einhergehend, angeboren bei Fehlen der Schilddrüse, erworben nach operativer Entfernung oder Schwund der Schilddrüse. Vgl. Kachexie pachydermique.

Myxom Schleimgewebsgeschwulst, geschwulstige Neubildung aus Schleimgewebe. M. des Chorion, Traubenmole, s. Mole.

Myxosarkom Sarkom, dessen Grundsubstanz aus Schleimgewebe besteht, meist Sternzellensarkom. S. Sarkom.

N

Naevus *lat* nativus angeboren, Mal, Muttermal. 1. **N. pigmentosus** Pigmentmal, umschriebene Vermehrung des physiologischen Hautfarbstoffes, bei glatter Haut, N. spilus, oder unter einer warzigen Hervorragung, N. verrucosus. 2. **N. vasculosus** Gefäßmal, s. Telangiektasie.

Nain *fr* Zwerg.

Nanocephalie νανος Zwerg, κεφαλη Kopf, Mikrocephalie.

Nanosomie σωμα Körper, Zwergwuchs.

Nanus νανος Zwerg.

Narbe das fibrillär umgewandelte, geschrumpfte, derb und weißglänzend gewordene Granulationsgewebe der geheilten Wunde.

Narkólepsie ναρκη Betäubung, λαμβανειν fassen, Schlummersucht.

Narkosis *gr* Betäubung. **Narcotica remedia** *lat* Betäubungsmittel.

Narrow-sighted *engl* kurzsichtig.

Nasenpolypen sulzige Schwellungen der chronisch entzündeten Nasenschleimhaut.

Nasonnement *fr* Näseln.

Nausea ναυσια Seekrankheit von ναυς Schiff, Übelkeit.

Nauseosa remedia *lat* Übelkeit erregende Arzneimittel.

Near-sighted *engl* kurzsichtig.

Nearthrose νεος neu, ἀρθρον Gelenk, Bildung eines neuen Gelenks an falscher Stelle, bei nicht eingerichteten Knochenbrüchen und Verrenkungen.

Negativismus *lat* negare verneinen, das Widerstreben gegen jede äußere Einwirkung, das manchen Geisteskranken, zumal Halluzinanten, eigen ist.

Nekrobiose νεκρος tot, βιος Leben, einfache Nekrose.

Nekrophilie φιλειν lieben, Leichenschändung als Handlung krankhafter Naturen, denen die Grausamkeit Wollust verursacht. Vgl. Sadimus.

Nekrose Gewebstod, Absterben von Organen, Organteilen oder Geweben. **Einfache N.** mit Erhaltung des Aussehens und der Festigkeit des abgestorbenen Teils. **N. mit Austrocknung**

s. Mumifikation. **N. mit Gerinnung** s. Koagulationsnekrose. **N. mit Erweichung** vertritt die vorige Form in weichen, fettreichen Geweben, bes. im Gehirn, wo der nekrotisch erweichte Bezirk meist schließlich abgekapselt wird. **N. mit Gangrän**, feuchter Brand s. Gangrän.

Nekroskopie σκοπειν sehen, Leichenschau, Sektion.

Nekrotomie τεμνειν schneiden, Ausschneidung eines abgestorbenen Knochenstücks, Sequesters.

Nemathelminthen νημα rund, ἕλμινς Wurm, Rundwürmer, wozu Askariden, Oxyuren, Ankylostomen u. s. w. gehören.

Neoplasma νεος neu, πλασμα Gebilde, geschwulstförmige Neubildung (s. d.)

Nephelium νεφελη Wolke, s. Nubecula.

Nephralgie νεφρος Niere, ἀλγος Schmerz, Nierenschmerz.

Nephrektomie ἐκτεμνειν ausschneiden, Exstirpation der Niere.

Nephritis Nierenentzündung. **Akute N.** entsteht besonders durch Infektionskrankheiten, teils durch die Bakterien selbst, teils durch ihre Toxine, ferner durch Erkältung und Verbrennung. Sie ist eine akute parenchymatöse Entzündung. Eine Unterform ist die Glomerulo-N. (s. d.). **Chronische N.**, BRIGHTsche Krankheit, zerfällt in die **chronische parenchymatöse N.**, große weiße Niere, mit starkem Eiweißgehalt des Harns, allmählich eintretender Herzhypertrophie und großer Neigung zu Hydrops, und in die **chronische interstitielle N.**, **Schrumpfniere** mit Wucherung und nachträglicher Schrumpfung (Granularatrophie) des interstitiellen Gewebes, reichlichem, dünnem, eiweißarmem Harn, frühzeitiger Hypertrophie des linken Ventrikels, bei meist fehlendem Hydrops. Die Schrumpfniere kommt vor als Ausgang der beiden erstgenannten Formen, meist entsteht sie selbständig, zuweilen als Folge von allgemeiner Arteriosklerose (Arterio-capillary fibrosis *engl.*). — Eine weitere Form ist die **eitrige N.**, der Nierenabszeß, nach Infektionen vom Nierenbecken oder vom Blute aus. Vgl. Harnsäureinfarkt.

Nephrolithiasis λιθος Stein, Nierensteinkrankheit, Bildung von Harnsteinen in der Niere oder im Nierenbecken.

Nephrolithotomie τεμνειν schneiden, Operation des Nierensteins von der Lendengegend aus.

Nephrotomie Nierenschnitt, von der Lendengegend aus, zur Entfernung der Niere, bei Nierensteinoperation, Eiterung um die Niere u. dgl.

Nephrotyphus Unterleibstyphus mit besonderer Beteiligung der Niere (Glomerulonephritis durch Typhusbazillen).

Nervenfieber s. v. w. Unterleibstyphus.

Nervina remedia *lat.* Nervenheilmittel.

Nervosisme *fr.* Nervosität, Neurasthenie.

Nesselfieber, Nesselsucht s. Urtikaria.

Neubildung, Geschwulstförmige, „anscheinend spontan entstandene, in anatomischer und funktioneller Hinsicht gegen das physiologische Gewebe sich abgrenzende, aus Zellen des eigenen Körpers hervorgegangene Neubildung von fortschreitendem Wachstum" (BIRCH-HIRSCHFELD). Vgl. Histioid.

Nettle-rash *engl.* Nesselausschlag.

Neuralgie νευρον Nerv, ἀλγος Schmerz, anfallweise auftretender Schmerz in bestimmten Nervenbahnen ohne bekannte anatomische Grundlage (allerdings ist manches, was früher zur N. gerechnet wurde, jetzt als Neuritis erkannt).

Neurasthenie ἀσθενεια Schwäche, Nervosität, reizbare Nervenschwäche, abnorm leichte Erschöpfbarkeit des

Nervensystems, eine funktionelle Neurose, wozu die Anlage oft angeboren oder vererbt ist. Nach dem Vorwiegen geistiger oder körperlicher Beschwerden hat man die N. in cerebrale u. spinale N., Cerebrasthenie und Myelasthenie, geteilt, doch sind wohl beide Formen auf den Erschöpfungszustand des Gehirns zu beziehen.

Neurektomie ἐκτεμνειν ausschneiden, Ausschneidung eines Nervenstücks bei Neuralgien.

Neuridin ungiftiges basisches Fäulniserzeugnis aus Leichenteilen u. s. w.

Neurin sehr giftiges Alkaloid, das sich in faulendem Muskelfleisch bildet.

Neuritis Nervenentzündung. **Akute primäre** oder **rheumatische N.** einzelner Nerven, durch Erkältung oder als selbständige Infektionskrankheit, ferner als Teilerscheinung von Vergiftungen (Blei, Arsenik, Alkohol u. s. w.), auch mit Stoffwechselgiften wie beim Diabetes, ferner bei Infektionskrankheiten (Diphtherie, Typhus). **Akute sekundäre N.** nach Verletzungen der Nerven, bei Eiterungen der Umgebung. **Chronische N.** als Ausgang der akuten oder von vornherein schleichend entwickelt (besonders bei chronischem Alkoholismus). **Multiple N., Polyneuritis,** kommt aus denselben Ursachen wie die akute primäre N. vor, befällt zahlreiche Nerven zugleich oder bald nacheinander, verbindet sich auch mit geistiger Störung (s. Psychosis polyneuritica). Chronisch findet sie sich bei Alkoholisten als Pseudotabes, s. d.

Neurogliom s. v. w. Gliom.

Neurologie λογος Wort, Lehre von den Nerven, auch von den Nervenkrankheiten.

Neurom Nervengeschwulst. **Unechtes N.** Fibrom oder Myxom, das sich von der Nervenscheide größerer oder kleinerer Nerven entwickelt. Das **echte N.** entwickelt sich am häufigsten an einer Amputationstelle (Amputations-N.), es besteht größtenteils aus einem Geflecht markhaltiger Fasern. Zuweilen tritt das Nervengewebe gegen die Gerüstsubstanz an Masse zurück. Diesen fibrillären Neuromen kann man noch die ganglionären gegenüberstellen, die aus Wucherung von Nervenzellen hervorgehen sollen (angeblich manche Gliome).

Neuronen Nerveneinheiten, Nervenfaser nebst den Ganglien, wovon sie abhängt.

Neuroparalyse Lähmung, die vom Nervensystem ausgeht.

Neuropathie παϑος Leiden, Nervenleiden. **Neuropathisch** der durch erbliche Anlage mit geringerer geistiger und nervöser Widerstandskraft Ausgestattete, der erblich Belastete.

Neuropathische Gelenkerkrankung 1. Gelenkneurose, Gelenkschmerzen bei Hysterie; 2. die Gelenkveränderungen bei Tabes, s. Osteoarthropathie.

Neuropathologie λογος Wort, Lehre von den Nervenkrankheiten.

Neuropsychosen funktionelle Geisteskrankheiten, wobei man keine anatomische Gehirnveränderung annimmt.

Neuroretinitis Entzündung des Sehnerven und des benachbarten Netzhautteils.

Neurosen funktionelle Nervenkrankheiten ohne besondere anatomische Veränderungen (Hysterie, Neurasthenie u. s. w.). **Vasomotorische N.** mit besonderer, vermutlich ursächlicher Beteiligung der Gefäßnerven (Hemikranie, Angina pectoris u. s. w.). **Traumatische N.** Sammelname für die nach Unfallverletzungen auftretenden N., die teils der Hysterie, teils der Neurasthenie, teils einer Mischung von beiden angehören; außerdem werden vielfach traumatische Geistesstörungen (Melancholie, progressive Paralyse) hineingezogen.

Neurotomie τεμνειν schneiden, Nervendurchschneidung bei Neuralgien. N. des Sehnerven und der Ciliarnerven, an Stelle der Entfernung des Augapfels empfohlen, ungebräuchlich.

Neurotonie τεινειν spannen, Nervendehnung durch Ziehen an dem freigelegten Nerven (blutige N.) oder durch möglichste Ausdehnung des Teils, wo der Nerv liegt (unblutige N.). Die Nervendehnung ist allgemein aufgegeben; v. NUSSBAUM hatte sie an Stelle der Neurotomie empfohlen.

Névragmie *fr* ἀγμος Bruch, Nervendurchschneidung (WALLER).

Névralgie *fr* Neuralgie.

Névrite *fr* Neuritis.

Névropathie *fr* Nervenleiden.

Névrophonie *fr* krankhafter Trieb, tierische Laute oder unanständige Worte auszustoßen. Vgl. Aboyeurs, GILLES DE LA TOURETTEsche Krankheit.

Névrose *fr* Neurose.

Névrospasme *fr* Neurasthenie.

Nictitatio *lat* besser **Nictatio** Blinzeln, Blinzelkrampf.

Nidorosity *engl* fauliges Aufstoßen.

Nightmare *engl* Alpdrücken.

Nigrities cutis *lat* niger schwarz, s. Melasma. **N. linguae** schwarze Pilzflecke der Zunge.

Nikotinvergiftung, Tabakvergiftung bewirkt Pulsverlangsamung, Herzschwäche, Erbrechen, Delirien, Koma, in chronischen Fällen Muskelzittern, Herzklopfen, Sehschwäche, Verdauungstörungen.

Nine-day fits *engl* Kinnbackenkrampf der Neugeborenen.

Nirlus unentwickelte Blatterpustel.

Nodus *lat* Knoten. **Nodulus** Knötchen.

Noise *engl* Geräusch.

Noli me tangere *lat* *engl* Lupus.

Noma νεμειν weiden (abfressen), Wangenbrand, Wasserkrebs, brandige Zerstörung der Wange, besonders bei Kindern nach Infektionskrankheiten, Masern, Scharlach, Typhus, oder auf Grund schlechter Ernährung.

Nona eine Krankheit, die in mehrtägigem Schlaf bestehen soll. Wahrscheinlich gehören die darunter beschriebenen Zustände verschiedenen Krankheiten an.

No-restraint *engl* (sprich: nohrestrenht) Behandlung der Irren ohne Zwangsmaßregeln, bei möglichster Freiheit.

Nosocomium *lat* von νοσος Krankheit, κομειν pflegen, Krankenhaus.

Nosographie, **Nosologie** γραφειν schreiben, λογος Wort, Beschreibung, Lehre von den Krankheiten.

Nosomanie, Nosophobie μανια Wahnsinn, φοβος Furcht, Krankheitfurcht, Hypochondrie.

Nostalgie νοστος Heimkehr, ἀλγος Schmerz, Heimweh.

Notalgie νωτος Rücken, Rückenschmerz.

Nothus νοθος unecht.

Nourrice *fr* Amme.

Noxe *lat* noxa, Schädlichkeit.

Nubecula *lat* Wölkchen, Hornhauttrübung leichtesten Grades (Steigerung: Nubecula, Macula, Leukom).

Nuklearlähmung Kernlähmung, Lähmung durch Erkrankung der Nervenkerne im verlängerten Mark und Rückenmark.

Nullipara *lat* parere gebären, Frau, die noch nicht geboren hat.

Numbness *engl* Betäubung.

Nummulosus *lat* münzenförmig.

Nurse *engl* Amme.

Nyktalopie νυξ Nacht, ὠψ Gesicht, das λ nur des Wohlklangs wegen, bei HIPPOKRATES tagblind, z. B. von der Lichtscheu der skrofulösen Kinder, bei GALENOS nachtblind, νυξ Nacht, ἀλαος blind, und danach immerwährend zu Verwechslungen führend. Heute wird N. für Tagblindheit gebraucht, Herabsetzung des Sehvermögens bei Tage wegen Überempfindlichkeit der Netzhaut, während in der Dämmerung besser gesehen wird. Die entgegengesetzte Bedeutung hat **Hemeralopie** Nachtblindheit, krankhafte Verminderung des Sehvermögens im Dunkel oder Halbdunkel, besonders als angeborene Abweichung und bei Retinitis pigmentosa.

NYLANDERs Reagens Lösung von 4 g Seignettesalz in 100 g Natronlauge mit Zusatz von 2 g Bismuthum subnitricum, giebt beim Erhitzen mit zuckerhaltigem Harn Schwarzfärbung.

Nymphomanie *νυμφη* Mädchen, *μανια* Wahnsinn, anhaltende geschlechtliche Erregung bei (schwach- oder blödsinnigen oder an akuter Manie leidenden) weiblichen Irren.

Nystagmus *νυσταζειν* nicken, schlafen, Augenzittern, beständige wagerechte oder drehende Zitterbewegung der Augäpfel, angeboren oder bei multipler Sklerose und bei Bergwerkskrankheit, s. Miners disease.

O

Obdormition *lat* Einschlafen der Glieder.

Obduktion *lat* obducere vorführen, auch öffnen, s. v. w. Sektion.

Obesitas *lat* edere essen, Fettleibigkeit, Mästung, überreichlicher Fettansatz durch zu reichliche Ernährung. Vgl. Fettsucht.

Obliterieren *lat* linere streichen, auslöschen, veröden. Vgl. Endarteriitis.

Obnubilatio *lat* nubis Wolke, Ohnmacht.

Obsession *fr* nicht zu verscheuchender Gedanke, Zwangsvorstellung, Zwangszustand. *Etre obsédé de* ... von einer Vorstellung krankhaft verfolgt werden.

Obsoleszieren *lat* veröden.

Obstetricius *lat* obstare beistehen, geburtshilflich.

Obstipation *lat* stipare stopfen, Verstopfung.

Obstipus *lat* stipes Stab, schief. **Caput obstipum** Schiefhals.

Obstructio *lat* obstruere verbauen, Verstopfung. **O. alvi** Stuhlverstopfung. **O. canaliculi lacrimalis** Verstopfung des Thränenkanals.

Obturator *lat* obturare verstopfen, Verschlußplatte für Lücken des Gaumens.

Occlusio *lat* occludere verschließen, Verschließung, z. B. der Pupille durch eine flächenhafte Haut. **O. intestinorum** Darmverschließung, s. Miserere.

Okklusivverband Deckverband, der verhüllt, ohne einen Druck u. s. w. auszuüben.

Ochronosis *ὀχρος* gelblich, *νοσος* Krankheit, schwärzliche Pigmentierung der Grundsubstanz der Knorpel, auch der Sehnen und der Arterienintima, durch Blutfarbstoff, bisher nur zweimal, VIRCHOW und BOSTRÖM, beobachtet.

Ochropyra *πυρ* Feuer, gelbes Fieber.

Odontalgie *ὀδους* Zahn, *ἀλγος* Schmerz, Zahnschmerz.

Odontom weiche Zahngeschwulst aus dem Zahnkeim. **Odontinoid** harte Zahngeschwulst aus der Zeit nach der Dentinbildung.

Ödem *οἰδειν* schwellen, Ansammlung wässriger Flüssigkeit in den Spalträumen des Bindegewebes (vgl. Hydrops). **Entzündliches Ö.** seröse Entzündung (s. d.) innerhalb der Gewebspalten. **Malignes Ö.** jauchige (s. Jauche) Entzündung mit brandigem Absterben der Gewebe. **Flüchtiges Ö., Sommerödem** vorübergehendes Ö. der unbedeckten Teile bei Kälte- oder Hitzeeinwirkung. **Blaues Ö.** umschriebene bläuliche Anschwellung der Haut, die zu Geschwürbildung führen kann, bei Hysterie, auf Störungen der Gefäßnerventhätigkeit beruhend. **Glottisödem** entzündliche Schwellung des Kehlkopfeinganges bei Perichondritis laryngea, bei katarrhalischen, syphilitischen, krebsigen, tuberkulösen Kehlkopfgeschwüren, bei heftigen chemischen Reizungen oder bei Entzündungen der Umgebung. **Lungenödem** Erfüllung der Lungenbläschen mit wässrigem Transsudat, Stauungserscheinung bei Nachlaß der Herzkraft, zumal bei ungleichmäßiger Thätigkeit der Herzhälften.

Oedème blanc douloureux *fr* Phlegmasia alba dolens.

Oelzysten mit flüssigem Fett gefüllte Zysten, die durch Erweichung der Fettzellen in Lipomen oder Dermoidzysten entstehen.

Oenomanie *οἰνος* Wein, *μανια* Wahnsinn, Säuferwahnsinn.

OERTELsche Kur die Entfernung übermäßigen Flüssigkeitgehaltes, der Herz- und Atmungsbeschwerden und oft Fettleibigkeit veranlaßt, aus dem Körper durch geringe Flüssigkeitaufnahme und durch Anregung der Ausscheidung durch Schwitzbäder und regelmäßige Körperbewegung, zumal planmäßiges Steigen (Terrainkur).

Oesophagektomie *ἐκτεμνειν* ausschneiden, Speiseröhrenresektion, Ausschneidung von Narben im oberen Teil der Speiseröhre.

Oesophagismus Speiseröhrenkrampf, vgl. Dysphagie.

Oesophagitis Entzündung der Speiseröhre, vgl. Dysphagie.

Oesophagomalacie *μαλακος* weich, Speiseröhrenerweichung, durch den verdauenden Einfluß des Magensaftes, wohl immer Leichenerscheinung.

Oesophagotomie *τεμνειν* schneiden, Speiseröhrenschnitt (am Halse). Vgl. Ektropoesophag.

Oesophagusektasie *ἐκτασις* Ausdehnung, Speiseröhrenerweiterung (oberhalb verengter Stellen). Vgl. Divertikel.

Oesophagusstenose *στενος* eng, Speiseröhrenverengerung.

Ohnmachtanfälle vorübergehendes Schwinden des Bewußtseins, bei Gehirnanämie durch Blutverluste, Schreck, Gefäßkrampf.

Oidium Verkleinerungsform von *ᾠον* Ei, Wucherungsform der Schimmelpilze. **O. albicans** s. Saccharomyces albicans.

Oint *engl* (*lat* unguentum) Salbe.

Olekranarthrokace (vgl. Arthrokace) tuberkulöse Entzündung des Ellbogengelenks.

Oligämie *ὀλιγος* wenig, *αἱμα* Blut, Blutarmut, Verminderung der Gesamtblutmenge durch Blutungen od. durch Wasserverlust bei Cholera, Kinderdurchfällen u. s. w.

Oligochromämie *χρωμα* Farbe, Bleichsucht, s. Chlorose.

Oligocythämie κυτος Bläschen, Verminderung der Zahl der roten Blutkörperchen.

Oligurie οὐρον Harn, verminderte Harnmenge.

Omagra ὠμος Schulter, ἀγρα Falle, Schultergicht.

Omalgia ἀλγος Schmerz, Entzündung des Schultergelenks. **O. rheumatica** Rheumatismus der Schultermuskeln.

Omarthritis ἀρθρον Gelenk, Entzündung des Schultergelenks.

Omarthrokace (vgl. Arthrokace) tuberkulöse Entzündung des Schultergelenks.

Omodynie ὀδυνη Schmerz, neuralgischer oder rheumatischer Schulterschmerz.

Omphalitis ὀμφαλος Nabel, Nabelentzündung der Neugeborenen.

Omphalocele κηλη Bruch, Nabelbruch.

Omphaloproptosis προ vor, πτωσις Fall, Nabelschnurvorfall (bei der Geburt).

Omphalorrhagie ῥηγνυναι bersten, Nabelblutung bei Neugeborenen.

Omphalotaxis ταξις Ordnung, Zurückbringung der vorgefallenen Nabelschnur.

Onanie (nach Onan, Genesis 36, 9) Selbstbefleckung, nicht so sehr die Ursache geistiger Störungen als häufige Neigung bei erblich abnormen Menschen.

Onirodynia ὀνειρος Traum, ὀδυνη Schmerz, **activa** Nachtwandeln, **passiva** Alpdrücken.

Onirogma nächtliche Samenergießung, Pollution.

Onkologie ὀγκος Geschwulst, λογος Wort, Lehre von den Geschwülsten.

Onketomie τεμνειν schneiden, Geschwulstoperation.

Onomatomanie ὀνομα Name, μανια Wahnsinn, Namenzwang, umfaßt mehrere Arten: zwangmäßiges (mit Angst verbundenes, nicht unterdrückbares) Suchen nach einem vergessenem Wort; unablässiges Sichaufdrängen eines bestimmten (oft eines unanständigen) Wortes; zwangmäßiges Suchen von Ersatzworten. Die O. ist eine der Äußerungen erblich abnormer Geistesanlage. Vgl. Belastung.

Onychauxis ὀνυξ Nagel, αὐξις Vermehrung, Nagelwucherung.

Onychia Entzündung des Nagelbetts.

Onychogryposis, Onychogryphosis γρυπος krumm, krallenartige Verkrümmung der Nägel. Auch s. v. w. Kolbenfinger, s. Digitus hippocraticus.

Onychomykosis μυκης Pilz, Pilzwucherung in den Nägeln bei Favus und Herpes tonsurans.

Onyx Nagelgeschwür der Hornhaut, nagelförmige Eitersenkung bei Hornhautabszeß.

Oophorektomie ὠοφορος eiertragend, ἐκτεμνειν ausschneiden, Ausschneidung der Eierstöcke.

Oophoritis Eierstocksentzündung.

Operation lat. opus Arbeit, chirurgischer blutiger Eingriff.

Ophiasis ὀφις Schlange, Ausfallen der Kopfhaare in schlangenförmigen Streifen, Kahlheit (angeblich durch Aussatz).

Ophthalmia ὀφθαλμος Auge, Augenentzündung. **O. aegyptica** ägyptische Augenentzündung, Trachom. **O. gonorrhoica** Augentripper, Tripperinfektion der Bindehaut. **O. migratoria** oder **sympathica** Augenentzündung, die von einem Auge auf das andere (auf noch unbekanntem Wege) übergreift. **O. neonatorum** Bindehautentzündung der Neugeborenen. **O. neuroparalytica** s. Keratitis.

Ophthalmiatrie ἰατρεια Heilen, Augenheilkunde.

Ophthalmoblennorrhoe βλεννος Schleim, ῥοη Fließen, Augentripper.

Ophthalmometer μετρον Maß, Instrument zur Messung der Krümmungsflächen der durchsichtigen Augenteile (von Helmholtz).

Ophthalmoplegie πληγη Schlag, Augenmuskellähmung durch Neuritis der Augenmuskelnerven oder Erkrankungen ihrer Kerne: **O. externa**, im Gegensatz zur **inneren O.**, Lähmung des Schließmuskels der Pupille und des Akkommodationsmuskels durch syphilitische Erkrankung des Ciliarkörpers. **O. progressiva** fortschreitende O. als Teil der Bulbärparalyse oder selbständig durch periphere Neuritis.

Ophthalmoskopie σκοπειν schauen, Untersuchung des Auges, Augenspiegelkunst. **Ophthalmoscope** *fr* Augenspiegel.

Ophthalmostat στατος stehend von ἱσταναι, Augenhalter, Augenspekulum, jetzt durch Pinzetten ersetzt.

Opiophagie ὀπιον Mohnsaft, φαγειν essen, Opiumsucht, entsprechend dem Morphinismus (s. d.).

Opisthion ὀπισθεν hinten, vorragendster Teil des Hinterkopfs.

Opisthognathie γναθος Kiefer, Zurücktreten des Unterkiefers.

Opisthotonus τονος Spannung von τεινειν, Starrkrampf mit Rückwärtsbeugung des Körpers.

Oppilation *engl* Verstopfung.

Oppressio *lat* Beklemmung.

Opsigone ὀψε spät, γονος v. γιγνεσθαι entstehen, Weisheitszahn.

Optik ὀπτικη τεχνη, ὀπτειν (ungebräuchlich statt ὁραν) sehen, Lehre vom Sehen.

Optometer ὀπτος sichtbar, μετρον Maß, Instrument zur Messung der Sehweite, Bestimmung des Fernpunktes.

Optodynamometer δυναμις Kraft, Instrument zur Bestimmung des Nahpunktes (der Akkommodationstärke).

Orcheotomie ὀρχις Hode, τεμνειν schneiden, Verschneidung, Kastration.

Orchichorie χορεια Tanz, Auf- und Absteigen der Hoden bei Steigerung des Kremasterreflexes (s. d.), angeblich besonders bei Onanisten.

Orchitis Hodenentzündung.

Orchocele κηλη Bruch, Hodengeschwulst; Hodenbruch, Eintreten eines Leistenbruchs in den Hodensack.

Ordonnance *fr* Verordnung des Arztes.

Oreillons *fr* Mumps, s. d.

Organozoen ζωον Tier, Organschmarotzer, z. B. Trichinen.

Orgasmus ὀργαν strotzen, Kongestion; höchste Wollust.

Originär *lat* origo Ursprung, angeboren, schon im Keime liegend, besonders von gewissen Geistesstörungen.

Originäre Verrücktheit Paranoia mit eigentümlicher Färbung, die für die ererbte Form kennzeichnend ist.

Orthognathie ὀρθος gerade, γναθος Kiefer, steile Gesichtsbildung. Vgl. Prognath.

Orthopädie παιδεια Erziehung, mechanische Behandlung der Verkrümmungen der Wirbelsäule und der Glieder.

Orthopnoe πνοη von πνειν atmen, höchste Atemnot, wobei die Kranken nur aufrecht sitzen, nicht liegen können.

Orthotonus τονος Spannung, Starrkrampf.

Ortiée, Fièvre O. *fr* Nesselfieber.

Oscedo *lat* Gähnen.

Oscitatio *lat* Gähnkrampf.

Os leporinum *lat* Hasenscharte.

Osmidrosis ὀσμη Geruch, ἱδρως Schweiß, duftender Schweiß.

Ossificatio *lat* Verknöcherung, Neubildung von Knochengewebe im Knorpel oder Bindegewebe, hier besonders im Muskel, vgl. Myositis ossificans.

Osteoarthritis ὀστεον Knochen, ἀρθρον Gelenk, Knochen- und Gelenkentzündung, z. B. bei Gelenktuberkulose, wo die tuberkulöse Entzündung meist im Knochen beginnt und in das Gelenk durchbricht.

Ostéoarthropathie hypertrophiante pneumique *fr* παϑος Leiden, Hypertrophie, πνευμα Luft, s. Akromegalie.

O. tabétique *fr* die schweren Formveränderungen der Gelenke, zumal an den Beinen, bei Tabes dorsalis, zum Teil auf die Gefühllosigkeit der Gelenke zurückzuführen, die Schädigungen erleichtert.

Osteoblasten βλαζειν bilden, Knochenbildner, rundliche Zellen, die von der inneren Wand der Knorpelschicht aus wuchern und sich nach Bildung der Grundsubstanz zu Knochenkörperchen umwandeln.

Osteochondrom χονδρος Knorpel, Mischgeschwulst, worin Knochengewebe und Knorpelgewebe verbunden auftreten; auch Verknöcherung einer Knorpelgeschwulst.

Osteoklasie κλαν brechen, gewaltsames Zerbrechen verkrümmter Knochen. Vgl. Dysmorphosteopalinklast.

Osteokop s. Dolor.

Osteom Knochengeschwulst, und zwar **hartes O.**, fast nur aus Knochengewebe bestehend, **schwammiges O.**, das im Inneren schwammige Knochen- und Markräume enthält, und **markiges O.**, wo die Markmasse überwiegt. Das O. geht vom Knochen oder vom Bindegewebe der Weichteile aus, so z. B. von der Neuroglia des Gehirns und von embryonalen Bronchialknorpelresten der Lunge.

Osteomalacie μαλακος weich, Knochenerweichung, fortschreitende Entkalkung der Knochen, die dadurch vollkommen weich und biegsam werden, meist bei Schwangeren oder Wöchnerinnen. Die behauptete Beziehung zu Eierstockkrankheiten und die Heilbarkeit durch Ovariotomie sind zweifelhaft; Heilungen kommen auch ohne das vor.

Osteomyelitis acuta μυελος Mark, akute infektiöse Knochenmarkentzündung, Knochentyphus, mit hohem Fieber verlaufende eitrige Entzündung des Knochenmarks und Periosts, die oft zu Knochennekrosen und Gelenkeiterungen führt. Als Ursache der nur im Jugendalter vorkommenden, nicht selten durch eine stumpfe Verletzung zum Ausbruch gebrachten Krankheit gilt eine Kokkenart von hefeartigem Geruch, wahrscheinlich Staphylokokkus pyogenes aureus.

Osteophyt φυτον Gewächs, eine vom Periost gebildete, dem Knochen aufgelagerte entzündliche Knochenneubildung von anfangs schwammigem, später festerem Gefüge.

Osteoplastik, Osteoplastische Operation πλαστικη τεχνη Bildnerkunst, Ausfüllung von Knochenlücken durch Verwertung der knochenbildenden Thätigkeit der Knochenhaut.

Osteoporose πορος Pore, Schwund der Knochenmasse zu Gunsten der Markräume.

Osteopsathyrosis ψαϑυρος zerbrechlich, Knochenbrüchigkeit bei Rhachitis, Osteomalacie, Osteoporose, Syphilis und Karzinom der Knochen.

Osteosarkom Sarkom mit Neigung zur Verknöcherung oder zur Bildung osteoiden Gewebes, Osteoidsarkom.

Osteotomie τεμνειν schneiden, Ausschneidung von Knochenstücken bei formverbessernden Operationen, bei Entfernung abgestorbener Knochenstücke u. s. w.

Ostitis Knochenentzündung.

Otacustic *engl* von οὐς, ὠτος Ohr, ἀκουειν hören, Hörrohr.

Otalgie ἀλγος Schmerz, Ohrenschmerz.

Otaphon ἁπτειν haften, Ohrklemme zum Vorschieben der Ohrmuschel, um die Schallwellen besser aufzufangen.

Othämatom αἱμα Blut, Ohrblutgeschwulst, Blutergüsse zwischen Knorpel und Knorpelhaut und in Knorpelrisse der Ohrmuschel nach Verletzungen, mit bleibender Verunstaltung. Das O. findet sich besonders bei schlecht behandelten Irren (die an progressiver Paralyse Leidenden bekommen viel leichter O. als andere) und bei Faustkämpfern.

Otiatrie *ἰατρεια* Heilen, Ohrenheilkunde.

Otitis Ohrenentzündung. **O. externa** Entzündung des äußeren Gehörgangs. **O. interna** oder **media** Mittelohrentzündung. **O. intima** Entzündung des Labyrinths.

Otomykosis *μυκης* Pilz, Ansiedlung von Schimmelpilzen im entzündeten äußeren Gehörgang.

Otorrhoe *ῥοη* Fließen, Ohrenfluß, Ausfluß von Eiter aus dem Ohr bei verschiedenen Formen der Otitis, besonders bei Mittelohrentzündung mit Durchbrechung des Trommelfells.

Otoskop *σκοπειν* schauen, untersuchen, Instrument zur Auskultation des Ohres, ein mit zwei Oliven versehener Gummischlauch, der den Gehörgang des Kranken mit dem des Arztes verbindet.

Oule *οὐλη* Narbe, Hornhautnarbe.

Out-knee *engl* Säbelbein.

Outrage à la pudeur *fr* unsittliche Handlung, Schamverletzung.

Ovarialgie, Ovarie *lat* ovarium Eierstock, *ἀλγος* Schmerz, nervöser Schmerz der Eierstockgegend, besonders bei Hysterie, wo man durch Druck auf die Schmerzstelle nicht selten Krampfanfälle hervorrufen oder unterdrücken kann.

Ovariocele *κηλη* Bruch, Eintreten des Eierstocks in einen Leistenbruch.

Ovariomanie *μανια* Wahnsinn, s. v. w. Nymphomanie.

Ovariotomie *τεμνειν* schneiden, Eierstocksschnitt.

Ovula NABOTHI NABOTHsche Eier, Schleimretentionzysten in der Umgebung des Muttermundes.

Oxalatsteine Nierensteine aus oxalsaurem Kalk, grau bis schwarz, höckrig und stachlig.

Oxalurie *οὐρον* Harn, Gehalt des Harns an oxalsaurem Kalk.

Oxycephalus *ὀξυς* spitz, *κεφαλη* Kopf, Spitzkopf, nach oben kegelförmig zugespitzter Kopf.

Oxyekoia *ἀκουειν* hören, Feinhörigkeit, s. Hyperakusis.

Oxyuris vermicularis *οὐρα* Schwanz, Madenwurm, Springwurm, weißer fadenförmiger Wurm von 3—4 mm Länge, häufiger Dickdarmschmarotzer des Menschen, zur Klasse der Rundwürmer gehörend.

Ozaena *ὄζειν* riechen, Stinknase, *fr* *Punaisie*, übler Geruch, der auf bakteriellen Zersetzungen beruht, bei Entzündungen in der Nase, namentlich bei skrofulösen und syphilitischen Katarrhen und Geschwüren.

P

Pachyblepharosis παχυς dick, βλεφαρον Lid, Lidverdickung durch chronische Entzündung, s. Tylosis.

Pachydermia δερμα Haut, s. Elephantiasis. **P. laryngis** ausgebreitete gleichmäßige Epithelwucherung auf den Stimmbändern und in ihrer Umgebung. *Cachexie pachydermique* s. Kachexia strumipriva.

Pachymeningitis μηνιγξ Haut, Entzündung der Dura mater des Gehirns und des Rückenmarks. **P. cerebralis externa** Entzündung der Außenfläche der Dura. **P. cerebralis interna, P. haemorrhagica chronica, Haematoma durae matris** Auflagerung von Pseudomembranen auf der Innenfläche der Dura, die sich schichtweise erneuern und Blutungen zwischen sich lassen, besonders bei Säufern oder nach Verletzungen, bei Atherom u. s. w. **P. cervicalis hypertrophica** Bindegewebshyperplasie der Dura am Halsteil des Rückenmarks, bewirkt Erscheinungen von Rückenmarkkompression.

Pädarthrokace παις Kind, s. v. w. Arthrokace.

Pädatrophie Abzehrung der Kinder durch chronischen Darmkatarrh oder Darmtuberkulose.

Päderastie ἐραν lieben, Knabenliebe, geschlechtlicher Mißbrauch von Knaben, auch Immissio penis in anum von Männern oder Weibern.

Pädiater ἰατηρ Arzt, Kinderarzt.

Pädiatrie ἰατρεια Heilen, Kinderheilkunde.

Pain *engl* Schmerz. **Pains** Wehen.

Painters colik *engl* Bleikolik.

Palatoplastik *lat* palatum Gaumen, πλαστικη τεχνη Bildnerkunst, s. v. w. Uranoplastik.

Palatoschisis σχιζειν spalten, **Palatum fissum** *lat* Gaumenspalte.

Pâleur *fr* Blässe.

Palissadenwürmer Strongyliden, wozu Eustrongylus, Strongylus, Ankylostomum gehören.

Palliativa remedia *lat* pallium Mantel, lindernde Mittel, die gegen besondere Erscheinungen, nicht gegen die Krankheit selbst wirken.

Palmospasmus παλμος Schütteln, σπασμος Krampf, Schüttelkrampf.

Palpation *lat* Betastung.

Palpitationes cordis *lat* Herzklopfen.

Palsy *engl* Lähmung.

Pâmer, se, *fr* ohnmächtig werden.

Pâmoison *fr* Ohnmacht.

Panaritium verstümmelt aus **Paronychium**, Nagelgeschwür.

Panazee παν alles, ἀκεισθαι heilen, Allheilmittel.

Pandemie δημος Volk, Endemie oder Epidemie von allgemeiner Verbreitung.

Pandiculation *engl* Strecken der Glieder.

Pangs of death *engl* Todeskampf.

Pankreatitis Entzündung der Bauchspeicheldrüse (Pankreas).

Pannus *lat* Lappen, oberflächliche Hornhauttrübung durch neugebildete Blutgefäße.

Panophthalmie, besser **Pantophthalmie** πας ganz, eitrige Entzündung des ganzen Auges.

Panphobie φοβος Furcht, krankhafte Angst vor allen äußeren Vorgängen.

Panplegie πληγη Schlag, Lähmung des ganzen Körpers.

Pansement *fr* Verband.

Pant *engl* Herzklopfen.

Papillitis *lat* papilla optica Sehnerveneintritt, Entzündung des Sehnerveneintritts. Vgl. Neuroretinitis.

Papillom den Hautpapillen ähnliche Geschwulst, Zottengeschwulst, aus gefäßhaltigem, mehr oder weniger verzweigtem Bindegewebe, dessen Oberfläche von Epithelien in ein- oder mehrfacher Schicht bekleidet ist. Harte Papillome mit verhornenden Epithelien kommen besonders auf der äußeren Haut vor, weiche mit zarterem Gerüst, reichlichen Gefäßen und zartem Pflaster- oder Zylinderepithel besonders in der Harnblase (sog. Zottenkrebs) und am Muttermunde (Blumenkohlgewächs). Gleichzeitige Entwicklung von P. und Karzinom kommt vor.

Papula *lat* Knötchen, Blatter.

Paracentese *παρα* neben, *κεντειν* stechen, eig. Seitenstich, dann Anstechen, Einstich.

Paracystitis *κυστις* Blase, Entzündung des Zellgewebes, das die Blase umgiebt.

Paragomphosis *γομφος* Nagel, Einkeilung des Kindskopfes im Becken.

Paragraphie *γραφειν* schreiben, Form der Agraphie, wobei die zu schreibenden Wörter und Buchstaben verwechselt werden.

Parakolpitis *κολπος* Scheide, Entzündung des Bindegewebes, das die Scheide umgiebt.

Parakusis *ἀκουειν* hören, Ohrenklingen. **P. loci** Täuschung über die Richtung der Schallwellen. **P. Willisiana** das Besserhören Schwerhöriger bei Geräuschen in der Umgebung; Willis 1680.

Paralbumin Gemisch von Metalbumin und Eiweiß.

Paralexie Alexie mit Verwechslung der gelesenen Wörter.

Paralysis *παραλυειν* auflösen, Lähmung (s. d.). **Progressive Paralyse der Irren, Dementia paralytica**, im Volksmunde Gehirnerweichung oder Größenwahn, Verbindung von primärer geistiger Schwäche (fortschreitendem Blödsinn) mit cerebralen Lähmungen, oft auch mit Rückenmarkerkrankungen (Tabes u. a.). Ursachen: Syphilis (wie bei Tabes), Alkoholismus, Kopfverletzungen. **P. agitans** Schüttellähmung, beständiges Muskelzittern, erst einer, dann beider Körperhälften, das bei Bewegungen geringer wird, daneben eigentümliche Starre der Muskeln mit Störungen der Haltung und der Bewegungen. Die Krankheit beruht anscheinend auf Altersveränderungen. **P. spinalis ascendens acuta** s. Landrysche Lähmung. **P. infantum** Kinderlähmung.

Paramaecium coli ein Flimmerinfusorium, das als Darmschmarotzer vorkommt, ohne Bedeutung.

Paramastitis *μαστος* Brust, Entzündung des Bindegewebes, das die Brustdrüse umgiebt.

Parametritis *μητρα* Gebärmutter, Entzündung des Beckenzellgewebes, das den Halsteil der Gebärmutter umgiebt.

Paramyoklonus multiplex s. Myoklonie.

Paramyotonie *μυς* Muskel, *τεινειν* spannen, eine durch Kälte hervorgerufene stundenlange Starre der Gesichts- und Armmuskeln, seltener der Beinmuskeln, Familienkrankheit (Eulenburg).

Paranästhesie vgl. Paraplegie, Gefühlslähmung in beiden Körperhälften.

Paranephritis *νεφρος* Niere, Entzündung des Zellgewebes in der Umgebung der Niere.

Parangi s. v. w. Frambösie.

Paranoia *παρα* und *νους* Sinn, Verrücktheit, eine bestimmte häufige Form des Irreseins, die sich durch logisch verknüpfte Wahnvorstellungen und entsprechende Halluzinationen in beliebigen Sinnesgebieten äußert. Nur die akuten Fälle sind heilbar.

Paraparesis doppelseitige Parese, s. d.

Paraphasie s. Aphasie.

Paraphimose φιμουν schnüren, spanischer Kragen, Einschnürung des Penis durch die verengte, hinter die Eichel zurückgezogene Vorhaut.

Paraphonie φωνη Stimme, plötzlicher Höhewechsel (Überschnappen) der Stimme.

Paraphrasie φρασις Reden, das Sichversprechen, auch die Wortneubildung der Geisteskranken.

Paraphrenitis φρην Zwerchfell, Entzündung des Pleura- oder Peritonealüberzuges des Zwerchfells.

Paraphrosine calenture s. Calenture.

Paraplegie πληγη Schlag, s Lähmung.

Pararhotacismus ρ, Ersatz des Buchstaben r durch andere (w u. dgl.).

Parasiten σιτος Speise, Schmarotzer, Tiere oder Pflanzen, die auf Kosten eines höheren Organismus leben. **Obligate P.**, die für ihre ganze Lebenszeit oder für bestimmte Entwicklungszeiten auf Parasitismus angewiesen sind; **fakultative P.**, die außerhalb des Körpers leben und sich ausnahmweise dem Körper anpassen.

Parästhesie αἴσθησις Empfindung, Empfindungstäuschung, krankhafte Empfindung von Kriebeln, Ameisenlaufen, Hitze, Kälte u. s. w. in der Haut.

Paratrophie s. v. w. Dystrophie.

Paratyphlitis τυφλον Blinddarm, Entzündung des Zellgewebes hinter dem Blinddarm.

Parchemin, Bruit de *fr* Pergamentgeräusch, Knistern beim Eindrücken neugebildeten Knochengewebes.

Paregorica remedia *lat* von παρηγορειν zureden, beruhigende Mittel.

Parenchymatös παρα, ἐν und χυμα von χειν gießen, heißt eine Entzündung, wenn sie das Parenchym, die Zellen eines Organs, im Gegensatz zu dem Stützgewebe, befällt. Gegensatz: interstitielle Entzündung, Cirrhose.

Parenchymembolie Verschleppung von Parenchymteilen (z. B. nach Leberquetschung) durch die Blutbahn.

Parenchymgifte Stoffe, die in den Parenchymzellen der Drüsen des Körpers Entartungen hervorrufen (Phosphor, Arsenik u. s. w.).

Parese παρεσις Erschlaffung, Schwäche, s. Lähmung.

Parget *engl* Gips.

Paring *engl* Anfrischen.

PARKINSONsche Krankheit Paralysis agitans.

Paronychia ὀνυξ Nagel, Verdickung und Vereiterung des Nagelfalzes bei Syphilis.

Parostosis ὀστεον Knochen, Knochenbildung im weichen Bindegewebe, Muskelgewebe u. s. w.

Parotitis οὖς, ὠτος Ohr, Ohrspeicheldrüsenentzündung, selbständig als akute Infektionskrankheit, **epidemische P.**, Mumps (s. d.), sekundär nach Typhus, Scharlach, Cholera, Entzündungen des Gesichts u. s. w., **metastatische P.**

Parrots bill *engl* Sequesterzange.

Paroxysmus ὀξυς spitz, Anfall, höchste Steigerung der Erscheinungen.

Parturition *engl* natürliche Geburt.

Partus *lat* Geburt. **P. immaturus** Frühgeburt. **P. praecipitatus** Sturzgeburt. **P. praematurus** Fehlgeburt. **P. serotinus** Spätgeburt, übermäßige Dauer der Schwangerschaft.

Parulis οὐλις Zahnfleisch, Zahngeschwür, Zahnwurzelhautentzündung.

Passions dépressives *fr* Gemütsbewegungen.

Pastös *lat* pasta Teig, aufgeschwemmt, gedunsen.

Patch *engl* Fleck.

Patellarsehnenreflex (ERB), **Kniephänomen** (WESTPHAL) die unwillkürliche zuckende Vorwärtsbewegung des herabhängenden Unterschenkels beim Beklopfen der Patellarsehne. Der P. fehlt bei Neuritis und Tabes, ist gesteigert bei spastischer Spinalparalyse, amyotrophischer Lateralsklerose. Um ihn sicherer zu erzielen, lenkt man die Aufmerksamkeit ab, indem man den Betreffenden die Finger beider Hände ineinanderhaken und kräftig auseinanderziehen läßt, JENDRASSIKscher Handgriff.

Pathogen πάθος Leiden, γενης von γιγνεσθαι eigentl. entstehen, krankheiterregend.

Pathogenese Entstehung u. Wesen der Krankheit.

Pathognomonisch γιγνωσκειν erkennen, für eine Krankheit kennzeichnend.

Pathologie λογος Wort, Lehre von den Krankheiten, ihren Ursachen (Ätiologie), körperlichen Veränderungen (pathologische Anatomie), ihrer Entstehung und ihrem Wesen (Pathogenese), ihren klinischen Erscheinungen (Symptomatologie u. Nosologie). **Pathologischer Affekt** od. **Rausch** krankhafte Steigerung der gewöhnlichen Affekt- und Rauscherscheinungen bei ererbter oder erworbener Neurasthenie. **Pathologische Intoleranz gegen Alkohol** krankhafte Empfindlichkeit erblich Neurasthenischer gegen kleine Alkoholmengen.

Pathophobie φοβος Furcht, Krankheitfurcht.

Pavillon *fr* Ohrmuschel; hinteres Ende des Katheters.

Pavor nocturnus *lat* nächtliches Aufschrecken der Kinder, dem Alpdrücken verwandt.

Pearl disease *engl* Perlsucht (der Rinder).

Peau lisse *fr* Glanzhaut, s. Glanzfinger.

Pectoriloquie *lat* loqui sprechen, sehr deutliche Bronchophonie (s. d.). **P. chevrotante** Meckerstimme, Ägophonie.

Pectus carinatum oder **gallinaceum** *lat* carina Kiel, gallus Huhn, Hühnerbrust, kielartiges Hervorspringen des Brustbeins, Folge von Rhachitis.

Pediculus *lat* Laus. **P. capitis** Kopflaus. **P. pubis** Filzlaus. **P. vestimentorum** Kleiderlaus.

Peitschenwurm, Trichocephalus dispar harmloser Dickdarmschmarotzer.

Pelioma πελιος schwarzblau, Blutunterlaufung, fleckige Hautblutungen bei Typhus u. dgl.

Peliosis Hautblutung, s. Purpura.

Pellagra *ital* pelle Haut, agro rauh, lombardischer Aussatz, chronische Vergiftung durch verdorbenen Mais; Hautauschläge, allgemeiner Verfall, halluzinatorische Verwirrtheit.

Pellentia remedia *lat* Abortivmittel.

Pelletier, Suture de *fr* fortlaufende Naht, Kürschnernaht.

Pelote *fr* Pelotte, Ballen (des Bruchbandes).

Pelveoperitonitis *lat* pelvis Becken, Peritoneum, Entzündung des Beckenbindegewebes, das die inneren Geschlechtsteile, die Blase und den Mastdarm umgiebt.

Pelvimeter μετρον Maß, Beckenmesser, Instrument zur Messung der Beckenweite. Vgl. BAUDELOCQUES Tasterzirkel. P., die in die Scheide eingeführt werden, nennt man auch Intropelvimeter.

Pelvis *lat* Becken. **P. osteomalacica** Kleeblattform des Beckens bei Osteomalacie (durch die Schenkelköpfe eingedrückt). **P. rhachitica** Nierenform des Beckens durch Vorwölbung des Promontoriums bei rhachitischer Lordose. **P. spondylolisthetica** σπονδυλος Wirbel, ὀλισθαινειν ausgleiten, Ablösung des letzten Lendenwirbels vom Kreuzbein und Vorwärtsgleiten nach dem Becken zu.

Pemphigus πεμφιξ Blase, Schälblatter, linsen- bis handgroße, anfangs wasserhelle, dann eitrige oder blutig gefärbte Blasen, akut auftretend als fieberhafte Infektionskrankheit bei Kindern (bei Neugeborenen auch fieberlos und harmlos), chronisch mit wiederholten Schüben der beschriebenen Blasen, die entweder geschwürig zerfallen, **P. malignus**, oder vom Rande aus immer weiterschreiten, **P. foliaceus**, häufig mit tötlichem Ausgang durch Erschöpfung. **P. syphiliticus neonatorum** erbsengroße eitrige Blasen, die symmetrisch den ganzen Körper oder vorwiegend die Hand- und Fußfläche bedecken, bei Neugeborenen als Zeichen ererbter Syphilis.

Penicillium *lat* penicillus Pinsel v. penis, Pinselschimmel, Schimmelpilzart.

Pentastomiden Zungenwürmer, eine Ordnung der Gliederfüßler. **Pentastomum taenioides** beim Menschen in der Nasenhöhle, **P. denticulatum** in Leber, Milz u. s. w. gefunden, ohne besondere Bedeutung.

Pepastic *engl* verdauend.

Peptonurie οὐρον Harn, vermeintliches Vorkommen von Pepton im Harn (in Wirklichkeit Albumose, daher richtiger Albumosurie).

Perazidität *lat* peracidus sehr sauer, richtiger als Hyperazidität.

Perce-crâne *fr* Schädelbohrer, Kephalotom.

Percuteur *fr* HEURTELOUPsches Instrument zur Lithotritie.

Perforation *lat* Anbohrung des Kindskopfes im Becken mit scheeren- oder trepanförmigem Instrument, Perforatorium.

Periadenitis περι um, ἀδην Drüse, Entzündung des eine Drüse umgebenden Bindegewebes.

Periarteriitis Entzündung der äußeren Arterienhaut.

Peribronchitis Entzündung des die feinen Luftröhrenzweige umgebenden Bindegewebes, u. zwar als **P. tuberculosa** mit Tuberkelbildung, meist durch Übertragung von Tuberkelbazillen aus den Bronchiolen in die Lymphbahnen. Durch Verkäsung und Zerfall zahlreicher solcher Herde entstehen Kavernen.

Peribrosis *gr* Anfressen, Lidrandkatarrh.

Perical in Pondichery übliche Bezeichnung des Madurabeins.

Perichondritis χονδρος Knorpel, Knorpelhautentzündung, im Anschluß an Geschwüre, die auf den Knorpel übergreifen.

Pericystitis κυστις Blase, Entzündung des Bauchfellüberzuges der Blase.

Peridektomie ἐκτεμνειν ausschneiden, Abtragung eines Bindehautstreifens ringsum die Hornhaut, zur Heilung des Pannus.

Perihepatitis *lat* hepar Leber, Entzündung des Bauchfellüberzuges der Leber.

Perikarditis καρδια Herz, Herzbeutelentzündung.

Perimeter μετρον Maß, Instrument zur Bestimmung des Gesichtsfeldes.

Perimetritis μητρα Gebärmutter, Entzündung des Bauchfellüberzuges der Gebärmutter.

Perineoplastik, Perineorrhaphie περινειον Damm, πλαστικη τεχνη Bildnerkunst, ῥαφη Naht, künstliche Dammbildung, Deckung eines alten Dammrisses.

Perineotomie τεμνειν schneiden, Eröffnung eines Beckenabszesses vom Damm aus (HEGAR).

Perinephritis νεφρος Niere, Entzündung des Bauchfellüberzuges der Niere.

Perineuritis νευρον Nerv, Entzündung des den Nerven umgebenden Bindegewebes, namentlich bei chronischer Neuritis mit Verdickung verbunden, **P. proliferans.**

Periodisches Irresein Irresein mit Anfällen von wochen- bis jahrelanger Dauer u. ebenso wechselnden ruhigen Zeiten, die durch Schwachsinnserscheinungen, mangelnde Krankheitseinsicht u. s. w. ebenfalls als abnorm erwiesen werden (im Gegensatz zu Rückfällen u. Neuerkrankungen, wobei die Zwischenzeit ganz normal ist). Nach der Art der Krankheit unterscheidet man periodische Manie, Melancholie, Verwirrtheit.

Periodontitis ὀδους Zahn, Zahngeschwür, Zahnwurzelentzündung.

Perioophoritis ὠοφορον Eierstock, Entzündung des Bauchfellüberzuges des Eierstocks.

Periorchitis ὀρχος Hoden, Hodenhautentzündung, s. Hydrocele.

Periostitis ὀστεον Knochen, Knochenhautentzündung.

Peripachymeningitis s. Pachymeningitis externa.

Periphlebitis φλεψ Vene, Entzündung der äußeren Venenhaut.

Peripleuritis πλευρα Rippenfell, selbständige Entzündung des Bindegewebes zwischen Rippenfell u. Brustwand mit Ausgang in Eiterung.

Peripneumonie veraltet für Pneumonie.

Periproktitis πρωκτος After, Entzündung des Zellgewebes um den Mastdarm nach Mastdarmkatarrh und -tuberkulose.

Peripsoitis s. Psoitis.

Peripylephlebitis πυλη Pforte, φλεψ Ader, Entzündung des Bindegewebes, das die Pfortader umgiebt, besonders bei angeborener Syphilis.

Perisalpingitis σαλπιγξ Trompete, Entzündung des Bauchfellüberzuges der Muttertrompete.

Periskopische Gläser σκοπειν schauen, die das exzentrische Sehen erleichtern, s. v. w. Menisken.

Perisplenitis σπλην Milz, Entzündung des Bauchfellüberzuges der Milz.

Peritomie s. v. w. Peridektomie.

Peritonitis, Peritoneum Bauchfell, von περιτεινειν umspannen, Bauchfellentzündung.

Perityphlitis τυφλον Blinddarm, Entzündung des Bauchfellüberzuges des Blinddarms und Wurmfortsatzes, s. Typhlitis.

Periurethritis οὐρηθρα Harnröhre, Entzündung des Bindegewebes, das die Harnröhre umgiebt.

Perivasculitis *lat* vasculum Gefäß, s. v. w. Periarteriitis u. Periphlebitis.

Perlgeschwulst Cholesteatom, Zyste mit perlmutterähnlichem geschichteten Inhalt (Endothel- u. Cholestearintafeln), Endothelwucherung in verödeten Lymphräumen.

Perlsucht Tuberkulose des Rindviehs, dieselbe wie beim Menschen.

Pernio *lat* Frostbeule, Anschwellung und Rötung der Haut durch Kälteeinwirkung, bis zu Blasen- und Geschwürbildung.

Perniziös *lat* bösartig. S. Anämie.

Pero- in Zusammensetzungen, πηρος verstümmelt. **-brachius** einer mit angeborener Verkümmerung der Arme, **-chirus** ... der Hände, **-melus** ... der Glieder, **-pus** ... der Beine oder Füße.

Perodynie s. Kardialgie.

Pertes *fr* Verlust, Abgang. **P. blanches** weißer Fluß. **P. séminales** Samenabgänge.

Perturbatio critica *lat* Ansteigen der Krankheiterscheinungen unmittelbar vor der Krisis.

Perturbation *engl* Geistesstörung.

Pertussis *lat* per sehr, tussis Husten, Keuchhusten.

Pervers *lat* verderbt, verkehrt. Vgl. Sexualempfindung.

Pervigilium *lat* vigil wach, Schlaflosigkeit.

Pes *lat* Fuß. **P. calcaneus,** calx Ferse, Hackenfuß, wobei nur die Ferse den Boden berührt. **P. equinus,** equus Pferd, Spitzfuß, der nur mit Ballen u. Zehen auftritt. **P. planus** od. **valgus** (eingedreht) Plattfuß, krankhafte Abflachung des Fußgewölbes, sodaß auch der innere Fußrand beim Auftreten den Boden berührt, angeboren oder durch Rhachitis oder übermäßiges Stehen während der Wachstumsjahre, **statischer Plattfuß,** entstanden. **P. valgus inflammatorius** entzündlicher Plattfuß, Schmerzhaftigkeit und Schwellung der Mittelfußgegend bei Überanstrengung des Fußes, häufig in der Entwicklungszeit. **P. varus** Klumpfuß, krankhaftes Bestehenbleiben der embryonalen Fußstellung, wobei die Sohle nach innen, der äußere Fußrand nach unten gekehrt ist. Bei allen genannten Fußverkrümmungen sind abnorme Muskelwirkungen und Banderschlaffungen von Einfluß, mit der Zeit treten Knochenveränderungen ein.

Pessarium πεσσος länglicher Stein im Brettspiel, *lat* pessum Zapfen, Wieke, Mutterkranz, Mutterring, Stützvorrichtungen für die aus der Lage gewichene Gebärmutter.

Pestis, Pestilentia *lat* Pest, Bezeichnung verschiedener Seuchen, besonders **Pest von Athen** im 5. Jahrh. v. Chr., von Thukydides beschrieben, mit kleinen Hautgeschwüren, Erbrechen, Husten und Durchfall einhergehend. **Bubonenpest**, noch jetzt zuweilen in Rußland und im Orient, mit hohem Fieber, Karbunkeln der unbehaarten Haut und besonders Leistendrüsenschwellungen, die brandig zerfallen.

Petechiae πιττακιον Salbenfleck zum Auflegen auf die Haut, punktförmige Hautblutung.

Petechialtyphus schlechte Bezeichnung für Flecktyphus, s. Typhus exanthematicus.

Petit mal *fr* leichte Epilepsie (s. d.) mit Anfällen von Bewußtlosigkeit ohne Krämpfe.

Petite vérole *fr* Variola, schwarze Pocken.

Petrificatio πετρα Stein, *lat* facere machen, steinartige Umwandlung eines Gewebes durch gleichmäßig eingestreute Kalbablagerung.

Pétrissage *fr* Kneten, s. Massage.

Pfortaderentzündung s. Pylephlebitis.

Phagedänisch φαγειν fressen, fressend, nennt man Geschwüre mit fortschreitender Ausbreitung nach der Fläche oder Tiefe, bes. bei Syphilis.

Phagocyten κυτος Bläschen, weiße Blutkörperchen, die Bakterien in sich aufnehmen, von Metschnikoff zur Aufstellung seiner **P-theorie** verwendet, wonach der Kampf des Körpers gegen die Bakterien in der Phagocytose bestände. Wahrscheinlich werden aber von den Zellen nur absterbende oder abgestorbene Bakterien aufgenommen.

Phakitis φακος Linse, Linsenentzündung.

Phalakrosis φαλακρος glänzend, Kahlköpfigkeit.

Phantasma φανταζειν verstellen, Gesichtstäuschung, Trugbild.

Pharmakoniantron φαρμακον Arzneimittel, κονιειν bestäuben, αντρον Höhle, Einstäuben von Pulvern in die Paukenhöhle durch die Ohrtrompete.

Pharmakologie λογος Arzneimittellehre.

Pharyngitis φαρυγξ Schlund, Rachenentzündung. **Ph. acuta, Angina catarrhalis** akuter Rachenkatarrh. **Ph. chronica** chronischer Rachenkatarrh, oft mit fleckiger Rötung, Venenerweiterung und Bildung von hirsekorngroßen Körnchen in der Schleimhaut, **Ph. granulosa.**

Pharyngoplastik πλαστικη τεχνη Bildnerkunst, operativer Ersatz v. Lücken der Rachenschleimhaut.

Pharyngotomia subhyoidea τεμνειν schneiden, *lat* sub unter, (os) hyoides Zungenbein, Eröffnung des Schlundes durch Einschnitt zwischen Zungenbein und Kehlkopf.

Phimose φιμουν zuschnüren, spanischer Mantel, Enge der Vorhaut, wobei sie nicht hinter die Eichel zurückgeschoben werden kann.

Phlebarteriektasie φλεψ Vene, αρτηρια Arterie, εκτασις Ausdehnung, ausgedehnte Erweiterung der Venen und Arterien der Hand- oder Fußfläche.

Phlebektasie Venenerweiterung, s. Varix.

Phlebitis Venenentzündung.

Phlebolith λιθος Stein, Venenstein, Kalkablagerung in den Gerinnseln an ausgebuchteten Venenwänden.

Phlebotomie τεμνειν schneiden, Aderlaß.

Phlegmasia φλεγειν brennen, Entzündung. **Ph. alba dolens** weiße Schenkelgeschwulst, Entzündung des Bindegewebes, das die großen Gefäße und Nervenstämme vorn am Oberschenkel umgiebt, oft mit Thrombose der Schenkelvene, bei Puerperalfieber.

Phlegmone Zellgewebsentzündung, fortschreitende infektiöse eitrige Entzündung des Zellgewebes. **Chronische Ph., prävertebrale Ph.** s. v. w. Aktinomykose.

Phlogogen γενης von γιγνεσθαι entstehen, u. **Phlogogon** γονευειν erzeugen, entzündungerregend.

Phlogosis Entzündung.

Phloridzin ein Glykosid, durch dessen Einführung bei Tieren vorübergehende Zuckerausscheidung im Harn erzeugt wird.

Phloroglucin-Vanillin (Phloroglucin 2,0, Vanillin 1,0, Alkohol absol. 30,0) Mischung zum Nachweis freier Salzsäure im Magensaft; einige Tropfen davon mit ebensoviel Magensaft im Porzellanschälchen erhitzt geben bei Anwesenheit freier Salzsäure Rotfärbung am Rande.

Phlyktäna φλυκταινα Blase, kleine rundliche Infiltration der Augapfelbindehaut nahe dem Hornhautrande, nach oberflächlicher Geschwürsbildung heilend, meist von einer Hornhautentzündung (Keratitis phlyctaenulosa) begleitet.

Phlyzacium φλυζακιον große Pustel.

Phobophobie φοβος Furcht, Furcht vor Angstanfällen bei Neurasthenischen.

Phokomelus φωκη Robbe, μελος Glied, Mißgeburt, wo die Hände und Füße unmittelbar an den Schultern und Hüften sitzen.

Phoneentallaxis φωνη Stimme, ἐντος innen, ἀλλαξις Vertauschung, Vertauschung von Vokalen und Diphthongen.

Phonometer μετρον Maß, Vorrichtung zum Messen der Sprechstärke bei Hörprüfungen (Lucae). **Phonometrie** Bestimmung der Resonanz von Körperteilen durch die aufgesetzte Stimmgabel (Baas).

Phonoskop σκοπειν schauen, Stethoskop mit Mikrophon in der Hörplatte.

Phosphaturie οὐρον Harn, starker Phosphatgehalt des Harns.

Phosphen φως Licht, φαινειν zeigen, Druckkreis, die Lichterscheinung bei Druck auf den Augapfel. **Akkommodationsphosphen** heller Saum an der Grenze des Gesichtsfeldes, der bei plötzlichem Nachlaß der Akkommodation auftreten kann.

Phosphornekrose s. Kiefernekrose.

Photophobie φως Licht, φοβος Furcht, Lichtscheu.

Photopsie ὀψις sehen, Lichterscheinung, Funkensehen.

Phrenasthenie φρην Zwerchfell, Seele, ἀσθενεια Schwäche, s. v. w. cerebrale Neurasthenie.

Phrénésie *fr* Tobsucht.

Phrenitis bei den Alten: Fieberdelirium, jetzt: Zwerchfellentzündung.

Phrenopathie παθος Leiden, Geisteskrankheit.

Phthiriasis φθειρ Laus, Läusesucht, das sagenhafte Hervorkommen von Läusen aus überdeckten Läusegeschwüren der Haut, woran z. B. Sulla gestorben sein sollte.

Phthisis φθισις v. φθιειν schwinden, Schwindsucht, s. v. w. Tuberkulose. **Ph. florida** galoppierende Schwindsucht, schneller Verlauf der chronischen Lungen-Ph. unter hohem anhaltenden Fieber. **Phthisie dorsale** *fr* tuberkulöse Wirbelentzündung. **Phthisie granuleuse** *fr* akute Miliartuberkulose, s. Tuberkulose. **Ph. laryngea** Kehlkopfschwindsucht. **Ph. bulbi** schlecht für Atrophia bulbi (Augapfelschwund).

Phyma *φυειν* wachsen, Geschwulst, Knollen. **Phymatosis** *engl* tuberkulöse Erkrankung.

Physkonie *φυσκων* Dickbauch von *φυσαν* aufblasen, Fettleibigkeit (nach Ptolemäus Ph. im 2. Jahrhundert v. Chr.).

Physometra *μητρα* Gebärmutter, Gasansammlung in der Gebärmuttter bei fauligen Zersetzungen nach der Entbindung.

Pian s. v. w. Frambösie od. Syphilis.

Picacismus *lat* pix Pech, Ausreißen der Haare mittels einer Pechhaube, woran sie festgeklebt sind.

Picae *lat* Gelüste der Schwangeren, oder Hysterischen nach bestimmten, oft ungenießbaren Dingen (Kreide u. s. w.).

Picotement *fr* Prickeln, Kriebeln.

Picropegae *engl* Bitterwasser.

Pigment *lat* v. pingere malen, Farbstoff im Körper, krankhafter Weise entstehend aus umgewandeltem Blut- oder Gallenfarbstoff, in Geschwulstzellen s. Melanom), in Fettzellen (s. Lipochrom). **-embolien** bei Malaria in Milz, Leber, Knochenmark, Gehirn und Nieren, Folge der Zerstörung roter Blutkörperchen durch die Plasmodien. **-induration** braune Induration der Lunge, Bindegewebswucherung in den Wänden der Lungenbläschen mit Ablagerung von Pigment, besonders bei Mitralklappenfehlern.

Piles *engl* Hämorrhoiden.

Pilimictio *lat* pilus Haar, mingere pissen, Auftreten von Haaren im Harn (aus Dermoidzysten).

Pimelosis *πιμελη, πιων* Fett, Fettleibigkeit.

Pimple *engl* Knötchen.

Pin *engl* Nadel.

Pince *fr* Zange.

Pinceau *fr* Pinsel (faradischer).

Pincette *fr* Pinzette, Zänglein.

Pinguecula *lat* pinguis fett, Fettfleck, Lidspaltenfleck, der fettähnlich aussieht, aber eine Epithelverdickung ist.

Piqueur *fr* *piquer* stechen, ein Mann, dessen Wollust durch Stechen und andere blutige Verletzungen von Weibern erregt wird. Eine verwandte Erscheinung ist der Zopfabschneider. Vgl. Sadismus.

Piqûre *fr* Verletzung bei einer Sektion; Zuckerstich Cl. Bernards.

Pissement *fr* Entleerung eiter- oder bluthaltigen Harns (normales Harnlassen heißt *miction*).

Pituitöser Kararrh s. Bronchitis.

Pityriasis *πιτυρον* Kleie, Abschilferung. **P. capitis, Alopecia pityrodes** Schuppenkrankheit der Kopfhaut mit Haarschwund. **P. rubra** schuppendes Ekzem. **P. versicolor** s. Mikrosporon furfur.

Placenta praevia *lat* vorliegender Mutterkuchen (Plazenta), Anheftung der Plazenta vor dem inneren Muttermund, **P. p. centralis**, oder seitlich davon, **P. p. lateralis**, führt zu Blutungen vor oder im Beginn der Geburt.

Placentitis Entzündung des Mutterkuchens bei Syphilis und chronischer Endometritis.

Plagiocephalus *πλαγιος* schief, *κεφαλη* Kopf, Schiefkopf (mit unsymmetrischem Schädel).

Planum inclinatum *lat* schiefe Ebene zur Hochlagerung eines Beins. **P. i. duplex** zur Hochlagerung des Knies bei herabhängendem Unterschenkel.

Plaque *fr* Fleck. **P-s laiteuses** Milchflecke, Sehnenflecke der äußeren Herzoberfläche. **P-s muqueuses** Schleimpapeln, breite Kondylome. **P-s opalines**

graue flache Erhebungen der Schleimhaut bei sekundärer Syphilis. **P. sacrée** (CHARCOT) Rückenschmerz in der Kreuzgegend, kennzeichnend für Neurasthenie.

Plasmodien πλασμα von πλασσειν bilden, ειδης ähnlich, s. Malaria.

Plasmolyse (FISCHER) λυειν lösen, Auflösung des Plasmas der Spaltpilze zu regelmäßig in dem Spaltpilzleibe verteilten Kugeln z. B. durch starke Salzlösungen; kann Sporenbildung vortäuschen.

Plaster of Paris *engl* Gips.

Plastik πλαστικη τεχνη Bildnerkunst, plastische Operation, operative Ausfüllung von Haut-, Schleimhaut- oder Knochenlücken.

Plâtrée, *Bandage pl.* *fr* Gipsverband.

Plattenkultur (ROBERT KOCH) die mit Gelatine gemischte Nährlösung mit dem zu untersuchenden Bakteriengemisch wird (bei 25—30° C) verflüssigt und auf Glasplatten ausgegossen, wo sie wieder erstarrt. Von den darauf wachsenden Kulturen wird nach mikroskopischer Auswahl weitergeimpft, um Reinkulturen zu gewinnen.

Platycephalus πλατυς flach, κεφαλη Kopf, Flachkopf, mit nahezu rechtwinkliger Absetzung der oberen Schädelfläche gegen die Seitenwände.

Platymorphie μορφος Form, Flachbau des Auges, Kurzauge (Weitsichtigkeit). Vgl. Bathymorphie.

Platzangst s. Agoraphobie.

Pledget *engl* Bausch.

Plegaphonie (SEHRWALDT) πληγη Schlag, φωνη Stimme, Auskultation an der Brustwand, während am Kehlkopf perkutiert wird, Ersatz für die Bronchophonie bei stimmlosen Kranken.

Pleomorphismus πλεων mehr, μορφη Gestalt, Gestaltwechsel, Veränderlichkeit der Form bei Spaltpilzen, die vor den KOCHschen Methoden allgemein angenommen wurde, aber nur für bestimmte Arten besteht, die einen Formenkreis von kokkenartigen zu geraden und gewundenen Stäbchen durchlaufen. **Pleomorphe Bakterien** (Fadenbakterien) sind die Spirulinen (Proteusarten), die Leptothricheen (s. d.) und die Kladothricheen (s. d.).

Plessimeter πλησσειν schlagen, μετρον Maß, Perkussionsplatte (worauf perkutiert wird).

Plethora πληθειν voll sein, Überfülle, und zwar **P. serosa** übermäßiger Wassergehalt der Gewebe (vgl. OERTELsche Kur) und **P. sanguinea** Vollblütigkeit, deren Vorkommen zweifelhaft ist, die aber als Ursache von Gicht und dergl. angenommen wird. **P. abdominalis** Überfüllung des Pfortadersystems bei übermäßiger Nahrungsaufnahme und sitzender Lebensweise.

Plethysmograph (MOSSO) γραφειν schreiben, wassergefüllte, dicht schließende Lade zur Aufnahme eines Armes oder Beines, mit Zeigervorrichtung versehen, um jede Umfangsveränderung des Gliedes anzugeben, die durch den Puls, durch Ablenkung des Blutes nach anderen Teilen u. s. w. bewirkt wird.

Pleuresie πλευρα Rippen- od. Lungenfell, s. v. w. Pleuritis.

Pleuritis Rippenfellentzündung.

Pleuroperikarditis Perikarditis externa Entzündung der Außenfläche des Herzbeutels.

Pleuropneumonie Lungenentzündung mit Rippenfellentzündung.

Pleurodynie ὀδυνη Schmerz, Rheumatismus der Brustmuskeln.

Pleurothotonus πλευροθεν von der Seite her, τονος Spannung, Starrkrampf mit seitlicher Beugung.

Plexiform *lat* plexus Geschlecht, forma Form, geflechtartig. **P-es Angiom** s. v. w. Telangiektasie.

Plexor *engl* Perkussionshammer.

Plexuslähmung Lähmung eines Rückenmarksnervengeflechts. ERBsche P. nach Verletzung des Oberarmplexus in der seitlichen Halsgegend (Erbscher Supraklavikularpunkt), Lähmung des Deltoides, Biceps, Brachialis internus und Supinator longus (Remaks Oberarmtypus bei Poliomyelitis anterior). Klumpkesche P. atrophische Lähmung des Daumen- und des Kleinfingerballens und der Interossei, Anästhesie des Ulnar- und Medianusgebiets und Störungen der Pupillenreaktion, aus noch unbekannter Ursache.

Plica polonica *lat* Weichselzopf, Verfilzung der Haare bei vernachlässigtem Ekzem des Kopfes.

Plicotomia anterior und **posterior** *lat* plica Falte, τεμνειν schneiden, Durchschneidung der vorderen od. hinteren Trommelfellfalte.

Plique *fr* Weichselzopf.

Plug *engl* Tampon.

Plumaceolum *lat* pluma Feder, also Federkissen, Charpiebausch.

Plunge-bath *engl* Sturzbad.

Pneumathämie πνευμα Luft, αἱμα Blut, Eindringen von Luft in die Blutbahn, Luftembolie.

Pneumatische Behandlung s. Pneumatotherapie.

Pneumatocele κηλη Bruch, Hautemphysem.

Pneumatocephalus κεφαλη Kopf, Hautemphysem über dem Warzenfortsatz oder der Stirnhöhle bei Lücken in ihrer Wand.

Pneumatometrie μετρον Maß, Messung des Einatmungszuges u. Ausatmungsdrucks mit dem Pneumatometer, Quecksilbermanometer mit Mundschlauch.

Pneumatosis Luftaufblähung.

Pneumatotherapie θεραπεια Behandlung, Behandlung von Lungenleiden mit Einatmung von verdichteter Luft und Ausatmung in verdünnte Luft u. s. w., in pneumatischen Kabinetten oder mit tragbaren Apparaten.

Pneumonie πνευμων Lunge, Lungenentzündung. 1. **Krupöse, fibrinöse** oder **lobäre P.**, akute fieberhafte Infektionskrankheit, wobei die feinen Luftwege meist eines ganzen Lappens einschließlich der Lungenbläschen mit einem derben, rundzellenreichen Exsudat gefüllt werden. Die meisten Fälle beruhen auf Infektion mit dem P.-Diplokokkus von Fränkel und Weichselbaum, andere sind auf Friedländers P.-Bazillus zurückzuführen, noch andere wahrscheinlich auf den Streptokokkus pyogenes. Ob die zellige P. (Finkler), wobei das Exsudat fibrinärmer und zellenreicher und der Verlauf weniger typisch ist, auf einer Verschiedenheit der Infektion beruht, ist noch unsicher. P. mit besonders schwerer Allgemeinaffektion nennt man **asthenische** oder **typhöse P.** **Biliöse P.** P. mit Gelbsucht. 2. **Katarrhalische** oder **lobuläre P., Bronchopneumonie,** Entzündung der Lunge im Anschluß an vorhergehende Bronchitis. Bei Kindern nennt man sie nach der häufigen Form ihrer Dämpfung auch Streifen-P. 3. **Tuberkulöse P.** akute Entzündung größerer Lungenabschnitte bei chronischer Tuberkulose (s. d.). 4. **Chronische P., interstielle P.** gehört der Tuberkulose an.

Pneumonokoniose κονις Staub, s. Staublunge.

Pneumonomykosis μυκης Pilz, Ansiedlung von Schimmelpilzen in der Lunge, fast immer auf vorher krankem Gebiet.

Pneumoperikardium πνευμα Luft, Luftansammlung im Herzbeutel bei Verletzung der Brustwand oder durch Eindringen von Luft aus den Lungen und der Pleurahöhle.

Pneumorrhagie πνευμων Lunge, ῥηγνυναι bersten, Blutsturz aus der Lunge.

Pneumothorax πνευμα Luft, θωραξ Brust, Eindringen von Luft in den Pleuraraum, meist nach Durchbruch tuberkulöser Höhlen. Häufig der Ursache gemäß mit Eiterung verbunden: Pyopneumothorax.

Pneumotyphus Typhus mit gleichzeitiger Pneumonie (durch Typhusbazillen?).

Poche des eaux *fr* die im Muttermunde vorliegende Fruchtblase.

Pocken s. Variola.

Podagra πους Fuß, ἀγρα Falle, Gicht der großen Zehe.

Podarthrokace s. Arthrokace, tuberkulöse Fußgelenkentzündung.

Podelkoma ἑλκος Geschwür, Madurabein.

Poikilokythämie ποικιλος bunt, mannigfaltig κυτος Bläschen, αἱμα Blut, Vielgestaltigkeit der roten Blutkörperchen bei perniziöser Anämie.

Point *fr* Punkt. **P. apophysaire** Schmerzpunkt an den Dornfortsätzen. **P. de côté** Seitenstechen. **P. douloureux** Schmerzpunkt, Druckpunkt. **P. de repère** Leitpunkt.

Pointe de feu *fr* punktförmige Ätzung mit dem Glüheisen.

Poireau *fr* Warze.

Polarisation die zersetzende Wirkung des galvanischen Stroms, wodurch gewisse Stoffe, Ionen, zur Anode, andere, Kationen, zur Kathode gezogen werden. Beim Eintauchen der Leitungsdrähte in Wasser sieht man an der Kathode deutlich Gasblasen von Wasserstoff aufsteigen (Erkennungszeichen für die Kathode); an der Anode sammelt sich Sauerstoff an. Durch diese Vorgänge werden die Elektroden mit der Zeit verändert, man verwendet daher zu bestimmten Zwecken unpolarisierbare Elektroden.

Poliklinik πολις Stadt, und Klinik, Behandlung von Kranken, die aus der Stadt zur Sprechstunde kommen, im Gegensatz zu den im Krankenhaus wohnenden. **Ambulante P.** Behandlung von Kranken in ihren Wohnungen. Auch mit P. ist (wie mit Klinik) der Begriff des Lehrzwecks verbunden.

Polioencephalitis πολιος grau, ἐγκεφαλος Gehirn, Entzündung der grauen Hirnsubstanz (entsprechend der Poliomyelitis gebildet), cerebrale Kinderlähmung.

Poliomyelitis πολιος grau, μυελος Mark, Entzündung der grauen Vordersäulen des Rückenmarks, akute Infektionskrankheit mit Entzündung und nachfolgendem Schwunde im grauen Vorderhorn einer Seite, besonders in der Gegend der Hals- oder der Lendenanschwellung, wodurch dauernde Lähmungen am Arm oder Bein eintreten; am häufigsten bei Kindern als spinale Kinderlähmung (s. d.). Die **chronische P.** gehört wohl der peripheren Neuritis an. Bei der spinalen progressiven Muskelatrophie, Amyotrophia spinalis progressiva, handelt es sich um allmählichen Schwund derselben Ganglienzellen, die bei der P. entzündlich erkranken.

Poliosis Ergrauen der Haare.

Pollution *lat* polluere beflecken, Samenergießung im Traum. **Pollutiones diurnae** s. v. w. Spermatorrhoe.

Polyämie πολυς viel, αἱμα Blut, Vollblütigkeit s. Plethora.

Polyästhesie αἰσθησις Empfindung, Doppelempfindung einer auf die Haut gesetzten Spitze.

Polyarthritis rheumatica acuta ἀρθρον Gelenk, akuter Gelenkrheumatismus, akute Infektionskrankheit, die sich meist in mehreren oder zahlreichen Gelenken, oft auch im Endokardium und in der Pleura abspielt.

Polycholie χολη Galle, übermäßige Gallenabsonderung.

Polydaktylie δακτυλος Finger, überzählige Finger und Zehen.

Polydipsie διψα Durst, krankhafter Durst, Diabetes insipidus.

Polygalaktie γαλα Milch, übermäßige Milchabsonderung.

Polykorie κορη Pupille, mehrere Pupillen in einer Iris.

Polymastie μαστος Brust, überzählige Brustwarzen.

Polymelie μελος Glied, überzählige Glieder.

Polymorph s. Pleomorph.

Polymyositis acuta μυς Muskel, akute multiple Muskelentzündung, seltene noch nicht genauer bekannte Krankheit, vielleicht in der Ursache gleich mit der akuten multiplen Neuritis.

Polyneuritis νευρον Nerv, s. Neuritis.

Polyopie ὠψ Gesicht, Mehrfachsehen.

Polyp πολυπους Vielfuß, gestielte Geschwulst.

Polypanarthritis παν alles, ἀρθρον Gelenk, Arthritis deformans.

Polypapilloma tropicum Frambösie.

Polyphagie φαγειν essen, Gefräßigkeit.

Polyphrasie φρασις Reden, Geschwätzigkeit.

Polypionie πιων Fett, Fettleibigkeit.

Polyposis ventriculi Polyp (s. d.) u. *lat* ventriculus Magen, s. Etat mamelonné.

Polysarkie σαρξ Fleisch, Fettleibigkeit.

Polyurie οὐρον Harn, krankhafte Vermehrung des Harns, bei Schrumpfniere, Diabetes insipidus, Hysterie.

Pommelière *fr* Perlsucht.

Pompholix s. v. w. Pemphigus.

Pomphus πομφος Blase, Quaddel, s. d.

Porencephalie πορος Loch, ἐγκεφαλος Gehirn, Lücke im Hirnmark als Rest von Entzündung vor oder nach der Geburt, mit Idiotie verbunden.

Porrigo *lat* prurigo s. v. w. Pityriasis.

PORROsche Operation Kaiserschnitt.

Porte-aiguille *fr* Nadelhalter. **P-caustique** Ätzmittelträger. **P-noeud** Instrument zur Abschnürung kleiner gestielter Geschwülste. **P-pierre** Höllensteinträger.

Postepileptische Geistesstörung s. Epilepsie.

Posthia ποσθια Gerstenkorn.

Posthioplastik ποσθη Vorhaut, πλαστικη τεχνη Bildnerkunst, künstliche Vorhautbildung bei angeborener Verklebung der Vorhaut mit der Eichel.

Posthitis Vorhautentzündung, s. Balanitis.

POTTsche Krankheit tuberkulöse Wirbelentzündung. POTT englischer Arzt, 1713—88.

Poultice *engl* Breiumschlag.

Pox *engl* Pocken, Syphilis. Vgl. Small-pox.

Prädisposition *lat* s. v. w. Disposition.

Präepilitisch s. Epilepsie.

Präsystolisch *lat* *gr* der Systole des Herzens voraufgehend.

Praeventiv *lat* venire kommen, vorbeugend.

Prellschluß unter stumpfem Winkel aufschlagende Kugel.

Presbyopie πρεσβυς alt, ὠψ Sehen, Altersichtigkeit, Weitsichtigkeit, Erschwerung des Nahesehens durch Elastizitätsverlust der Linse, Nachlassen des Akkommodationsmuskels u. s. w.

Priapismus nach dem Πριαπος der Mythologie, der mit sehr großem Geschlechtsgliede dargestellt wurde, anhaltende krankhafte Erektion ohne geschlechtliche Erregung, besonders bei Rückenmarkverletzungen (Reizung des Centrum genitospinale).

Primär *lat* erste. **P-e Krankheit** erste, selbständige Krankheit. Vgl. Sekundär.

Primäraffekt *lat* afficere von ad- und facere, s. Syphilis.

Primipara *lat* parere gebären, Erstgebärende. Vgl. Multipara, Nullipara.

Primordialdelir primäre Wahnvorstellung (ohne Sinnestäuschungen).

Probang *engl* Schlundstößer.

Probe *engl* Sonde.

Probemahlzeit Tasse Thee u. trockne Semmel früh nüchtern (EWALD) oder Teller Fleischsuppe, 200 g Beefsteak,

50 g Brot und Glas Wasser mittags genommen (LEUBE-RIEGEL), um in bestimmten Zeiträumen danach den Mageninhalt zu untersuchen.

Prodrom προ vor, δρομειν laufen, Vorläufer, Vorbote.

Profluvium *lat* pro vor, fluere fließen, reichlicher Ausfluß.

Progeneus προγενειος, Facies progenea Vorstehen des Unterkiefers, in hohen Graden mit Verkümmerung des Gesichts und Schädels bei Idiotie.

Proglottiden *gr* unbekannter Ableitung, reife Bandwurmglieder.

Prognathie, Prognathismus γναθος Kiefer, Vorstehen des Oberkiefers, in hohem Grade mit Zurückweichen der Stirn und Kleinheit des Schädels bei Idiotie und Mikrocephalie.

Prognose γιγνωσκειν erkennen, Vorhersage, Aussicht auf den Krankheitsverlauf.

Proktitis πρωκτος After, Mastdarmentzündung.

Proktoplastik πλαστικη τεχνη Bildnerkunst, Bildung eines künstlichen Afters bei angeborenem Verschluß des Mastdarms oder eines widernatürlichen Afters am Bauch, s. Anus praeternaturalis.

Proktospasmus σπασμος Krampf, Krampf des Afterschließmuskels bei Fissura ani (Afterschrunden).

Proktotomie τεμνειν schneiden, Durchschneidung des Mastdarmschließmuskels bei Fissura ani, bei Operationen.

Prolapsus *lat* Vorfall, Heraustreten von inneren Organen.

Promontorium *lat* Vorgebirge, die Vorragung der untersten Lendenwirbel in das Becken; die als Klappe vorspringende Darmwandfalte bei Anus praeternaturalis.

Propeptonurie οὐρον Harn, Propeptongehalt des Harns.

Prophylaxe προφυλασσειν verhüten, Verhütung von Krankheiten, vorbeugendes Eingreifen.

Proptosis προπτωσις Vorfall, besonders Irisvorfall.

Propulsion *lat* propellere vorstoßen, der Schuß, das unfreiwillige Vorwärtslaufen der Kranken mit Paralysis agitans (weil der Schwerpunkt durch die eigentümliche Haltung und die Muskelsteifheit unausgleichbar nach vorn verlegt ist).

Prosopalgie προσωπον Gesicht, ἀλγος Schmerz, FOTHERGILLscher Gesichtschmerz (s. d.).

Prosopodysmorphie δυσμορφια Mißgestalt, Hemiatrophia facialis progressiva.

Prosopoplegie πληγη Schlag, Facialislähmung.

Prosoposchisis σχιζειν spalten, angeborene Gesichtsspalte.

Prosopospasmus σπασμος Krampf, Facialiskrampf, *Tic convulsif.*

Prostata hypertrophica Hypertrophie der Prostata (Vorsteherdrüse).

Prostatektomie ἐκτεμνειν ausscheiden, Ausschneidung eines Teils der vergrößerten Prostata vom Damm aus.

Prostatitis Entzündung der Prostata, bei Tripper.

Prostatorrhoe ῥειν fließen, Entleerung trüber, oft eitergemischter Prostataabsonderung aus der Harnröhre während des Stuhlganges oder beim Wasserlassen. Vgl. Spermatorrhoe und Urethrorrhoe.

Prostration *lat* prosternere niederwerfen, höchste Erschöpfung.

Proteus vulgaris sehr verbreiteter Fäulniserreger.

Prothese προ und τιθεναι setzen, künstlicher Ersatz fehlender Teile, künstliches Glied. **Prothèse dentaire** *fr* künstliches Gebiß. **Prothesis ocularis** künstliches Auge.

Protopathisch πρωτος erster, παθος Leiden, selbständig, s. primär.

Protophyten φυτον Gewächs, φυειν wachsen, einfachste pflanzliche Organismen, Bakterien.

Protospasmen σπασμος Krampf, die

ersten, dem Rindenherd entsprechenden Muskelzusammenziehungen bei JACKSONscher Epilepsie.

Protozoen ζωον Tier, einzellige tierische Organismen, vgl. Protophyten.

Proud flesh *engl* wildes Fleisch, Wundgranulationen.

Prurigo *lat* Juckflechte, juckende stecknadelkopfgroße, blasse oder blaßrote Knötchen, die schon vom 2. Lebensjahre an in immer neuen Schüben auftreten. **P-bubonen** Lymphdrüsenschwellungen infolge der bei P. unvermeidlichen Kratzwunden.

Pruritus *lat* Jucken, als Erscheinung bei Hautkrankheiten oder als krankhafte, nicht anatomisch begründete Erscheinung (besonders im Greisenalter). **P. cutaneus** Hautjucken. **P. vulvae** Jucken des Scheideneingangs.

Psammom ψαμμος Sand, Sandgeschwulst, sandartige Ablagerungen, wahrscheinlich verkalkte abgestorbene Endothelien, in Endothel- oder Sarkomgeschwülsten der Gehirnhäute.

Psellismus ψελλισμος Stammeln.

Pseudarthrose ψευδης falsch, ἀρθρον Gelenk, falsches Gelenk an der Bruchstelle bei nicht geheilten Knochenbrüchen.

Pseudobulbärparalyse Erscheinungen der Bulbärparalyse ohne deren anatomischen Befund, entweder durch Veränderungen in beiden Gehirnhälften oder durch chronische Neuritis hervorgerufen.

Pseudodiphtherie Angina mit Schleimhautnekrose, wobei die Rachenerscheinungen denen bei Diphtherie gleichen können.

Pseudoerysipelas Zellgewebsentzündung mit erysipelas-(rose-)ähnlicher Hautrötung und -schwellung. **P. subtendinosum colli** Angina Ludovici.

Pseudohalluzinationen s. Sinnestäuschungen.

Pseudohermaphroditismus s. Hermaphroditismus.

Pseudohypertrophie Vergrößerung eines Organs durch Wucherung seines Bindegewebes, besonders P. der Muskeln durch Wucherung von Fettgewebe zwischen den schwindenden Muskelfasern. Vgl. Dystrophia musculorum progressiva.

Pseudokrisis vorübergehender schneller Fieberabfall, der eine Krisis vortäuscht, nicht selten bei krupöser Pneumonie.

Pseudokrup krupartige Erscheinungen bei einfachem, heftigem Kehlkopfkatarrh der Kinder.

Pseudoleukämie (besser **-leuchämie**) HODGKINsche Krankheit, Adenie, malignes Lymphom, in ihren Erscheinungen der Leukämie entsprechend, aber mit vorwiegender Beteiligung der Lymphdrüsen, namentlich aber ohne Vermehrung der weißen Blutkörperchen.

Pseudologia phantastica (DELBRÜCK) krankhafte Lügensucht (vgl. Konfabulation) bei Geisteskranken und erblich Psychopathischen.

Pseudomelanose μελας schwarz, schwärzliche Verfärbungen in Leichenteilen durch Einwirkung von Schwefelwasserstoff (als Fäulnisbildung) auf eisenhaltige Ergebnisse des Gewebszerfalls.

Pseudomembran häutige Auflagerung anhaftender nekrotischer Schichten auf der Schleimhaut z. B. bei krupöser Entzündung.

Pseudomnesie μνησις Erinnerung, Erinnerungsfälschung.

Pseudoparalyse s. v. w. spastische Lähmung, s. Spinalparalyse.

Pseudoplasma πλασμα Gebilde, Geschwulst, Neubildung.

Pseudostupor stuporähnlicher Zustand Geisteskranker bei reichlichem Vorstellungsleben, z. B. bei völliger Erfüllung durch Halluzinationen.

Pseudotabes chronische multiple Neuritis bei Alkoholisten, mit tabesähnlichen Erscheinungen.

Pseudotuberkulose s. v. w. Aktinomykose (der Lunge).

Psilosis ψιλος kahl, ψιειν abreiben, Kahlheit, Fehlen der Wimpern.

Psoitis Entzündung des Psoasmuskels und des ihn umgebenden Bindegewebes, **Peripsoitis.**

Psoriasis ψωρα Krätze von ψαν schaben, Schuppenflechte, weiße Schuppenhäufchen auf trocknem, gerötetem Grunde. **P. guttata** mörteltropfenähnliche, **P. nummularis** thalergroße, **P. gyrata** guirlandenförmig begrenzte, **P. annularis** in der Mitte wieder geheilte Flecken. **P. universalis** die den ganzen Körper einnimmt. **P. palmaris** und **plantaris** P. der Handfläche und Fußsohle, feste in der Haut liegende Infiltrate mit weißglänzenden Schuppen bei sekundärer, dazu mit wulstigen Rändern bei tertiärer Syphilis. **P. linguae** s. Leukoplakia buccalis.

Psorospermien σπερμα Same, s. Coccidien.

Psychiater ψυχη Seele, ιατηρ Arzt, Irrenarzt. **Psychiatrie** Irrenheilkunde.

Psychopathia παθος Leiden, Geistesstörung. **P. sexualis** (von Krafft-Ebing) geschlechtliche Abweichungen auf krankhafter Grundlage. **Psychopathisch** geistig abnorm, besonders aus erblicher Anlage. Vgl. Minderwertigkeit und Belastung.

Psychose Geisteskrankheit. Vgl. die einzelnen Formen: Melancholie, Manie, Akute Verwirrtheit, Paranoia (Verrücktheit), Periodisches Irresein, Progressive Paralyse, Idiotie, Imbezillität.

Psychosis polyneuritica Geistesstörung bei akuter multipler Neuritis, akute Verwirrtheit mit Neigung zu lügenhaften Erzählungen (Konfabulation) infolge von Gedächtnisschwäche und Erinnerungsfälschungen.

Psychotherapie θεραπεια Behandlung, von Hack Tuke vorgeschlagene Bezeichnung für Suggestivbehandlung.

Psychrophor ψυχρος kalt, φερειν tragen, Kühlsonde für die Harnröhre, beständig von kaltem Wasser durchströmt.

Psydracium ψυδρος lügenhaft, Lügenbläschen (eigentlich weißes Bläschen an der Nase oder Zungenspitze, das vom Lügen entstehen sollte), s. v. w. Phlyktaene und Phlyzacium.

Ptarmus πταρμος Nieskrampf, krampfhaftes, häufig wiederholtes Niesen.

Pterygium πτερυξ Flügel, Flügelfell, dreieckförmige gefäßreiche Bindegewebshaut zwischen innerem Augenwinkel und Hornhaut.

Ptilosis πτιλωσις Lidverdickung mit Wimpermangel. Vgl. Madarosis.

Ptomaïn πτωμα Gefallenes, Tierleiche, basische Stoffe, die in Leichenteilen und bei anderer tierischer Fäulnis auftreten, von ähnlicher Wirkung und Reaktion wie die Alkaloïde, teils giftig, teils ungiftig. Vgl. Neurin, Kadaverin.

Ptosis πτωσις, πιπτειν fallen, Herabsinken des Oberlids.

Ptyalismus πτυαλος Speichel, Speichelfluß.

Pubeotomie τεμνειν schneiden, Durchsägung der Schambeinknochen neben der Symphyse, um bei Beckenenge die Geburt zu ermöglichen.

Pueriles Atmen lat puer Knabe, das verschärfte Vesikuläratmen im Kindesalter.

Puerperalfieber lat parere gebären, Kindbettfieber, Wochenbettfieber, Infektion nach der Entbindung, durch die Hände oder Instrumente des Geburtshelfers oder der Hebamme auf Wunden der Geburtsteile übertragen, besteht entweder in Aufnahme der in örtlichen Entzündungen erzeugten Giftstoffe, Septhämie, oder in Eindringen von Bakterien (Streptokokkus pyogenes) zunächst in die Umgebung der Gebärmutter, s. Perimetritis,

Peritonitis, Parametritis, ferner Phlegmasia alba dolens; weiterhin kann sich Pyämie (s. d.) anschließen. Die oberflächlichen Puerperalinfektionen, z. B. der Scheide, haben oft diphtheritischen Belag (s. Entzündung).

Puff *engl* Bausch, Hauch.

Puffy *engl* gedunsen.

Pulex irritans *lat* Floh.

Pulley *engl* Rolle.

Pullulate *engl* wuchern.

Pulpitis Entzündung der Zahnpulpa.

Pulsatio epigastrica *lat* Erschütterung der Oberbauchgegend beim Herzstoß, besonders bei Vergrößerung des rechten Herzens.

Pulsionsdivertikel s. Divertikel.

Pulsus *lat* pellere stoßen, der Anstoß der Blutwelle in den Adern. Die wichtigsten Arten sind; **P. frequens** und **rarus** mehr oder weniger Pulse in der Minute als normal, **P. celer** und **tardus** schnelles oder langsames Ansteigen der einzelnen Welle, **P. durus** und **mollis** je nachdem er schwer oder leicht zu unterdrücken ist, **P. magnus** und **parvus** mit großer oder kleiner Welle, **undulosus** oder **filiformis**, undulierend d. h. unbestimmt oder fadenförmig, **P. dicrotus** doppelschlägig, s. dikrot. Beim unregelmäßigen Puls, **P. irregularis**, unterscheidet man **P. inaequalis** ungleichmäßigen Puls, wo verschieden große Wellen kommen, **P. arhythmicus** unrhythmischen Puls, wo verschieden lange Pausen zwischen den Pulsen liegen, **P. intermittens**, wo von Zeit zu Zeit eine Welle ganz ausbleibt, **P. alternans**, wo immer eine hohe und eine niedrige Welle abwechseln, **P. paradoxus** der während der Einatmung aussetzt (bei Verwachsung des Herzbeutels mit der Brustwand).

Puna Bergkrankheit.

Punaisie *fr* *punaise* Wanze, Stinknase, s. Ozaena.

Puncta dolorosa *lat* Schmerzpunkte, Druckpunkte.

Punktion *lat* pungere stechen, Anstechen von Hohlräumen des Körpers, um Flüssigkeiten zur Untersuchung oder zu Heilzwecken zu entnehmen.

Pupillenstarre, Reflektorische *lat* pupa Mädchen, pupilla Püppchen (vom Spiegelbilde im Auge), Fehlen der Erweiterung und Verengerung der Pupille bei wechselnd starker Beleuchtung, während beim Sehen in Nähe die gewöhnliche Verengerung eintritt. Die reflektorische Pupillenstarre ist eine wichtige Erscheinung bei Tabes und bei progressiver Paralyse; bei multipler Neuritis kommt sie nur ausnahmsweise vor.

Pur *engl* Schnurren. **Purring thrill** Katzenschnurren, s. Frémissement cataire.

Purpura *lat* Hautblutung von Punktform (Petechien), Streifenform (Vibices) oder als ausgebreitete Blutunterlaufung (Ekchymose). Zuweilen kommen solche Hautblutungen unter Fieber, örtlichen Schwellungen und Schmerzen, auch mit Gelenkschwellungen verbunden, als Ausdruck einer Infektion vor: **P.** (oder **Peliosis**) **rheumatica.** Die leichtesten Fälle, ohne Störung des Allgemeinbefindens, nennt man **P. simplex. P. haemorrhagica** s. WERLHOFFsche Krankheit.

Pursiness *engl* Kurzatmigkeit.

Purulent *lat* pus Eiter, eitrig.

Pus *lat* Eiter. **P. bonum et laudabile** der reine Eiter der Wundgranulationen im Gegensatz zum infizierten, durch Bakterien zersetzten Eiter, s. Jauche.

Pustula *lat* eigentlich pusula von φυσαν blasen, Pustel, Blatter, eitergefülltes Bläschen der Haut. **P. maligna** s. Milzbrand.

Putrescin ungiftiges Fäulnisalkaloid, vgl. Ptomaïn.

Putreszenz *lat* Fäulnis.

Putrid *lat* faulig, übelriechend.

Pyämie, Pyohämie πυον Eiter, αἱμα Blut, Blutvergiftung, embolische Verschleppung von Wundinfektionsträgern, besonders Staphylokokkus pyogenes und Streptokokkus pyogenes, von dem ursprünglichen Herde aus in andere Organe und Höhlen des Körpers, wo sie eitrige Entzündung und brandigen Zerfall erregen (Herz, Lungen, Nieren, Leber, Milz, Gelenke, Gehirn u. s. w.), unter Schüttelfrösten, hohem Fieber u. s. w. In einzelnen Fällen ist der ursprüngliche Herd nicht nachweisbar: **Kryptogenetische P.** oder **Septopyämie** *κρυπτος* verborgen, *γενεσις* Entstehung. Vgl. Septhämie.

Pyarthros *ἀρϑρον* Gelenk, eitrige Gelenkentzündung.

Pyelitis *πυελος* Becken, Nierenbeckenentzündung, bei Infektionskrankheiten, Fortleitungen von der Blase aus, Reizung durch Nierenbeckensteine (P. calculosa) u. s. w.

Pyelonephritis *νεφρος* Niere, Entzündung des Nierenbeckens und der Niere.

Pygopagus *πυγη* Steiß, *πηγνυναι* verbinden, Doppelmißgeburt mit Verwachsung am Kreuzbein z. B. (die siamesischen Zwillinge).

Pyknokardie (Landois) *πυκνος* dicht, häufig, *καρδια* Herz, Verbesserung für Tachykardie.

Pylephlebitis *πυλη* Pforte, *φλεψ* Ader, Pfortaderentzündung, im Anschluß an Typhlitis, Ruhr, Leberabszeß, Nabelentzündung der Neugeborenen, führt zu Thrombose der Pfortader.

Pylethrombosis Thrombose der Pfortader durch drückende Geschwülste oder einschnürende Bauchfellstränge, Kreislaufstörungen bei Lebercirrhose, Pfortaderentzündung.

Pyloroplastik, Pylorusresektion plastische Operation oder Ausschneidung des Pylorus bei narbiger oder krebsiger Verengerung.

Pyogen *πυον* Eiter, *γενης* von *γιγνεσϑαι* entstehen (eigentlich: aus Eiter entstanden), eiterungerregend.

Pyometra *μητρα* Gebärmutter, Eiteransammlung in der Gebärmutter.

Pyonephrose *νεφρος* Niere, Nierenvereiterung nach eitriger Pyelitis.

Pyopneumothorax s. Pneumothorax.

Pyorrhoe *ῥοη* von *ῥειν* fließen, Eiterfluß, Blennorrhoe, Gonorrhoe.

Pyosalpinx *σαλπιγξ* Trompete, Eiteransammlung im Eileiter.

Pyothorax *ϑωραξ* Brustkorb, eitrige Pleuritis, Empyem.

Pyrexie *πυρ* Feuer, *ἐχειν* haben, Fieber.

Pyrogen *γενης* von *γιγνεσϑαι* entstehen, besser **Pyrogon** von *γονευειν* erzeugen, fiebererregend.

Pyromanie *μανια* Wahnsinn, Brandstiftungstrieb, s. Trieb.

Pyrosis Sodbrennen.

Pyulque fr *πυον* Eiter, *ἑλκος* Geschwür, Eiterung der Zehen.

Pyurie *οὐρον* Harn, Eitergehalt des Harns.

Q

Quaddeln beetartige rote oder blasse, dann mit einem roten Hof umgebene, linsen- bis fünfmarkstückgroße Erhebungen der Haut, wohl vasomotorischen Ursprungs, durch Flohstiche, Brennnesseln oder durch Magenstörungen, nach Genuß von Krebsen, Erdbeeren u. dgl.: Nesselsucht, Nesselfieber.

Qualm *engl* Übelkeit.

Quarantaine die (ehemals) 40 Tage dauernde Beobachtungszeit für Reisende aus verseuchten Häfen.

Quecksilbervergiftung akut mit Brechen, Durchfall, diphtheritischer Dickdarmentzündung, chronisch mit Mund-, Magen- und Darmkatarrh, Dickdarmdiphtheritis, Kachexie, Intentionszittern.

Querulantenwahn *lat* queri klagen, Prozeßsucht, Geistesstörung der erblich Psychopathischen (Minderwertigen), wobei sie an ein wirklich oder vermeintlich erlittenes Unrecht anknüpfen und die angeblichen Verfolger auf jede Weise zu bekämpfen suchen, ohne einer Belehrung zugänglich zu sein und mit fortschreitender Ausbildung ihres Wahns (Übergänge zu Paranoia).

Quickening *engl* das Fühlen der Kindsbewegungen im Leibe.

Quinteux *fr* s. Toux.

R

Rabies *lat* Tollwut, Wutkrankheit (s. d.).

Rachenbräune s. v. w. Diphtherie.

Raclage *fr* Krätze.

Radesyge *norweg* rada syge böse Seuche, Bezeichnung verschiedener Hautkrankheiten in Norwegen, Syphilis, Aussatz, Lupus u. s. w.

Rage *fr* Wutkrankheit.

Rag-pickers disease *engl* Haderkrankheit.

Raie méningitique *fr* das Entstehen bleibender geröteter Streifen bei Streichen über die Haut (bei Meningitis), vgl. Dermatographie.

Railway-brain und **Railway-spine** *engl* (wörtlich Eisenbahngehirn und Eisenbahnrückenmark) die Nervenkrankheiten nach Eisenbahnunfällen, vgl. Neurosen, traumatische.

Raisonnant *fr* vernünftelnd, s. Folie raisonnante.

Râle *fr* Rasseln.

Ramoneurs, Cancre des *fr* Schornsteinfegerkrebs.

Ranula *lat* rana Frosch, Fröschlein, Froschgeschwulst, kleine Zyste neben dem Zungenbändchen, Rest einer embryonalen Spalte oder Stauungszyste eines Speicheldrüsenganges.

Rape *engl* Notzucht.

Râpe *fr* Raspel; **Bruit de r.** schabendes Geräusch, pleuritisches Reiben.

Raphania s. Rhaphania.

Rapport *fr* Beziehung. **Hypnotischer R.** die geistige Verbindung zwischen dem Einschläfernden und dem Hypnotisierten, die auch während des tiefen Schlafes bestehen bleibt.

Raptus *lat* Ausbruch, Angsthandlung bei Melancholischen.

Rareficatio *lat* rarus selten, facere machen, Gewebschwund, besonders des Knochens.

Rash *engl* scharlachartige Hautröte bei Puerperalfieber u. dgl.; Ausschlag; Kopfkongestion durch Chloral.

Raspatorium *lat* Raspel, Schabeisen zum Ablösen der Knochenhaut.

Rasp spoon *engl* scharfer Löffel.

Rasseln s. Rhonchus.

Râtelier *fr* künstliches Gebiß.

Raucedo, Raucitas *lat* Heiserkeit.

Rausch akute Alkoholvergiftung. **Pathologischer R.** mit schwerer Bewußtseinstörung, maniakalischer Erregung, Neigung zu Gewaltthätigkeit, Sinnestäuschungen u. s. w., besonders bei erblich Psychopathischen.

RAYNAUDsche Krankheit s. Gangrän, symmetrische.

Reaktion *lat* Gegenwirkung. **Pathologische R.** Gegenwirkung des Körpers auf schädliche oder feindliche Einwirkungen (z. B. Entzündung bei entsprechender Reizung).

Rechute *fr* Rückfall. **Fièvre à r.** Rückfallfieber, Rekurrens.

Reclinatio *lat* reclinare zurückbeugen, Umlegung der Starlinse.

Rectocele *lat* rectum Mastdarm, κήλη Bruch, Beteiligung der vorderen Mastdarmwand bei Gebärmutter- und Scheidenvorfall.

Redressement *fr* Wiedereinrichtung von Knochenbrüchen und Verrenkungen.

Reduktion *lat* Wiedereinrichtung von Brüchen, Verrenkungen u. s. w.

Reflex *lat* unwillkürliche, durch das Rückenmark oder das verlängerte Mark u. s. w. vermittelte Überleitung von zentripetalen Reizen auf zentrifugale Nerven. **Sehnenreflex** Muskelzusammenziehung beim Beklopfen oberflächlicher Sehnen (vgl. Patellarsehnenreflex u. Fußphänomen). **Hautreflex** Muskelzusammenziehung nach Berührung der Haut, z. B. Bewegungen des Fußes beim Kitzeln der Sohle (Sohlenreflex), Zusammenziehung der Bauchmuskeln einer Seite bei Berührung der gleichseitigen Bauchhaut (Bauchreflex), Schließung der Lider bei Berührung des Auges oder Annäherung daran (Lidreflex), vgl. auch Kremasterreflex. Unter krankhaften Verhältnissen können alle Reflexe gesteigert oder herabgesetzt oder erloschen sein, letzteres bei Unterbrechung der Reflexbahn im zentripetalen oder zentralen oder zentrifugalen Teil. **R-epilepsie** Auftreten von Epilepsie bei Reizung durch peripherische Narben. **R-lähmung** Lähmungen als Reflex z. B. bei Gebärmuttererkrankungen, nach neuerer Auffassung entweder hysterischer od. neuritischer Natur.

Refracta *lat* **dosis** *gr* gebrochene, geteilte, kleine Gabe eines Arzneimittels.

Refraktär *lat* widerhaarig, unempfänglich.

Refraktion *lat* Lichtbrechung. **Refraktionsanomalie** Abweichung der Lichtbrechung, richtiger der Einstellung des Auges auf deu Fernpunkt.

Refraktometer Instrument zur Bestimmung des Fernpunktes.

Refrigeratio *lat* Erkältung. **Refrigerationslähmung** Erkältungslähmung, Lähmung durch Muskelrheumatismus oder durch Neuritis.

Regeneratio *lat* Heilung, Ersatz.

Régime *fr* **Regimen** *lat* verordnete Lebensweise und Verhalten des Kranken.

Règles *fr* Monatsblutung. **R. supplémentaires** vikariierende Menstruation.

Reimplantatio dentium *lat* Wiedereinsetzen ausgezogener Zähne.

REINEYsche Körperchen s. v. w. MIESCHERsche Schläuche.

Reinkultur Trennung einer Bakterienart von allen anderen beim Züchtungsverfahren durch die Züchtung auf festen Nährböden (ROBERT KOCH), vgl. Plattenkultur.

Reinversion *lat* re-invertere wieder umstülpen, Zurückbringung der umgestülpten Gebärmutter.

Reiskörper s. Corpora oryzoidea.

Reiswasserstühle die reiswasser- od. mehlsuppenähnlichen Ausleerungen der Cholerakranken.

Reitbahnbewegungen unwillkürliche Drehbewegungen bei Vierhügelerkrankungen u. dgl.

Reitknochen knochenbildende Muskelentzündung in Schenkelmuskeln bei Reitern.

Rekonvaleszenz *lat* Genesung.

Rekrudeszenz *lat* Wiederverschlimmerung.

Rekurrens *lat* Febris recurrens Rückfallfieber, akute Infektionskrankheit mit hohem Fieber, das meist 5—7 Tage dauert und nach 5—10 Tagen mit demselben Verlauf nochmals auftritt (erster **Relaps**); es können nach ebensolchen Pausen noch ein dritter und mehr Relapse vorkommen. Besonders schwere Fälle mit Gelbsucht und Gehirnerscheinungen heißen **biliöses Typhoïd.** Die Krankheiterreger, OBERMEYERs Spirochäten, bewegliche schraubenförmige Fäden, sind während der Fieberanfälle im Blut nachweisbar.

Relâchement *fr* Erschlaffung.

Relaps s. Rekurrens. **Relapsing fever** *engl* Rückfallfieber, s. Rekurrens.

Remède *fr* Heilmittel. **R. du formulaire** *fr* Magistralformel.

Remission *lat* unvollständiger Nachlaß. Vgl. Fieber.

Rénitente. Tumeur *fr* harte Geschwulst oder Schwellung, worüber die Haut gespannt ist.

Ren mobilis *lat* Wanderniere, s. d.

Renversé *fr* Umdrehung, Umschlagen einer Rollbinde bei zunehmendem Umfang des einzuwickelnden Gliedes.

Reposition *lat* Wiedereinrichtung von Brüchen, Knochenbrüchen, Verrenkungen u. s. w. **Réposition en masse** *fr* Zurückdrängung eines Bruches in die Bauchhöhle samt Bruchhals und Bruchsack, wobei natürlich die Einklemmung weiter besteht.

Reprise s. Keuchhusten.

Resektion *lat* Ausschneidung von Stücken im Verlauf eines Teiles, z. B. des Ellbogengelenks bei Erhaltung des Armes u. s. w.

Resolution *lat* Lösung einer Krankheit, Zerteilung einer Entzündung.

Resonanz *lat* Mitschwingen der Luft in benachbarten Hohlräumen.

Resorption *lat* Aufsaugung flüssiger oder durch fettige Entartung verflüssigter Körperbestandteile durch Venen und Lymphbahnen.

Responsabilité *fr* Verantwortlichkeit, Zurechnungsfähigkeit.

Restitutio in integrum *lat* Wiederherstellung des früheren Zustandes.

Restraint *engl* Zwangsmaßregeln gegen Irre (Zelle, Zwangsjacke, Zwangstuhl, Zwanghandschuhe u. dgl.). Vgl. No-restraint.

Retentio *lat* Zurückhaltung. **Retentionszysten** s. Cystis.

Retinitis *lat* retina von rete Netz, Netzhautentzündung. **R. haemorrhagica**

zahlreiche verstreute kleine Blutungen in der Netzhaut bei allgemeinen od. örtlichen Kreislaufstörungen. **R. nephritica** od. **albuminurica** Stauungspapille und Blutungen und weiße Entartungsherde der Netzhaut, bei chronischer Nephritis. **R. pigmentosa** chronische Bindegewebswucherung in der Netzhaut mit Schwund der nervösen Teile und Ablagerung von Pigment, angeboren od. erworben. Vgl. Nyktalopie.

Retraktion *lat* Schrumpfung.

Rétrécissement *fr* Verengerung. **R. du champ visuel** Gesichtsfeldeinengung. **R. des orifices du cœur** Stenose der Herzostien. **R. de l'urètre** Harnröhrenstriktur. **R. thoracique** Einziehung des Brustkorbes nach Entleerung eines alten Pleuraexsudats.

Retroflexion *lat* Rückwärtsknickung der Gebärmutter, Abknickung zwischen Körper und Hals der Gebärmutter und Umlegung des Körpers nach hinten.

Retropharyngealabszeß Vereiterung des Zellgewebes zwischen der hinteren Rachenwand u. der Wirbelsäule, meist bei Kindern aus Lymphdrüsenentzündung entstehend, seltener nach Verletzungen, bei Scharlach oder bei Wirbeltuberkulose.

Retroversion *lat* Rückwärtsbeugung der Gebärmutter im ganzen. Vgl. Retroflexion.

Revaccination *lat* Wiederimpfung, Wiederholung der Vaccination (deren Wirksamkeit etwa 12 Jahre anhält), zunächst im 12. Lebensjahre.

REVERDINsche Transplantation Übertragung kleinster flach abgeschnittener Hautstückchen auf granulierende Wundflächen. Vgl. Transplantation.

Revulsiv *lat* ableitend.

Rezidiv *lat* rückfällig, Rückfall.

Rhabditis ῥαβδος Streif, Anguilluliden (schmarotzende Rundwürmer). **Rh. stercoralis** Ursache der Cochinchinadiarrhoe, s. d.

Rhabdomyom s. Myom.

Rhachialgie ῥαχις Rückgrat, ἀλγος Schmerz, Rückenschmerz.

Rhachiopagus πηγνυναι verbinden, Doppelmißgeburt mit gemeinsamer Wirbelsäule.

Rhachisagra ἀγρα Falle, Gicht der Wirbelgelenke.

Rhachischisis σχιζειν spalten, Spina bifida.

Rhachitis Englische Krankheit, Störung des Knochenwachstums im frühen Kindesalter (mangelhafte Verkalkung des osteoiden Gewebes, osteoide Wucherungen im Periost, Wucherungen der Knorpelzellen, Blutüberfüllung des Knochenmarks und vielleicht auch vermehrte Knochenresorption), wodurch die Gliedenden verdickt (**doppelte Glieder, Zwiewuchs**; an den Rippenknorpelansätzen **rhachitischer Rosenkranz**) und biegsam werden (Pectus carinatum, Säbelbeine, Kraniotabes, Kyphose). **Rh. acuta** akute fieberhafte Rh. (nicht allgemein anerkannt).

Rhagaden ῥηγνυναι bersten, Schrunden, kleine oft sehr schmerzhafte Spalten der Haut (Lippen, After, Brustwarze, Finger).

Rhaphania ῥαφανος Rettich, Kriebelkrankheit, Ergotismus (früher auf Verunreinigung des Getreides mit Kriebelrettich [Rhaphanus Rhaphanistrum] bezogen).

Rheophor ῥειν fließen, φερειν tragen, Stromgeber, Elektrode.

Rheostat ἱσταναι stellen, Vorrichtung zur Einschaltung abgemessener Widerstände in den Stromkreis galvanischer Batterien, um ein ganz allmähliches Ansteigen des Stromes erzielen zu können.

Rheumarthritis ῥευμα v. ῥειν fließen, ἀρθρον Gelenk, Gelenkrheumatismus.

Rheumatismus eigentlich Fluß, von der Laienvorstellung des Herumfließens des Krankheitstoffes im Körper, gemeinsame Bezeichnung für schmerzhafte Krankheiten der Gelenke und Muskeln, die durch Erkältung oder unbekannte atmosphärische Einflüsse entstanden sind. **Rh. articulorum acutus** akuter Gelenkrheumatismus, s. Polyarthritis. **Rh. articulorum chronicus, Rh. nodosus** vgl. Arthritis. **Rh. muscularis** Muskelrheumatismus, Muskelschmerzen, nach Erkältungen oder übermäßigen Zerrungen (vielleicht entzündliche Ödeme oder Faserzerreißungen). Besondere Formen: Torticollis rheumatica oder Caput obstipum, Pleurodynie, Lumbago (Hexenschuß).

Rheumatokelis κηλις Fleck, Purpura rheumatica.

Rhexis ῥηξις Zerreißung.

Rhineurynter ῥις Nase, εὐρυνειν erweitern, durch Luft aufzublähende Kautschukblase, die gegen Nasenbluten in die Nase eingeführt wird. Vgl. Kolpeurynter.

Rhinitis Nasenkatarrh, Schnupfen, Koryza.

Rhinolalie λαλειν reden, näselnde Sprache.

Rhinolith λιθος Stein, Nasenstein, verkalkter Fremdkörper in der Nase.

Rhinomykosis μυκης Pilz, Ansiedlung von Schimmelpilzen auf entzündeten Teilen der Nasenschleimhaut.

Rhinophyma φυμα Knollen, φυειν wachsen, Pfundnase, knollige Verdickung der Nase bei Akne rosacea.

Rhinoplastik πλαστικη τεχνη Bildnerkunst, künstliche Nasenbildung aus der Stirnhaut (indische Weise) oder Armhaut (italienische Weise).

Rhinorrhagie ῥηγνυναι bersten, heftiges Nasenbluten.

Rhinosklerom (Hebra) σκληρος hart, seltene Hautkrankheit mit fortschreitender wulstiger Verdickung der Haut, von der Nasenhaut oder Nasenschleimhaut ausgehend, anscheinend durch Bazillen mit Kapselbildung hervorgerufen.

Rhinoskopie σκοπειν schauen, Untersuchung der Nase von vorn: **Rh. anterior**, oder mit Spiegelvorrichtungen vom Rachen her: **Rh. posterior.**

Rhonchus *lat* v. ῥεγχειν schnarchen, Rasseln, Rasselgeräusch, die Auskultationsgeräusche, die durch Schwellung der Bronchialschleimhaut (**trockenes Rasseln**) oder durch Anwesenheit von Flüssigkeit in den Bronchien (**feuchtes Rasseln**, je nach der Weite der Bronchien **groß-, mittel-** oder **kleinblasig**) hervorgerufen werden. Durch die Resonanz bei Verdichtungen des Lungengewebes werden die Rasselgeräusche **klingend. Krepitierendes Rasseln** s. v. w. Knisterrasseln, s. Crepitatio.

Rhotacismus ῥ, fehlerhafte Aussprache des Buchstaben r. Vgl. Pararhotacismus.

Rhume *fr* Katarrh, Schnupfen.

Rhyas (veraltet) ῥειν fließen, Überfließen der Thränen bei Fehlen der Karunkel.

Rhypia s. Rupia.

Rhytidosis ῥυτις Runzel, Runzelung, Hornhautrunzelung, auch s. v. w. Geromorphismus.

Rickets *engl* rick Höcker, Rhachitis.

Ricochetschüsse *fr* Prellschüsse (s. d.).

Riders bone *engl* Reitknochen.

Riesenwuchs übermäßiges Wachstum des Körpers. **Partieller R., Akromegalie** krankhaftes Wachsen von Gliedern oder Gliedteilen im mittleren oder jugendlichen Alter, angeblich besonders oft mit Hyperplasie der Hypophysis cerebri oder mit Schilddrüsenerkrankungen verbunden.

Riesenzellen vielkernige Zellen, die durch Störung der Zellteilung bei lebhafter Bindegewebsneubildung entstehen, besonders in Tuberkeln.

Rigid *lat* steif, starr.

Rigor mortis *lat* Totenstarre.

Rimae cutis *lat* Rhagaden, Hautschrunden.

Ring-worm *engl* Ringwurm, Herpes circinatus.

Risus sardonicus σαρδανιος grimmig, sardonisches Lächeln, krampfhafte Verzerrung des Gesichts bei Facialiskrampf.

Röteln *lat* rubeolae, ansteckende Infektionskrankheit, im Ausschlag und in den Erscheinungen den Masern ganz ähnlich, aber gelinder, früher vielfach fälschlich mit Masern zusammengeworfen.

ROMBERGsches Zeichen Schwanken beim Stehen mit geschlossenen Augen, besonders bei Tabes dorsalis, Kleinhirnerkrankungen und multipler Neuritis.

Ronflant *fr* schnarrend. **Ronflement** Schnarchen.

Rose s. Erysipelas.

Roseola *lat* kleinfleckige Hautröte, die auf Druck verschwindet. **Roséole émotive** *fr* fleckige Gesichtsröte im Affekt, besonders bei Neurasthenischen. **R. typhosa** bei Typhuskranken, besonders am Rumpf, am Ende der ersten Krankheitwoche auftretend. **R. vaccina** bei Geimpften, bedeutungslos. **R. syphilitica** frühzeitige Hautveränderung bei sekundärer Syphilis.

Rot *engl* Aufstoßen.

Rotz, Malleus, akute Infektionskrankheit, durch ihre Bazillen vom Pferd u. s. w. auf den Menschen übertragbar, geschwürig zerfallende Hautpusteln, die zu Zellgewebsentzündungen und Embolien führen. Beim **chronischen R.** schlaffe Haut- und Schleimhautgeschwüre u. s. w. **Malleus humidus** R. der Nase, **M. farciminosus** R. der Haut.

Rougeole *fr* Masern.

Rouget *fr* Hautentzündung durch Leptus autumnalis, s. d.

Rubefacientia remedia *lat* hautrötende, hautreizende Mittel.

Rubeolae *lat* Röteln.

Rubor *lat* entzündliche Hautröte.

Ructus *lat* Aufstoßen.

Rückfallfieber s. Rekurrens. **Chronisches R.** s. v. w. Pseudoleukämie.

Ruhr s. Dysenterie.

Rugine *fr* Knochenfeile.

Rumbling *engl* Knurren, Gurren (im Leibe).

Ruminatio *lat* ruma Kehle, Merycismus, Wiederkäuen, Zurücktreten der Speisen aus dem Magen in den Mund, von wo sie nochmals verschluckt werden, bei mechanischer Dehnung des Mageneingangs durch gieriges Essen, ferner bei Neurasthenie u. u. w.

Rupia ῥύπος Schmutz, Schmutzflechte, große borkenbedeckte geschwürige Pustel.

Ruptur *lat* Zerreißung.

Rytidosis s. Rhytidosis.

S

Saburra *lat* Ballast, unverdaute Stoffe im Magendarmkanal. **Colica saburralis** Kotkolik. **Langue saburrale** *fr* belegte Zunge.

Saccharomyces albicans *lat* saccharum Zucker, μυκης Pilz, *lat* albus weiß. **Oidium albicans** Soorpilz, Erreger des Soor (s. d.).

Sachet *fr* Säckchen.

Sacrocoxalgie *lat* sacrum os Kreuzbein, und Coxalgie, Entzündung des Gelenks zwischen Kreuzbein und Becken.

Sadismus (von Krafft-Ebing) geschlechtliche Erregung durch grausame Handlungen, Mißhandlung der Geliebten, Lustmord, Leichenschändung, vgl. Piqueurs. Der Name ist von dem berüchtigten Marquis de Sade (1740—1814) hergeleitet.

Saignée *fr* Aderlaß.

Sakkadiert *fr* stoßend, absatzweise erfolgend, besonders das Einatmungsgeräusch bei beginnender Tuberkulose.

Salaamkrämpfe, Nickkrämpfe pagodenartiges Kopfnicken durch wechselnde Zusammenziehungen der Sternocleidomastoidei bei Accessoriuskrampf.

Salacitas *lat* Geilheit, krankhaft gesteigerter Geschlechtstrieb.

Salipyrin salizylsaures Antipyrin.

Salivation *lat* Speichelfluß, krankhafte Vermehrung des Speichels, der zum Munde herausfließt, bei örtlicher Reizung, nervösen Störungen und Blödsinnzuständen.

Salpingitis σαλπιγξ Trompete, Eileiterentzündung.

Salzfluß s. v. w. Ekzem.

Sanatio *lat* Heilung.

Sanglot *fr* Singultus.

Sangsue *fr* *lat* sanguisuga Blutegel.

Sanies *lat* dünner Eiter, Jauche.

Saprogen σαπρος faul, γενης von γιγνεσθαι entstehen, fäulniserregend (eigentlich aus Fäulnis entstanden).

Saprophyten φυτον Pflanze, Fäulnispilze, Bakterien, die ausschließlich auf tote Stoffe angewiesen sind (**obligate S.**) oder zwischen toten Stoffen und parasitärer Lebensweise wählen können (**fakultative S.**).

Sarcina σαρξ Fleisch, in Würfeln (warenballenförmig) angeordnete Kokken, harmlose Bewohner des Magens.

Sarkocele κηλη Bruch, Hodengeschwulst (Elephantiasis, Krebs, Tuberkulose).

Sarkom Geschwülste, die aus dem Bindegewebe hervorgehen, und deren Zellen der Art der Bindegewebszellen entsprechen, aber der Zahl nach abnorm reichlich entwickelt sind. Nach der Art der Zellen unterscheidet man: Rundzellen-, Spindelzellen-, Endothelzellen-, Sternzellen-, Riesenzellen-S., nach dem Aufbau Chondro-, Osteo-, Pigment-, Myo-, Neuro-, Angio-S., Cylindrom, s. die einzelnen.

Sarkoptes hominis Krätzmilbe, Erreger der Krätze, Scabies.

Saturnismus *lat* saturnus Blei, Bleivergiftung.

Satyriasis σατυρος Faun, krankhaft gesteigerter Geschlechtstrieb beim Manne.

Saw *engl* Säge.

Scab *engl* Ausschlag, Kruste.

Scabies *lat* scabere kratzen, Krätze, durch Übertragung ansteckende Hautschmarotzerkrankheit, wobei sich Krätzmilben (s. Sarkoptes) in die Oberhaut einbohren und Jucken und Entzündung erregen. **S. crustosa, S. BOECKII** Borkenkrätze, in Norwegen vorkommende Krätzform mit Bildung von Hornschwielen und dicken Borken der Haut.

Scabrities unguium *lat* scaber rauh, Zerfaserung der Nägel.

Scald *engl* Grind, Brandwunde.

Scale *engl* Schuppe.

Scall *engl* Schuppe, Kruste.

Scapulae alatae *lat* flügelförmig abstehende Schulterblätter, bei schwindsüchtigem Körperbau, bei Serratuslähmung u. s. w.

Scapulodynie ὀδυνη Schmerz, Rheumatismus der Schulterblattmuskeln.

Scarlatina *lat* Scharlach, ansteckende Infektionskrankheit mit Fieber, Angina und scharlachrotem Ausschlag aus dichtstehenden, bald zusammenfließenden Fleckchen, oft mit diphtheritischer Entzündung (Scharlachdiphtheritis) des Rachens, Verjauchung der Kieferlymphdrüsen, Mittelohrentzündung u. s. w. verbunden. **S. sine exanthemate** S. ohne Ausschlag, **sine angina** ohne Angina, durch die nachweisbare Ansteckung als Scharlach erkennbar. **S. puerperalis** scharlachartiger Hautausschlag bei Puerperalfieber.

Schafblattern Windpocken, Varizellen.

Schanker. Weicher Sch. akute durch den Beischlaf übertragbare Infektionskrankheit, die in örtlicher Geschwürsbildung, nicht selten mit nachfolgender Lymphdrüsenvereiterung, besteht. **Harter Sch., HUNTERscher Sch.,** s. Syphilis.

Scharbock s. Skorbut.

Schistoprosopie σχιζειν spalten, προσωπον Gesicht, angeborene Gesichtspalte.

Schizomyzeten μυκης Pilz, Spaltpilze.

Schlangenbiß hämorrhagische Entzündung an der Bißstelle und Allgemeinvergiftung durch eiweißartige Giftstoffe (wahrscheinlich Blutgerinnung, Lähmung des Nervensystems).

Schlingbeschwerden s. Dysphagie.

Schluckpneumonie katarrhalische Pneumonie durch verschluckte Speiseteile u. dgl.

Schlundstößer Fischbeinstab mit Schwamm oder dgl. an der Spitze, um Fremdkörper des Schlundes und der Speiseröhre in den Magen hinabzustoßen.

Schmierkur regelmäßige Einreibung von Quecksilbersalbe in die Haut, zur Syphilisbehandlung.

Schnupfen Nasenkatarrh, Coryza.

Schorf Decke von eingetrocknetem Blut und Gewebsaft.

Schornsteinfegerkrebs Krebs der Hodenhaut, der sich bei Schornsteinfegern durch den Reiz der im Ruß enthaltenen Stoffe entwickelt.

Schrecklähmung vorübergehende od. dauernde Lähmung durch Schreck, gleich der hysterischen Lähmung von der Vorstellung des Nichtkönnens abhängig.

Schreibkrampf lähmungsartige oder in Zittern oder krampfhaftem Ausfahren der Hand bestehende Schreibstörung durch Überanstrengung.

Schüttellähmung s. Paralysis agitans.

Schuppenflechte s. Psoriasis.

Schutzimpfung künstliche Einbringung abgeschwächter Krankheitgifte oder bestimmter Stoffwechselerzeugnisse der Krankheiterreger in den Körper, um Immunität (s. d.) gegen bestimmte Krankheiten zu erzielen (Pocken, Wutkrankheit u. s. w.).

Schwachsinn mäßiger Grad von Geistesschwäche (vgl. Blödsinn), angeboren (Imbezillität) oder durch überstandene Geistes- oder Gehirnkrankheiten erworben.

Schwämmchen s. Soor.

Schweiß. Englischer Sch. epidemisches Frieselfieber (15. Jahrh.).

Schwellung. Trübe Sch. albuminöse Infiltration, parenchymatöse Degeneration, Vorstufe der fettigen Entartung, mit Vergrößerung und feiner Körnung der Zellen verbunden.

Schwindel s. Vertigo.

Sciatique *fr* Ischias.

Scie *fr* Säge.

Scirrhus σκιῤῥος hart, Faserkrebs, mit festem Bindegewebsgerüst.

Sclérose en plaques *fr* inselförmige Sklerose.

Scriveners cramp *engl* Schreibkrampf.

Scrophuloderma ulcerosum skrophulöses Hautgeschwür.

Scurf *engl* Schorf.

Scurvy *engl* Skorbut.

Scutulatus *lat* scutum Schild, schildförmig, in der Mitte vertieft. **Scutulum** Schildchen, schwefelgelbe schildförmige, in der Mitte von einem Haar durchbohrte Pilzansammlung an der Haarbalgmündung, bei Favus.

Seam *engl* Saum, Naht, Narbe.

Sea-sickness *engl* Seekrankheit.

Seborrhoe *lat* sebum Talg, ῥοη von ῥειν fließen, krankhaft vermehrte Absonderung von Hauttalg.

Secessus involuntarii *lat* secedere fortgehen, unfreiwillige Harn- und Stuhlentleerung.

Secousses fibrillaires *fr* fibrilläres Muskelzucken.

Sectio *lat* Schnitt. **S. alta** hoher Steinschnitt, oberhalb der Symphyse. **S. lateralis** Seitensteinschnitt, seitlich vom Damm beginnend, dann durch Harnröhre und Prostata zur Blase. **S. mediana** am Bulbus der Harnröhre durch diese und den Blasenhals zur Blase. **S. caesarea** Kaiserschnitt.

Secundine *engl* Nachgeburt.

Sedatin s. v. w. Antipyrin.

Sedativa remedia *lat* beruhigende Mittel.

Sedimentum *lat* Bodensatz. **S. lateritium** *lat* later Ziegel, ziegelmehlartiger Harnbodensatz von harnsauren Salzen.

Seekrankheit durch die schaukelnde Bewegung des Schiffes hervorgerufene nervöse Störung mit Übelkeit, Erbrechen, Mattigkeit, trüber Stimmung u. s. w.

Seelenblindheit Verlust des Verständnisses für die Gesichtsbilder bei erhaltenem Sehvermögen und Verstand (optische Aphasie, Wernicke).

Segmentierung der hysterischen Gefühlslähmungen Begrenzung des gefühllosen Gebiets durch Scheiben, die senkrecht zur Axe des Gliedes stehen.

Sehnenreflex s. Reflex.

Seigle ergoté *fr* Secale cornutum (Mutterkorn).

Semiotik σημα Zeichen, Lehre von den Zeichen, von den krankhaften Veränderungen.

Senium praecox *lat* vorzeitiges Greisenalter, besonders verfrühter geistiger Verfall.

Sens génésique *fr* Geschlechtstrieb.

Sensorium *lat* Bewußtsein.

Sepsis σηψις Fäulnis, **Septikämie** besser **Septichämie** oder **Sephthämie** σηπτικος faulend, αἱμα Blut, Vergiftung des Körpers durch Giftstoffe aus infizierten Wunden. **Septisch** faulend, mit Entzündungserregern infiziert. Vgl. Pyämie.

Sequester *lat* sequestrare absondern, abgestorbenes Knochenstück. **Sequestrotomie** τεμνειν schneiden, operative Entfernung eines S-s.

Séringue *fr* Spritze.

Serpiginös *lat* serpere kriechen, bogenförmig fortschreitendes Geschwür.

Serra *lat* Säge.

Serré *fr* hart, gespannt (vom Puls).

Serre-fine (Vidal) *fr* federndes Häkchen zum Zusammenhalten von Wundrändern.

Set of teeth *engl.* künstliches Gebiß.

Setaceum *lat.* seta Haar, Haarseil.

Seton *engl.* Haarseil.

Sexualempfindung. Perverse S. krankhafte Abweichung der Geschlechtsempfindung und des Geschlechtstriebes, bis zur **konträren S.**, wo der Mann sich als Weib, das Weib sich als Mann in geschlechtlicher Beziehung fühlt. Vgl. Päderastie, Masochismus, Sadismus.

Shaking paralysis *engl.* Schüttellähmung, Paralysis agitans.

Shampooing *engl.* Massage.

Shamsickness *engl.* Scheinkrankheit.

Shingles *engl.* Gürtelrose, Herpes zoster.

Shiver *engl.* Schauer; Splitter.

Shock *engl.* Stoß, Erschütterung, besonders des Nervensystems durch geistige oder körperliche Eindrücke.

Short-sighted *engl.* kurzsichtig.

Show *engl.* Fruchtwasserabgang.

Shrink *engl.* Einschrumpfen; Schauder.

Shrivel, Shuddles *engl.* Schauder.

Sialagoga remedia σιαλος Speichel, ἀγωγος führend, speichelflußerregende Mittel. **Sialorrhoe** ῥοη von ῥειν fließen, Speichelfluß.

Sibbens *engl.* syphilitische Rachengeschwüre u. dgl. (Schottland).

Sickness *engl.* Krankheit.

Siderodromophobie σιδηρος Eisen, δρομος Lauf, φοβος Furcht, Eisenbahnfurcht, bei Neurasthenie.

Siderosis pulmonum s. Staublunge.

Sigmazismus σ, Anstoßen mit der Zunge beim Buchstaben s.

Silbenstolpern Auslassung, Wiederholung oder Verstümmelung von Silben beim Sprechen.

Silver-eyed *engl.* glotzäugig.

Sindon *fr.* Wieke für die Trepanationsöffnung.

Singultus Schluchzen, Schlucksen, unwillkürliche schnelle Zusammenziehung des Zwerchfells mit tönender Einatmung, krankhaft bei Reizung des Zwerchfells durch Entzündung, Druck vom Magen oder der Leber, bei Erkrankungen des Atmungszentrums.

Sinnestäuschungen allgemeine Bezeichnung für solche Erscheinungen im Gebiet der verschiedenen Sinnesorgane, die bei voller Deutlichkeit und Greifbarkeit doch nicht oder wenigstens nicht in dieser Form durch äußere Eindrücke entstanden sind, sondern entweder rein auf abnorm lebhaftem Wiederauftreten der Erinnerungsbilder von Eindrücken oder Vorstellungen beruhen, **Halluzinationen**, oder in falscher Deutung wirklicher, außerhalb des Körpers oder in der peripheren Leitungsbahn der Sinne liegender Reize bestehen, **Illusionen. Pseudohalluzinationen, Apperzeptionshalluzinationen.** Bei Gesunden vereinzelt und durch die Überlegung als Täuschung erkennbar, während sie bei Irren als wahr hingenommen werden und das Vorstellungsleben beherrschen.

Sinuös *lat.* sinus Busen, buchtig.

Siphonom σιφων Röhre, s. Cylindroma.

Siriasis σειριος Hundstern, Sonnenstich; Gehirnentzündung.

Sitophobie σιτος Speise, φοβος Furcht, Nahrungsverweigerung.

Situs transversus viscerum *lat.* quere Umkehrung der Lage der Eingeweide (so daß sie dem Spiegelbild des normalen entsprechen).

Skalpell *lat.* scalpere schneiden, chirurgisches Messer mit unbeweglicher Klinge.

Skandierend *lat.* langsam schleppende, eintönig singende, stoßweise erfolgende Sprache.

Skaphocephalie σκαφος Kahn, κεφαλη Kopf, Kahnform des Schädels, kielförmige Vorragung der Pfeilnahtgegend.

Skatophagie σκατος Kot, φαγειν essen, Kotessen.

Skerljevo istrischer Sammelname für Hautkrankheiten u. Rachengeschwüre (Syphilis, Lupus u. s. w.).

Skiaskopie *σκια* Schatten, *σκοπειν* schauen, Schattenprüfung, Beurteilung der Fernpunkteinstellung aus den Schatten, die die aus einiger Entfernung beleuchtete Pupille bei Drehung des Spiegels zeigt.

Sklerektasie *σκληρος* hart, *ἐκτασις* Ausdehnung, Ausdehnung der Sklera (Lederhaut) des Auges.

Sklerema, Skleroderma, Skleroma *δερμα* Haut, chronische Hautkrankheit, die zu Verhärtung und weiterhin zu starker Verkürzung der Haut einzelner Teile oder des ganzen Körpers führt. **S. neonatorum** entsprechende akute und fast immer tötliche Krankheit bei Neugeborenen.

Skleritis Lederhautentzündung (am Auge). **Sklerochorioiditis** Leder- und Aderhautentzündung.

Sklerodaktylie *δακτυλος* Finger, **Sklerema** auf die Finger beschränkt.

Skleroderma s. Sklerema.

Sklerose Verhärtung, vgl. Kranzgefäße. **Inselförmige, herdförmige** oder **multiple S.** des Zentralnervensystems, Entwicklung zahlreicher sklerotischer Herde (mit Wucherung der Glia, Verdickung der Gefäßwände, Schwund der Nervenfasern und Zellen), mit entsprechenden Herderscheinungen. Die ausgeprägten Fälle verlaufen mit Intentionszittern, Nystagmus oder Doppelsehen und skandierender Sprache.

Skolex *σκωληξ* Wurm, Köpfchen in den Brutkapseln der Bandwürmer, s. Echinokokkus.

Skoliose *σκολιος* krumm, Schiefwuchs der Wirbelsäule, seitliche Rückgratverkrümmung, durch einseitige Körperbelastung und -übung, verminderte Widerstandsfähigkeit der Knochen (Rhachitis) und Muskeln (Chlorose), auch zur Ausgleichung der Beckenverschiebung bei Verkürzung eines Beins u. s. w.

Skorbut allgemeine Ernährungstörung mit punkt- oder streifenförmigen Hautblutungen u. s. w., cyanotischer Anschwellung des Zahnfleisches mit nachfolgender Nekrose, wahrscheinlich Infektionskrankheit, deren Eintreten durch Mangel an frischem Fleisch und frischer Pflanzennahrung begünstigt wird. (Endemieen auf Schiffen, in Gefängnissen u. dgl.)

Skotodynie *σκοτος* Finsternis, *ὀδυνη* Schmerz, Schwindel, Vertigo.

Skotom *σκοτωμα* Schwindel, anhaltende Verdunkelung an einer umschriebenen Stelle des Gesichtsfeldes, z. B. zentrales S. Vgl. Flimmerskotom.

Skrophulose *lat* scropha Mutterschwein, scrophulae Ferkelchen, (die geschwollenen Halsdrüsen) Skropheln, Tuberkulose des kindlichen Alters, durch latente Vererbung oder Eindringen der Tuberkelbazillen in Lymphdrüsen, Kieferwinkel-, Hals-, Bronchial-, Mesenterialdrüsen, ohne Veränderungen an der Eintrittstelle (auf der Haut oder Schleimhaut) oder vom Darm aus entstanden, mit Neigung zu chronischentzündlichen Erkrankungen der Lymphdrüsen, Haut, Schleimhaut, Knochen.

Skybala *gr* harte Kotballen.

Slipper-bath *engl* Halbbad.

Slough *engl* brandiger Teil.

Small-pox *engl* Pocken, Variola.

Smegma *σμηγμα* Schmiere, die Absonderung der Eichel- und Vorhautdrüsen.

Snapping finger *engl* federnder Finger.

Sodomie vom Sodom der Bibel, Unzucht mit Tieren.

Sohlenreflex s. Reflex.

Solitärtuberkel *lat* solus allein, erbsenbis apfelgroße Geschwulst, die sich aus Tuberkeln zusammensetzt, besonders im Gehirn vorkommend.

Solutio retinae *lat* Netzhautablösung.

Solventia remedia *lat* lösende Mittel (beim Husten).

Somatoskopie *σωμα* Körper, *σκοπειν* schauen, körperliche Untersuchung.

Somnambulismus *lat* somnus Schlaf, ambulare wandeln, Schlafwandeln, Nachtwandeln, unbewußtes Umhergehen im tiefen, traumhaften Schlaf bei lebhaften Menschen, besonders zur Zeit des Vollmonds, dessen Licht unbewußt empfunden wird (Mondsucht), bei Epileptischen auch am Tage vorkommend: *Automatisme ambulatoire* (CHARCOT). **Künstlicher S.** der tiefe Schlaf in der Hypnose (s. d.).

Somnifera remedia *lat* schlafbringende Mittel, Schlafmittel.

Somnolenz *lat* Schläfrigkeit, Benommenheit.

Sonde stab- oder schlauchförmige Werkzeuge zur Einführung in Kanäle des Körpers, Wund-, Fistel-, Schlund-, Magen-, Gebärmutter-, Stein-S. u. s. w. **Sonde à dard** Katheter mit Stilet, das beim hohen Steinschnitt die Blase von innen her durchbohren soll. **S. à piston** Spritze mit katheterförmigem Ansatz.

Sonitus aurium *lat* Ohrenklingen.

Sonnenstich, Hitzschlag schädliche Einwirkung strahlender Sonnenwärme oder heißer schwüler Luft bei gleichzeitiger Körperanstrengung, mit Erscheinungen von Gehirnreizung, Bewußtlosigkeit, Krämpfen, verwirrter Aufregung, Fieber, nicht selten tötlich endend.

Soor, Stomatomykosis festhaftender grauer fleckiger Belag der Mundschleimhaut aus Soorpilzen, Saccharomyces albicans (s. d.) bestehend, besonders bei unsauber ernährten Kindern und lange schwer fiebernden Kranken. Der S. kann tief in die Schleimhaut eindringen und embolisch verschleppt werden (Gehirn, Nieren), auch die Speiseröhre ergreifen und verlegen.

Soot *engl* Ruß. **S-wart** Schornsteinfegerkrebs.

Sopor *lat* Betäubung, Bewußtlosigkeit.

Sordes gastricae *lat* unverdaute Speiseteile im Magen.

Soubresault des tendons *fr* s. Subsultus tendinum.

Souffle *fr* Hauch. **S. cardiaque** blasendes Herzgeräusch. **S. électrique** elektrischer Hauch, Strom von statischer Elektrizität.

Sourd-muet *fr* taubstumm.

Spaltpilze s. Bakterien.

Spaniokardie (LANDOIS) *σπανιος* selten, Verbesserung für Bradykardie.

Spannungsirresein s. Katatonie.

Sparadrap *engl* Klebpflaster.

Spasmogen *σπασμος* Krampf, *γενης* von *γιγνεσθαι* entstehen (vgl. pathogen), krampferzeugend, nennt man Punkte, durch deren Reizung (Druck u. s. w.) man Krämpfe hervorrufen kann, z. B. Eierstockgegend bei Hysterischen, Schädelnarben bei traumatischer Epilepsie.

Spasmophilie *φιλος* lieb, Neigung zu allgemeinen Krämpfen, bei nervösen Kindern.

Spasmus *σπασμος* Krampf, *σπαν* zerren, s. Krampf. **S. facialis** s. Tic convulsif. **Spasme glosso-labié** krampfartige Spannung der Lippe und Zunge einer Seite bei Hysterie, leicht mit Facialislähmung der anderen Hälfte zu verwechseln. **S. glottidis** Stimmritzenkrampf, Asthma MILLARI, minutenlange Anfälle von krampfhafter Verengerung oder Verschließung der Stimmritze mit Atemstillstand, Cyanose, Angst, Schweiß, besonders bei kachektischen Kindern in den ersten Lebensjahren. **S. nictitans** *lat* Blinzelkrampf, Blepharospasmus. **S. nutans** *lat* Salaamkrampf, s. d.

Spastischer Gang s. Spinalparalyse.

Spawl *engl* Speichel.

Speckig s. v. w. Amyloid.

Spedalskhed *norweg* Aussatz.

Speichelfluß s. Salivation.

Speiseröhre s. Oesophagus.

Spekulum *lat* Spiegel, Werkzeug zur Aufsperrung von Körperöffnungen, um Höhlen den Augen zugänglich zu machen, oft röhrenförmig und dann an der Innenfläche glänzend, um Licht hineinzuwerfen. **Mund-S.** Mundsperrer, u. s. w.

Spermatitis σπερμα Samen, schlecht für Samenstrangentzündung, vgl. Funiculitis.

Spermatocele κηλη Bruch, Samenzyste am Hoden.

Spermatorrhoe ῥοη von ῥειν fließen, Samenausfluß aus der Harnröhre ohne geschlechtliche Erregung, besonders beim Stuhlgang, veranlaßt durch chronischen Tripper oder sexuelle Neurasthenie. Vgl. Prostatorrhoe und Urethrorrhoe.

Spezifisch *lat* bestimmt, selbständig, nicht selten für syphilitisch.

Sphacelus σφακελος Gangrän.

Sphenocephalus σφην Keil, κεφαλη Kopf, keilförmiger Schädel.

Sphinkterektomie σφιγκτηρ Schließmuskel, ἐκτεμνειν ausschneiden, Ausschneidung des Schließmuskels der Pupille, kleine Irisausschneidung.

Sphinkterotomie Durchschneidung des Mastdarmschließmuskels s. Proktotomie.

Sphygmograph σφυγμος Puls, γραφειν schreiben, Pulsschreiber, Werkzeug zur selbstthätigen Aufzeichnung der Pulswellen.

Spica *lat* kreuzförmiger Rollbindenverband für Gelenke (Achterformen).

Spilus s. Naevus.

Spina *lat* Dorn. **S. bifida** *lat* bifidus zweigeteilt, angeborene Wirbelspalte mit Vorwölbung eines wassergefüllten Sacks aus den Rückenmarkhäuten: **Meningocele**, Hydrorrhachis externa, oder aus dem Rückenmark nebst Häuten (bei Flüssigkeitsansammlung im Zentralkanal): **Myelomeningocele**, Hydrorrhachis interna. **S. ventosa** *lat* ventus Wind, Winddorn, tuberkulöse Entzündung der Finger oder Zehenknochen.

Spinalirritation die früher auf Hyperämie des Rückenmarks bezogenen Erscheinungen der spinalen Neurasthenie.

Spinallähmung vgl. Lähmung und Kinderlähmung.

Spinalparalyse Rückenmarkslähmung. **Spastische S.** primäre Seitenstrang-(Lateral-)sklerose, lähmungsartige Schwäche der Beine mit Muskelspannungen und Kontrakturen durch Steigerung der Sehnenreflexe, **spastischer Gang**, ohne Sensibilität-, Blasen- u. Mastdarmstörungen. Die Erscheinungen erklären sich theoretisch durch einfache Entartung der Pyramidenseitenstränge, kommen aber auch vor bei chronischem Hydrocephalus, Gehirngeschwülsten, multipler Sklerose, Myelitis und Kompression des Rückenmarks im Hals- oder Brustteil (Pachymeningitis cervicalis u. s. w.). Vgl. Systemerkrankung (Kombinierte). Ein ähnliches Bild, meist mit geringen Gefühlstörungen, giebt die **syphilitische S.** (Erb).

Spintherismus σπινθηρ Funke, Funkensehen. **Spintheropie** ὠψ Auge, s. Synchysis.

Spiralen s. Bronchitis exsudativa.

Spirillen *lat* spira Windung, schraubenförmige Bakterien (s. d.). Obermeyersche S. s. Rekurrens.

Spirochäten χαιτη Haar, Spirillen mit Bildung von Arthrosporen (fadenförmiger Sporenbildung).

Spirometer *lat* spirare atmen, μετρον Maß, Vorrichtung zur Bestimmung der vitalen Lungenkapazität, der Luftmenge, die nach äußerster Ausatmung durch tiefste Einatmung von der Lunge aufgenommen wird.

Splanchnoptose σπλαγχνον Eingeweide, s. v. w. Enteroptose.

Splay foot *engl* Plattfuß.

Spleen *engl* Milzsucht, Hypochondrie.

Splenämie σπλην Milz, αἱμα Blut, s. v. w. lienale Leukämie.

Splenisation s. v. w. Carnificatio pulmonis.

Splenitis Milzentzündung.

Splenium *lat* Kompresse.

Splint *engl* Schiene.

Spodiomyelitis σποδιος grau, Poliomyelitis.

Spondylarthrokace σπονδυλος Wirbel, Arthrokace (s. d.), tuberkulöse Wirbelentzündung, Karies oder Knochenfraß der Wirbelsäule. Vgl. Kyphose.

Spondylitis Wirbelentzündung. **S. deformans** chronischer Gelenkrheumatismus der Wirbelsäule.

Spondylolisthesis s. Pelvis.

Sporadisch σπειρειν säen, vereinzelt auftretend.

Sporen σπορα Saat, abgeschnürte oder aussprossende Teile von Pilzen, durch deren Auswachsen neue Pilze entstehen. Bei Schimmel- u. Sproßpilzen unterscheidet man unter anderen: **Arthrosporen** abgeschnürte Glieder bestehender Pilzfäden, **Akrosporen** Abschnürung der S. am Ende besonderer Fäden, **Fruchthyphen,** und zwar **endogene S-bildung**, wenn sie im inneren der Fruchtträger stattfindet. Bei den Bakterien erfolgt die S-bildung teils durch Gliederung besonderer fadenförmiger Auswüchse, teils durch Abschnürung im Verlauf oder am Ende des Spaltpilzes, wobei die S. als rundliche, meist stark lichtbrechende, nicht färbbare Körnchen erscheinen. (Vgl. Plasmolyse.) Die S. sind äußerst widerstandsfähig gegen Desinfektionsmittel u. s. w.

Sporozoen ζωον Tier, Gregarinen, Klasse der Protozoen. Vgl. Molluscum contagiosum.

Sporozysten κυστις Blase, Keimschläuche, wozu sich Embryonen der Distomeen innerhalb von Schnecken, Muscheln und andern Wassertieren entwickeln; die in den S. entstehenden geschwänzten Tierchen, Cercarien, wandern in andere Wassertiere ein, kapseln sich ein und gelangen von hier in den menschlichen Magen u. s. w.

Sprachstörung. Paralytische S. häufige und kennzeichnende Sprachstörung bei progressiver Paralyse; zögernde (häsitierende) Sprache, Silbenstolpern und Artikulationstörungen bei schwierigen Wörtern, zitternde eintönigsingende Sprache.

Sprain *engl* Verstauchung.

Spray *engl* Sprühvorrichtung, Zerstäuber.

Springwurm s. Oxyuris.

Spulwurm s. Ascaris.

Spurius *lat* falsch, unecht.

Sputation des aliénés Speichelfluß oder Ausspeien der Irren bei Geschmackstäuschungen.

Sputum *lat* Auswurf. Der Auswurf ist schleimig, **S. crudum;** schleimigeitrig, **S. coctum** (gelblichgrün); eitrig (mit geringeren schleimigen Beimischungen) und zwar **geballt**, so lange er in Flüssigkeit schwimmt; **münzenförmig**, wenn er ganz luftleer ist und daher zu Boden sinkt; ferner **zwei-** oder **dreischichtig** (unten Eiter und Zellentrümmer, darüber gelbgrüne, trübe wässrige Flüssigkeit, obenauf schleimigeitrige schaumige Massen, bei Bronchiektasie und fötider Bronchitis); **rostfarben** durch feine Blutbeimischungen (bei krupöser Pneumonie); **blutig gefärbt** oder **rein blutig** (bei Lungenblutungen); **übelriechend** (vgl. Bronchiektasie).

Squama *lat* Schuppe, zusammenhängende abgelöste Oberhautzellen.

Squeamishness *engl* Übelkeit.

Squinancy *engl* Bräune.

Squint *engl* Schielen.

Star *mhd* star = starr, von der angenommenen Erstarrung des Kammerwassers. **Grauer S.** s. v. w. Katarakta. **Schwarzer S.** s. v. w. Glaukom.

Stabil *lat* feststehend (Galvanisation

mit feststehender, nicht von der Stelle bewegter Elektrode).

Stadium *σταδιον* Zeitraum, Abschnitt einer regelmäßig verlaufenden Krankheit, z. B. Typhus, wo man nacheinander **S. incubationis, prodromorum, invasionis, incrementi, acmes, kriseos, decrementi** u. **reconvalescentiae** unterscheiden kann. Vgl. Cholera.

Stäbchenperkussion Beklopfen des Plessimeters mit einem Stäbchen oder mit dem Hammerstiel, während daneben mit dem Stethoskop auskultiert wird, zum Nachweis des Metallklanges bei Pneumothorax.

Staff *engl.* Leitsonde beim mittleren oder Seitensteinschnitt.

Stagger *engl.* schwanken.

Stagnation *lat.* Blutstauung.

Stapes *lat.* Steigbügel, Spica (des Fußgelenks).

Staphylokokken *σταφυλη* Weintraube, trauben- od. haufenförmig zusammenliegende Mikrokokken. Besondere Bedeutung hat als verbreitetster Eiterungserreger der **Staphylokokkus pyogenes**, nach der Farbe der Kulturen noch als aureus, albus und citreus unterschieden. Vgl. Sepsis und Streptokokkus.

Staphyloma Beerengeschwulst, Hervorwölbungen am Auge. **S. corneae** Vorwölbung eines geschwürig verdünnten Hornhautteils oder eines in die Hornhaut eingewachsenen Iristeils. **S. sclerae anterius** Vorwölbung der Sklera in der Gegend des Ciliarkörpers, bei Drucksteigerung (Glaukom), **S. aequatoriale** hinter der Gegend des Ciliarkörpers. **S. posticum**, Conus, Sekundärglaukom, sichel- oder ringförmige Stelle am Rande des Sehnerven kurzsichtiger Augen.

Staphyloplastik *σταφυλη* Zäpfchen, s. v. w. Uranoplastik.

Starrkrampf s. Tetanus.

Starrsucht s. Katalepsie.

Stasis *στασις* Stauung.

Status *lat.* Zustand. **S. epilepticus** s. Epilepsie. **S. gastricus** Magenbeschwerden, Verdauungsstörung. **S. praesens** Befund bei der Krankenuntersuchung. Vgl. État.

Staublunge, **Staubeinatmungskrankheiten der Lunge, Pneumonokoniosis,** Übertragung eingeatmeten Staubes von den Lungenbläschen durch weiße Blutkörperchen oder durch die Saftspalten in die peribronchialen Lymphbahnen und in die Scheidewände der Bläschen, mit nachfolgender Zellenwucherung u. narbiger Schrumpfung. Nach der Art des Staubes benennt man Anthrakosis pulmonum Kohlenlunge, Chalikosis Steinhauerlunge, Siderosis Eisenlunge, Tabakosis Tabaklunge u. s. w.

Stauungspapille s. Papillitis.

Stearrhoe *στεαρ* Talg, *ῥοη* von *ῥειν* fließen, Fettdurchfall, reicher Fettgehalt des Kots bei Kindern, die das Milchfett vorübergehend nicht verdauen, ferner bei Pankreaskrankheiten; auch s. v. w. Seborrhoe.

Steatom Talggeschwulst, Atherom, auch hartes Lipom.

Steatorrhoe s. v. w. Stearrhoe.

Stehltrieb krankhafte Neigung zum Stehlen oft wertloser Gegenstände, Teilerscheinung angeborener Abnormität, vgl. Belastung.

Stenokardie *στενος* eng, *καρδια* Herz, s. v. w. Angina pectoris.

Stenochorie *χωρα* Ort, Verengerung, Enge, besonders des Thränenkanals.

Stenokorie *κορη* Pupille, Myosis.

Stenopäische Brille (Donders) *ὀπη* Öffnung, Fenster, Schlitzbrille, Brillen mit enger Öffnung, zur Vermeidung der Zerstreuungskreise.

Stenose Verengerung, Enge.

Stercor *lat.* Kot.

Sterilisation *lat.* sterilis unfruchtbar, Keimfreimachung, Abtötung der Pilzkeime in Flüssigkeiten od. an Geräten.

Sterilität Unfruchtbarkeit, besonders beim Weibe. Vgl. Impotenz.

Sternalgie σтεϱνον Brust, ἀλγος Schmerz, s. Angina pectoris.

Sternutatio *lat* Niesen.

Sternutatoria remedia *lat* Niesmittel.

Stertor *lat* röchelndes Atmen bei Ansammlung von Schleim, Auswurf u. dgl. in den gröberen Luftwegen.

Stethoskop στηϑος Brust, σκοπειν schauen, Hörrohr (zur Auskultation der Brustorgane).

Sthenisch σϑενος Kraft, Fieber mit Steigerung der allgemeinen Lebensvorgänge. Vgl. Asthenisch.

Stichkultur, Strichkultur Bakterienkulturen, die mit einer Platinnadel durch Einstechen oder Aufstreichen auf Nährgelatine (vgl. Plattenkultur, Reinkultur) übertragen sind.

Sticking plaster *engl* Heftpflaster.

Stigma στιγμα Punkt, Stippchen. **Stigmata hereditatis** Entartungszeichen, vgl. Belastung. **Stigmata hysterica** die Hauptzeichen der Hysterie; besonders die eigenartigen Gefühl- und Bewegungstörungen. **Stigmatisiert** mit den Wundmalen Christi bedeckt, Hautblutungen bei religiös-ekstatischen Hysterischen, durch Autosuggestion zu erklären.

Still-born *engl* totgeboren.

Stillicidium *lat* stilla Tropfen, cadere fallen, Tröpfeln. **S. sanguinis** *lat* sanguis Blut, Nasenbluten.

Stimmritzenkrampf s. Spasmus glottidis.

Stimulantia remedia *lat* anregende Mittel, Reizmittel.

Stockschnupfen chronischer Schnupfen, s. Rhinitis.

STOKES-ADAMsche Krankheit Anfälle von Pulsverlangsamung und Ohnmacht (Fettherz ?).

Stomachica remedia *lat* v. στομαχος Magen, Magenmittel, Appetit u. Verdauung befördernde Mittel.

Stomakace στομα Mund, κακη schlechte Beschaffenheit, Mundfäule, s. Stomatitis ulcerosa.

Stomatitis Entzündung der Mundschleimhaut. **S. aphthosa** s. Aphthen. **S. ulcerosa** Mundfäule, ausgedehnte geschwürige Zerstörungen des Zahnfleisches, der Lippen- und Wangenschleimhaut bei Quecksilbervergiftung, Skorbut oder als selbständige, zuweilen in Krankenhäusern endemische Krankheit.

Stomatomykosis μυκης Pilz, s. Soor.

Stomatoplastik πλαστικη τεχνη Bildnerkunst, künstliche Mundbildung.

Stottern (Anarthria syllabaris) krampfartige Störung des Zusammenwirkens der Sprechmuskeln, besonders der beim Aussprechen der explosiven Konsonanten b, p, d, t, g, k beteiligten, durch planmäßige Übung und geistige Beeinflussung (Suggestion im Wachen und in der Hypnose) zu beseitigen.

Strabismus στϱαβιζειν von στϱαβος scheel, Schielen. HIRSCHBERG unterscheidet: 1. Verschiebung (exzentrische Fixation) beider Augen bei normalen Muskeln, z. B. durch doppelseitige Netzhautablösung. 2. Verdrehung des einen Auges (Schielen): a) einfache b) durch Lähmung eines Muskels oder auch mehrerer (und Kontraktur des entgegengesetzten). 3. Verdrängung des Auges, wobei nicht einmal der Drehpunkt des Auges an seinem Platze bleibt. — Bei Verdrehung eines Auges unterscheidet man: **S. convergens** Einwärtsschielen, **S. divergens** Auswärtsschielen (das schielende Auge sieht einwärts oder auswärts von dem Gegenstande vorbei, auf den das andere gerichtet ist). — **S. concomitans** wo das Schielauge das andere nach allen Richtungen begleitet, **S. paralyticus** wo dies in einer Richtuug wegen Muskellähmung ausfällt.

Strabomètre *fr* Schielmesser. **Strabometrie** Messung des Schielwinkels.

Strabotomie τεμνειν schneiden, Schieloperation.

Strahlenpilz s. Aktinomyces.

Strain *engl.* Verstauchung, Spannung.

Strait jacket *engl.* Zwangsjacke.

Strangurie στραγγειν auspressen, οὐρον Harn, Harnzwang, schmerzhaftes Harnträufeln (bei Blasenkrampf).

Streptokokkus στρεπτος Kette, kettenförmig angeordnete Mikrokokken. **S. pyogenes** (vgl. pyogen) häufiger Eiterungserreger, besonders bei Zellgewebsentzündungen, Lymphgefäßeiterungen, Puerperalfieber, septischer Endokarditis, ferner als Mischinfektion bei Lungentuberkulose, vgl. auch Pneumonie. **S. erysipelatos** (Fehleisen), Erreger der Wundrose, wahrscheinlich mit dem S. pyogenes gleich.

Streptothrix θριξ Haar, Unterart der Kladothricheen, mit spärlicher Scheinverzweigung.

Striae *lat.* striga Strich, weißglänzende narbenartige Streifen der Haut an Stellen, wo sie sehr gedehnt worden ist, besonders am Bauch bei Schwangerschaft.

Stridor *lat.* pfeifendes Atemgeräusch bei Verengerung der oberen Luftwege. Vgl. Laryngismus stridulus.

Strongylidae στρογγυλος rund, Palissadenwürmer, s. d.

Strophulus στρεφειν wenden, s. v. w. Lichen bei kleinen Kindern.

Struma *lat.* struere schichten, Kropf, Vergrößerung der Schilddrüse, nach dem Vorwiegen der Zellen-, Bindegewebs- oder Gefäßwucherung als **S. mollis, fibrosa, vasculosa** bezeichnet. Häufig ist kolloide Entartung der S. mit Bildung von Zysten, **S. cystica.**

Strumiprivus s. Kachexia.

Strumous *engl.* skrofulös.

Strychnintetanus s. Tetanus.

Stuffing *engl.* rasselndes Atmen.

Stumpfneurom s. Neurom.

Stupor *lat.* Stumpfsinn, krankhafte Herabsetzung des gesamten Geisteslebens, Mangel geistiger und körperlicher Regungen, vorübergehender Zustand bei Melancholie und akuter Verwirrtheit, auch als Erschöpfungszustand bei Fieber. Vgl. Pseudostupor.

Sturzgeburt (Partus praecipitatus übermäßig schnelle Geburt.

Sty *engl.* Gerstenkorn.

Stypage *fr.* Gefühllosmachung von Teilen durch Besprengung mit Chlormethyl.

Styptica remedia στυπτειν zusammenziehen, Blutstillungsmittel.

Subazidität *lat.* acidus sauer, verminderter Salzsäuregehalt des Magens.

Subdelirium *lat.* sub unter, unvollständig, vorübergehende Verwirrtheit Fiebernder oder Irrer.

Subinvolutio uteri *lat.* mangelhafte Involution (Rückbildung) der Gebärmutter nach der Entbindung.

Sublatio *lat.* Erhebung. **S. cataractae** Emporschieben der Starlinse. **S. retinae** Netzhautablösung.

Subluxatio *lat.* unvollständige Verrenkung, wobei die Gelenkenden teilweise in Berührung bleiben.

Subphrenisch φρην Zwerchfell, unter dem Zwerchfell sitzend.

Subsultus tendinum *lat.* subsilire hinaufspringen, tendo Sehne, Sehnenhüpfen, abwechselndes Vorspringen der Sehnen an der Unterfläche des Handgelenks durch leichte Zuckungen ihrer Muskeln, bei schweren Fieberzuständen.

Succubus *lat.* vgl. Incubus, Alpdrücken (bei Männern, wo der Alp untenliegend gedacht wird).

Succussio Hippocratis *lat.* das von Hippokrates beschriebene Schütteln des Kranken, wodurch bei Pneumothorax ein plätscherndes Geräusch entstehen kann.

Sudamina *lat.* sudor Schweiß, Schweißbläschen, s. Miliaria.

Sudor *lat.* Schweiß. **S. anglicus** s. Frieselfieber.

Suette *fr* Englischer Schweiß, s. Frieselfieber.

Suffocatio *lat* Erstickung, Verminderung des Sauerstoffgehalts des Blutes durch Einatmen irrespirabler Gase, sauerstoffarmer Luft, Verlegung der Atemwege u. s. w., mit Cyanose und Bewußtseinstörung verbunden. Meist ist neben dem Sauerstoffmangel ein Überschuß an Kohlensäure vorhanden. Vgl. Asphyxie.

Suffusio *lat* fundere gießen, Blutunterlaufung.

Suggestion *lat* sub u. gerere führen, bringen, das Eingeben oder Einreden von Vorstellungen, Übertragung von Vorstellungen durch Einreden ohne logische Überredung, wozu eine besondere Empfänglichkeit, **Suggestibilität**, des zu Überredenden vorausgesetzt werden muß. Diese besteht allgemein im Kindesalter, ferner bei Schwachsinnigen, bei minder scharf Denkenden und besonders in der Hypnose (s. d.). Die hypnotische S. läßt sich nicht nur zur Übertragung von Vorstellungen, sondern auch zu körperlichen Einwirkungen benutzen (Änderungen der Blutverteilung, Beseitigung von Schmerzen, Krampfzuständen, gewissen Lähmungen u. s. w.). **Autosuggestion** αὐτος selbst, Schaffung von S. für sich selbst, etwa s. v. w. Einbildung. **S. à échéance** *fr* (S. auf Sicht), **Deferred s.** *engl*, Posthypnotische S., hypnotische Suggestion einer erst nach dem Erwachen auszuführenden Handlung.

Sugillation *lat* Blutunterlaufung.

Suicidium *lat* suus u. caedere töten, Selbstmord.

Sunstroke *engl* Sonnenstich.

Superfœcundatio *lat* super über, fœcundare befruchten, Überschwängerung, Befruchtung mehrerer Eier aus derselben Ovulationsperiode durch verschiedene Begattungsakte.

Superfœtatio *lat* fœtare befruchten, Überfruchtung, angebliche Befruchtung mehrerer Eier aus verschiedenen Ovulationsperioden derselben Schwangerschaft.

Supporteur *fr* Leibbinde.

Suppositorium *lat* ponere legen, Stuhlzäpfchen, Kegel aus Kakaobutter mit Arzneistoffen, in den Mastdarm einzuführen.

Suppressio mensium *lat* Unterdrückung, plötzliches Aufhören der schon eingetretenen Monatsblutung. Vgl. Amenorrhoe.

Suppurativ *lat* eitrig.

Suralimentation *fr* Überernährung, Mastkur.

Surditas *lat* Taubheit. **Surdomutitas** Taubstummheit.

Surmenage *fr* Überanstrengung.

Suspension *lat* Aufhängung. S. einzelner Glieder zur Milderung von Entzündungen, S. des ganzen Körpers als Behandlung für Tabes und andere Rückenmarksleiden. **Suspensorium** Tragbeutel, Tragvorrichtung für den Hodensack, die Brüste u. s. w.

Susurrus *lat* Sausen, Murmeln, z. B. das murmelnde Geräusch über Gefäßgeschwülsten, Aneurysmen. **S. aurium** Ohrensausen.

Sutura *lat* Naht.

Swoon *engl* Ohnmacht.

SYDENHAMsche Chorea s. Chorea.

Sykosis συκον Feige, Bartflechte. **S. parasitaria** s. Trichophyton tonsurans. **S. non parasitaria** Akne.

Symblepharon συν mit, βλεφαρον Lid, Lidverwachsung (mit dem Augapfel). Vgl. Ankyloblepharon.

Sympathisch παθος Leiden, von einer anderen Erkrankung abhängig, sekundär. Vgl. Ophthalmie.

Symphonallaxis φωνη Stimme, Klang, ἀλλασσειν vertauschen, Vertauschung von Konsonanten.

Symphyseotomie τεμνειν schneiden, Durchschneidung der Symphyse zur Erleichterung der Geburt bei engem Becken.

Symptom πιπτειν fallen, was zusammenfällt oder -trifft, Krankheitzeichen. **Symptomatologie** λογος Wort, Lehre von den Krankheitzeichen. **Symptomenkomplex** Gruppe zusammengehöriger Erscheinungen.

Sympus πους Fuß, Sirene, Mißgeburt mit Vereinigung beider Beine.

Synanche αγχη, αγχειν verengern, Angina. **S. contagiosa** Diphtherie.

Syncanthus κανθος Lidwinkel, Verbindungstücke zwischen Lidwinkeln und Augapfel bei Symblepharon.

Syncephalus κεφαλη Kopf, s. v. w. Kraniopagus.

Synchysis χειν gießen, Glaskörperverflüssigung. **S. scintillans** funkelnde S., Spintheropie, S. bei Anwesenheit glitzernder Cholestearinkrystalle im Glaskörper.

Syndaktylie δακτυλος Finger, Verwachsung der Finger oder Zehen.

Syndektomie (**Syndesmektomie** συνδεσμος Bindehaut, ἐκτεμνειν ausschneiden) s. Peridektomie.

Syndrome *fr* Symptomengruppe.

Synechie συνεχειν verbinden, Verwachsung. **Vordere S.** Verwachsung der Iris mit der Hornhaut, **hintere S.** mit der Linse.

Synicesis συνιζανειν zusammenschmelzen, Verschließung der Pupille.

Synkope συγκοπτειν zusammenschlagen, Ohnmacht, Tod durch Herzlähmung.

Synocha συνεχειν verbinden, gleichmäßig hohes Fieber. **Synochal** s. Masern.

Synophthalmus ὀφθαλμος Auge, s. v. w. Cyklopie.

Synovitis συν und *lat* ovum Ei (*Synovia* Gelenkschmiere, *Synovialis* Gelenkhaut), Gelenkentzündung, s, Arthritis. **S. fungosa** Gelenktuberkulose.

Syphiliden syphilitische Hautausschläge.

Syphilidologie, **Syphiligraphie** Lehre von der Syphilis.

Syphilis zuerst als Titel eines Gedichts von Fracastoro (1521), dessen Held, der Hirt Syphilus, an S. leidet, Lues venerea, Lustseuche, Franzosenkrankheit (Ulrich von Huttens Schrift De morbo gallico) u. s. w., seit der Entdeckung Amerikas fast überall endemisch gewordene, dem Menschen eigentümliche chronische Infektionskrankheit, die besonders durch den Beischlaf übertragen wird, **erworbene S.**, und außerdem am Samen und am Ei haftet, so daß sie auf die Frucht übergehen kann, **hereditäre S.** An der Infektionstelle entsteht nach 2 bis 4 Wochen eine harte Infiltration durch Rund- u. Spindelzellen: **Initialsklerose**, die oft geschwürig zerfällt: **harter** oder Hunterscher **Schanker**; von hier aus erkranken die benachbarten Lymphdrüsen, s. **indolente Bubonen.** Durch örtliche Einimpfung des Schankereiters entstehen **breite Kondylome** (s. d.). Sechs Wochen nach dem Auftreten der Initialsklerose kommen Erscheinungen der **konstitutionellen** oder **sekundären S.**: makulöse (Roseola), papulöse oder pustulöse, oft unter Fieber ausbrechende Ausschläge, die eigenartige Narben hinterlassen, s. **Leukoderma syphiliticum**, zuweilen kreisförmig fortschreiten, ferner Haarausfall, Nagelgeschwüre; ferner ähnliche Schleimhauterkrankungen, Iritis, Dolores osteocopi u. dgl. Nachdem diese Erscheinungen sich in jahrelangem Verlauf hingezogen haben, treten in manchen Fällen noch Spätformen auf, **tertiäre S.**, wobei die Ansteckungs- und Vererbungsfähigkeit fehlt. Dazu gehören papulöse und geschwürige Hautausschläge, Gummata der Haut, der Schleimhaut und der inneren Organe, endlich kommen Arteriitis obliterans (besonders im Gehirn) und als Nachkrankheiten Arteriosklerose, Tabes, progressive Paralyse vor. — Die Zeiten zwischen den einzelnen Ausbrüchen heißen **Latenzzeiten**; Fälle mit sehr schnellem Verlauf nennt man **galoppierende S.** Bei der **hereditären S.** ist Abortus der Frucht häufig, bei den ausgetragenen Früchten sind Pemphigus syph. (s. d.), Epiphysenablösungen, Lebervergrößerung durch gummöse Bindegewebswucherung, halbmondförmige Ausbuchtungen der Zahnflächen (HUTCHINSONsche Zähne), sattelförmige Einsenkung des Nasenrückens häufige Vorkommnisse.

Syphilisation Impfung mit Schankereiter, die jeden dritten Tag mit dem Saft der dadurch zuletzt entstandenen Pustel an anderen Körperstellen wiederholt wurde, vermeintliches Vorbeugungs- und Heilmittel gegen Syphilis, nutzlos.

Syphilom s. v. w. Gumma.

Syphilomanie, **Syphilophobie** *μανια* Wahnsinn, *φοβος* Furcht, beständige Furcht vieler syphilitisch Gewesenen, neu zu erkranken oder neue Erscheinungen bereits zu haben.

Syringe *fr* Spritze. **S. de PRAVAZ** PRAVAZsche Spritze zu Einspritzungen unter die Haut.

Syringomyelie *συριγξ* Röhre, *μυελος* Mark, Höhlenbildung in der Rückenmarksmasse durch Zerfall von Gliomwucherungen, meist in der Umgebung des Zentralkanals, mit langsamer Entstehung von Kompressionserscheinungen. Bei dem häufigsten Sitz der S. im Halsmark entsteht ein kennzeichnendes Krankheitbild mit allmählicher Schwäche und Atrophie der Hand und Armmuskeln, zuweilen mit Pseudohypertrophie und tatzenartiger Verdickung der Hände (Akromegalie, Riesenwuchs) und oft mit krankhaftem Schwitzen dieser Teile verbunden, daneben bestehen bei normaler Tastempfindung Störungen des Wärme- und des Schmerzgefühls (**partielle Empfindungslähmung**). Später treten die Zeichen der spastischen Spinalparalyse hinzu. Eine Unterart der S. ist die MORVANsche Krankheit, s. d.

Syringotom *συριγξ* Röhre, Fistel, *τεμνειν* schneiden, Fistelmesser (zur Mastdarmfisteloperation).

Systemerkrankungen des Rückenmarks sind solche, die sich auf eine Faserbahn von bestimmter Bedeutung beschränken, also entweder nur die Hinterstränge od. nur die Pyramidenseitenstränge betreffen u. s. w., im Gegensatz zu den **diffusen Querschnittserkrankungen** wie Myelitis. **Kombinierte Systemerkrankungen** (STRÜMPELL) gleichzeitige primäre Sklerose der Pyramidenseitenstränge, der Hinterstränge und der Kleinhirnseitenstränge, wo klinisch spastische Spinalparalyse mit Blasenstörungen und zuweilen auch Ataxie der Beine bestanden hatte.

T

Tabakosis pulmonum s. Staublunge.

Tabakvergiftung s. Nikotinvergiftung.

Tabes *lat* tabere schwinden, von den Alten für Abzehrung, Schwindsucht gebraucht. **T. dorsalis** Rückenmarkschwindsucht, Rückenmarksdarre, *fr Ataxie locomotrice progressive*, Sklerose der Hinterstränge, häufigste Systemerkrankung des Rückenmarks, in etwa 90% der Fälle (Erb) Nachkrankheit von Syphilis. Die Erscheinungen lassen meist d r e i (oft vieljährige) S t a d i e n erkennen, das erste mit blitzartigen (**lanzinierenden**) **Schmerzen** der Beine, Aufhebung des **Kniesehnenreflexes** und reflektorischer **Pupillenstarre**, außerdem oft Gürtelgefühl und Gefühlstörungen, das zweite mit **Ataxie** und Rombergschem **Zeichen** (Schwanken bei geschlossenen Augen), das dritte mit Lähmungen (Augenmuskeln, Blase, Mastdarm, Beine), trophischen Störungen, vgl. Arthropathies tabiques. **T. mesaraica, Pädatrophie** chronische Dickdarmentzündung bei Kindern, mit Fieber, blutigen und eitrigen Ausleerungen, äußerster Abmagerung u. Schwäche.

Tachykardie *ταχυς* schnell, *καρδια* Herz, anfallweise ohne nachweisbare Herzerkrankung besonders in den Wechseljahren der Frau auftretende Pulsbeschleunigung auf 140—180 Schläge in der Minute, durch Vaguslähmung oder Sympathikusreizung (Beginn mit Erblassen des Gesichts und Pupillenerweiterung, Aufhören unter Rötung des Gesichts, Schweißausbruch, Pupillenverengerung). Vgl. Pyknokardie.

Tachypnoe *πνοη* vgl. Dyspnoe, Kurzatmigkeit, Atemnot.

Taenia *ταινια* Band, *τεινειν* spannen, Bandwurm, vgl. Cestoden. Die wichtigsten Bandwürmer des Menschen sind: **T. solium** *lat* solus allein, hat am Kopf zwischen den Saugnäpfen ein Rostellum mit 26 Haken, an den reifen Gliedern liegt die Geschlechtsöffnung seitlich, der Fruchthalter hat 7—10 baumförmig geteilte Seitenzweige. Die Glieder werden meist in größeren zusammenhängenden Stücken aus dem Darm entleert. Die Finne der T. solium ist der **Cysticercus cellulosae**, hirsekorn- bis bohnengroßes weißgelbes oder graues Bläschen, meist im Muskelgewebe des Schweins (kommt beim Menschen im Gehirn, im Auge u. s. w. vor). **T. mediocanellata** (weil am Spirituspräparat der Mittelkanal des Fruchthalters leistenartig vorspringt) od. **saginata** (*lat* gemästet) ohne Rostellum u. Hakenkranz, mit 4 Saugnäpfen, Geschlechtsöffnung der Glieder seitlich, Fruchthalter mit zahlreichen gabelig geteilten Seitenästen; die Glieder werden hier oft einzeln aus dem Darm entleert und bewegen sich dann. Die Finne der T. mediocanellata findet sich beim Rinde, ist kleiner als die von T. solium. **T. echinococcus** s. Echinokokkus. Nicht aus einem Cysticercus, sondern aus einem Cysticercoid (s. d.) entwickelt sich der **Bothriocephalus latus** (s. d.), der größte menschliche Bandwurm. Kopf ohne Haken, mit zwei Saugnäpfen, vorderes Körperende fadendünn, Glieder sehr breit, Fruchthalter einfacher Kanal mit Schlangenwindungen, die sich bei Ansammlung der Eier rosettenförmig anordnen; Finnen bei Hecht, Quappe, angeblich auch Lachs.

Tätowierung Färbung von Mälern

und Hornhautflecken durch Einreiben von Farbstoff in feine Stichöffnungen (der Name stammt von den Südseeinsulanern). T. der Haut als abnorme Neigung bei Verbrechern (LOMBROSO).

Taie *fr* Leukom, weißer Hornhautfleck.

Talipes *lat* talus Ferse, pes Fuß, Hackenfuß, s. Pes.

Talipomanus nach Talipes gebildet, Klumphand, angeborene Verkrümmung (Verrenkung) der Hand.

Tampon *fr* Pfropfen, Bausch.

Tanzwut s. Chorea.

Tap *engl* punktieren, anstechen, s. Punktion.

Tape-worm *engl* Bandwurm.

Tapotement *fr* Klopfen, s. Massage.

Tarantismus nach der Stadt Tarent, **Chorea epidemica** Tanzwut, s. Chorea.

Tarsalgie ταρσος Flechtwerk, Gerüst, Gerüst der Fußwurzelknochen, ἀλγος Schmerz, entzündlicher Plattfuß, s. Pes.

Tarsorrhaphie ταρσος Flechtwerk, Flügel, Lidknorpel, ῥαφη Naht, Lidrandnaht zur Verengung der Lidspalte bei Ektropium, auch Annähen der Lidmitte bei Lähmung des Lidhebers.

Tatouage *fr* Tätowierung.

Taxis τασσειν ordnen, Zurückbringen des Eingeweidebruchs.

Teichopsie τειχος Mauer, ὀψις sehen (von der zackigen, festungsmauerähnlichen Grenze), Flimmerskotom.

Teigne *fr* Tinea.

Telangiektasie τελος Ende, ἀγγειον Gefäß, ἐκτασις Ausdehnung, plexiformes Angiom, Naevus vasculosus, Kapillargefäßerweiterung, Gefäßgeschwulst aus erweiterten, geschlängelten Kapillaren, als linsen- bis handgroßer hell- oder dunkelroter Fleck in der Haut oder im Unterhautfettgewebe, seltener auf der Schleimhaut u. s. w.

Temperantia remedia *lat* beruhigende Mittel.

Tenaculum *lat* Halter. **T. palpebrarum** Lidhalter.

Tenaille *fr* Knochenzange.

Tenalgia crepitans τενων Sehne, ἀλγος Schmerz, *lat* crepitare knarren, Sehnenknarren, Sehnenscheidenentzündung, Tendovaginitis.

Tendovaginitis *lat* tendo Sehne, vagina Scheide, Sehnenscheidenentzündung. **T. crepitans** fibrinöse Entzündung, durch Überanstrengung. **T. purulenta** infektiöse Entzündung der Sehnenscheide bei Zellgewebsentzündung in der Nachbarschaft.

Tenesmus τεινειν spannen, beständiger schmerzhafter Drang zum Harnlassen, **T. vesicae**, oder zum Stuhlgang, **T. ani**, bei sehr geringer oder ganz fehlender Entleerung, Krampf der Verschlußmuskeln bei entzündlicher Reizung (Blasenkatarrh, Ruhr u. s. w.).

Tenette *fr* Blasensteinzange.

Tenonitis Entzündung der TENONschen Kapsel.

Tenorrhaphie τενων Sehne, ῥαφη Naht, Sehnennaht.

Tenosynovitis vgl. Synovitis, Sehnenscheidenentzündung, s. Tendovaginitis.

Tenotomie τεμνειν Schneiden, Sehnendurchschneidung. **Tenotom** spitzes gekrümmtes Messer zum Sehnenschnitt unter der Haut.

Tente *fr* Bausch, vgl. **Mèche** Bäuschchen.

Tephromyelitis τεφρος grau, τεφρα Asche, s. v. w. Poliomyelitis.

Teratom τερας Wunder, **teratoide Geschwulst**, angeborene, durch Störung der Entwicklung entstandene Geschwulstart aus mehreren organartigen Teilen (vgl. Histioïd), zum Teil als unvollkommene Entwicklung eines Fötus aufzufassen, der in dem anderen, zur Reife kommenden eingeschlossen ist (parasitischer Fötus, *Fœtus in fœtu*).

Terms *engl* Monatsblutung.

Tertianfieber s. Malaria.

Testudo *lat* testa Ziegel, Rollbindenverband für winklig stehende Gelenke, mit dachziegelartiger Anordnung.

Tetanie (vgl. Tetanus) in minuten- bis stundenlangen Anfällen auftretende schmerzhafte Krämpfe der Beugemuskeln, von den Fingern auf die Arme, die Zehen und die Unterschenkel fortschreitend, in der Zwischenzeit künstlich durch Druck auf die größeren Arterien und Nerven des Armes hervorgerufen (TROUSSEAUS Zeichen), bei stark erhöhter elektrischer und mechanischer Erregbarkeit der peripherischen Nerven und des Facialis. Zuweilen besteht zugleich eine eigenartige Geistesstörung.

Tetanin s. Tetanus.

Tetanus τετανος von τεινειν spannen, Starrkrampf, akute Infektionskrankheit, durch den z. B. in Gartenerde vorkommenden saprophytischen **T-bazillus**, hervorgerufen, der durch Wunden, **T. traumaticus**, oder auf unbekanntem Wege, **T. rheumaticus**, in den Körper gelangt. Der T. besteht in tonischem Krampf zunächst der Kiefer- und Zungenmuskeln, **Trismus**, und der Nackenmuskeln, dann auch der Rückenmuskeln, Opisthotonus, und Bauchmuskeln; zwischendurch treten schmerzhafte klonische Krämpfe derselben Muskeln auf. Die Glieder bleiben meist frei, im Gegensatz zum **Strychnin-T.**, Starrkrampf nach Strychninvergiftung, wo in der Zwischenzeit der Anfälle auch Trismus und Nackenstarre aufhören. Das aus den Kulturen des T-bazillus und aus dem Blut der Erkrankten darstellbare **Tetanin** (BRIEGER) genügt, um die Erscheinungen hervorzurufen; das Blutserum von Tieren, die T. überstanden haben, macht gegen T. noch nach der Infektion immun.

Tetter *engl* Flechte, Ausschlag.

Theomanie θεος Gott, μανια Wahnsinn, Irresein mit Hervortreten religiöser Vorstellungen.

Therapie θεραπεια Heilung, Behandlung der Krankheiten.

Thermästhesiometer θερμη Wärme, αἰσθησις Empfindung, μετρον Maß, Vorrichtung zur Prüfung des Wärmesinns (Holznäpfe mit Metallboden, mit verschieden warmem Wasser gefüllt).

Thermokauter καυτηρ von καιειν brennen, Brennapparat mit Metallansätzen (Brennern), die durch Benzingebläse (PAQUELINS T.) oder galvanischen Strom glühend gemacht werden.

Thermometrie μετρον Maß, Lehre von der Wärmemessung, vom normalen und krankhaften Verhalten der Körperwärme.

Thesiopnoe θεσις Lage, von τιθεναι, πνοη Atmung, künstliche Atmung durch fortgesetzte Rollung aus der Gesichtslage in die Seitenlage und zurück (MARSHALL HALL).

Thigh-tone *engl* Schenkelschall, vollkommen dumpfer Perkussionsschall.

THOMSENsche Krankheit (Myotonia congenita), von dem Schleswiger Arzt THOMSEN nach Beobachtungen in seiner Familie, vorher schon von LEYDEN beschriebene familiäre Muskelerkrankung, wobei jeder Muskel, der willkürlich angespannt wird, für längere Zeit in krampfhafte Spannung gerät.

Thorakocentese θωραξ Brust, κεντειν durchbohren, Anbohrung der Brusthöhle mit Hohlnadel, Trokar oder Messer. Vgl. Punktion.

Thorakometrie μετρον Maß, Messung des Brustkorbes.

Thorakopagus πηγνυναι verbinden, Doppelmißbildung mit Verwachsung am Brustkorb (Schwertfortsatz).

Thread-worm *engl* Fadenwurm, Oxyuris.

Throe *engl* Schmerz, Wehen, Todeskampf.

Thrombose θρομβος Blutklumpen, Blutgerinnung, Pfropfbildung aus Blutbestandteilen innerhalb des Herzens und der Gefäße im lebenden Körper. Der Pfropf, **Thrombus**, kann entstehen durch veränderte Blutzusammensetzung, **Ferment-T.** (bei Infektionskrankheiten), durch Veränderungen der Gefäßinnenfläche, **Adhäsions-T.**, endlich durch Hemmung der Blutströmung, die das Anhaften der geformten Blutteile begünstigt, **Stauungs-T.** Nach dem besonderen Anlaß benennt man: traumatische, Stauungs-, Dilatations- und marantische T. (letztere bei erschöpfenden Krankheiten, vgl. Marasmus). Besonders wichtig für die T. sind die **Blutplättchen.** Nach den Hauptbestandteilen unterscheidet man **weiße Thromben** aus Blutplättchen, weißen Blutkörperchen und Fibrin, **hyaline Thromben** aus Blutplättchen und Fibrin, **rote Tromben**, einfach geronnene Blutsäule, **geschichtete Thromben** aus wechselnden Schichten weißer und roter Thrombusmassen bei allmählich entstandener T., **gemischte Thromben** mit unregelmäßigerer Schichtung.

Thrombus s. Thrombose.

Thymiasis s. v. w. Yaws.

Thyreoidektomie θυρεος Schild (von Thürform), ειδης ähnlich, εκτεμνειν ausschneiden, operative Entfernung der Schilddrüse.

Thyreoiditis Schilddrüsenentzündung.

Thyreotomie τεμνειν schneiden, Durchschneidung des Schildknorpels.

Tic *fr* Zucken, krankhafte Eigentümlichkeit. **T. convulsif** Gesichtszucken, Facialiskrampf. **T. douloureux** Gesichtschmerz, Trigeminusneuralgie.

Timbre métallique *fr* Metallklang. Vgl. Stäbchenperkussion.

Tinea *lat* Bohrwurm, Hautausschlag. **T. ciliorum** Liddrüsenentzündung, Blepharadenitis. **T. decalvans** Alopecia areata. **T. favosa** Favus. **T. furfuracea** Alopecia pityrodes.

Tinnitus aurium *lat* Ohrenklingen.

Tintement *fr* Klingen. **T. métallique** Metallklang.

Tirage *fr* Einziehung. **T. sternal** Einziehung der unteren Brustkorbgegend beim Atmen.

Tire-balle *fr* Kugelzange.

Titillatio *lat* Jucken.

Tobsucht s. Manie.

Tokodynamometer (Schatz) τοκος Geburt, δυναμις Kraft, μετρον Maß, Vorrichtung zur Messung der austreibenden Kraft, Manometervorrichtung an dem Schlauchende einer in die Gebärmutter eingeführten wassergefüllten Blase.

Tonica remedia *lat*, τονος Spannung, kräftigende Mittel.

Tonsillitis *lat* tonsilla Mandel, Mandelentzündung, s. Angina.

Tonsillotomie τεμνειν schneiden, Ausschneiden der Mandeln mit Messer, Scheere oder **Tonsillotom,** Werkzeug mit schneidendem Ringe und Spitzen zur Anspießung der Mandel.

Tonus τονος Spannung. Vgl. Krampf.

Topf, Geräusch des gesprungenen T. s. Bruit de pot fêlé.

Tophus *lat* tofus Tuffstein, Knoten, **T. arthriticus** Gichtknoten, s. Arthritis. **T. syphiliticus** syphilitische Knochenauftreibung, s. Syphilis.

Topica remedia *lat* τοπος Ort, örtliche Mittel.

Topoalgie ἀλγος Schmerz, nervöser Schmerz an einer bestimmten Stelle.

Topophobie φοβος Furcht, Angst vor bestimmten Orten bei Neurasthenie. Vgl. Intentionspsychosen.

Torkular *lat* torquere drehen, Aderpresse, Tourniquet.

Tormina *lat* Beschwerden.

TORNWALDTsche Krankheit angeblich selbständige Entzündung der Bursa pharyngea, gehört zum Katarrh des Nasenrachenraums.

Torpid *lat* schlaff.

Torpor *lat* Regungslosigkeit, Stumpfsinn, Schlaffheit.

Torsion *lat* Drehung, Umdrehung.

Torticollis *lat* torquere drehen, collum Hals, Schiefhals, s. Caput obstipum.

Totenflecke Senkung des Bluts nach den tieferen Teilen der Leiche, um so ausgeprägter, je dünnflüssiger das Blut.

Touchieren *fr* *toucher* berühren, ätzen, auch s. v. w. gynäkologisch mit dem Finger untersuchen.

Tournesol *fr* Lakmus.

Tourniquet *fr* Aderpresse, Vorrichtung zum Zusammendrücken größerer Arterien.

Tournoiement *fr* Reitbahnbewegung.

Toux *fr* Husten.

Toxalbumin τοξος Gift, *lat* albumen Eiweiß, eiweißartige giftige Stoffe, durch Verbindung von giftigen Stoffwechselerzeugnissen der Bakterien (vgl. Toxin) mit Gewebseiweiß entstanden. Vgl. Bakterienproteine.

Toxicum τοξικον Gift.

Toxikämie, besser **Toxichämie** αἱμα Blut. Blutvergiftung, Zersetzung des Blutes durch Gifte (Schwefelwasserstoff, Kohlenoxyd u. s. w.).

Toxikologie λογος Wort, Lehre von den Giften und Vergiftungen.

Toxin alkaloidartige giftige Stoffwechselerzeugnisse der Bakterien, vgl. Toxalbumin.

Trachealrasseln τραχεια Luftröhre, in der Umgebung des Kranken hörbares Rasseln in der Luftröhre, Zeichen äußerster Schwäche (weshalb der Auswurf nicht nach außen gebracht wird).

Tracheïtis Luftröhrenentzündung.

Tracheobronchitis Luftröhren- und Bronchienentzündung, vgl. Bronchitis.

Trachelorrhaphie (Emmet) τραχηλος Hals, ῥαφη Naht, Ausschneidung und Vernähung aller Risse des Gebärmutterhalses.

Tracheocele κηλη Bruch, Luftröhrenbruch, Vorwölbung der Luftröhre am Halse bei starkem Husten (bei krankhafter Nachgiebigkeit ihrer Wand).

Tracheoskopie σκοπειν schauen, innere Besichtigung der Luftröhre (im Kehlkopfspiegel).

Tracheostenose στενος eng, Luftröhrenverengerung.

Tracheotomie τεμνειν schneiden, Luftröhrenschnitt, auch Eröffnung der Luftwege im unteren Teile des Kehlkopfes.

Trachom τραχωμα von τραχυς rauh, Körnerkrankheit, granuläre Bindehautentzündung, ägyptische Augenkrankheit, infektiöse Bindehautentzündung, durch bestimmte Mikrokokken hervorgerufen und mit Bildung kleinzelliger Infiltrationen (granula *lat* Körnchen) verbunden, die weiterhin narbig schrumpfen.

Traitement moral (Leuret) *fr* geistige Behandlung von Irren durch Einschüchterung (Intimidation), Duschen u. dgl., seit der Mitte dieses Jahrh. ganz verbannt.

Traktionsdivertikel s. Divertikel.

Trance *engl* hypnoseähnlicher Zustand bei spiritistischen Medien.

Transfert *lat* künstliche Übertragung einer Gefühls- oder Bewegungslähmung eines Teiles auf denselben Teil der anderen Körperhälfte, durch Metallotherapie, Magnetauflegen u. s. w., in Wirklichkeit durch Suggestion.

Transfusion *lat* fundere gießen, Überleitung von Blut aus der Arterie oder Vene eines Menschen oder Tieres in eine Vene des Menschen, direkt oder durch Vermittlung einer Spritze, auch nach vorgenommener Defibrinierung.

Transitorisches Irresein *lat* transire vorübergehen, kurzdauernder geistiger Erregungszustand, oft mit Wuthandlungen, mit nachfolgender Erinnerungslosigkeit, auf dem Boden krankhafter Anlage, s. Belastung.

Transplantation *lat* Überpflanzung gestielter, d. h. mit ihrem ursprünglichen Sitz durch eine Hautbrücke in Verbindung bleibender Hautlappen auf künstlich wundgemachte, „angefrischte," Hautlücken. Vgl. REVERDINsche T.

Transpositio viscerum s. v. w. Situs inversus.

Transsudat *lat* Austritt wässriger Blutbestandteile ohne Entzündung, s. Hydrops.

TRAUBEscher Raum halbmondförmiger Bezirk unterhalb der Herzdämpfung, der normaler Weise tympanitischen, bei großen Flüssigkeitansammlungen in der linken Pleurahöhle dumpfen Perkussionschall giebt.

Traubenmole s. Mole.

Traulismus τραυλιζειν schnarren, Stammeln.

Trauma τραυμα, **Traumatisme** *fr* Verletzung. **Traumatische Neurosen** s. Neurosen.

Traumatizin Guttapercha in Chloroform gelöst (Ersatz für Kollodium).

Traumatopyra *engl* πυρ Feuer, Wundfieber.

Travail *fr* Wehen.

Trematoden Saugwürmer, Eingeweidewürmer aus der Klasse der Plattwürmer; die beim Menschen beobachteten T. gehören zu den Distomeen, vgl. Distomum.

Tremor *lat* von τρεμειν zittern, Zittern, rasch abwechselnde Zusammenziehungen u. Erschlaffungen von Muskeln, Zeichen von Innervationschwäche der betreffenden Muskeln, bei Rückenmark- und Gehirnkrankheiten, besonders bei Alkoholismus, Quecksilbervergiftung, Hysterie, BASEDOWscher Krankheit, ferner als Greisenveränderung, **T. senilis**, und in besonderer Form bei Paralysis agitans (s. d.) und multipler Sklerose, s. Intentionszittern.

Trepan *lat* trepanum von τρυπανον Bohrer, Schädelbohrer, Zylinder mit Sägezähnen am unteren Ende, als Drillbohrer mit Bogen oder durch einfachen Handgriff zu drehen, **Trephine**, zum Aussägen einer Scheibe aus den Schädelknochen, **Trepanation.**

Tressaillement *fr* Zusammenfahren.

Tribadie Unzucht zwischen zwei Weibern, vgl. Clitorismus.

Tribasilarsynostose (vorzeitige) Verschmelzung der drei Schädelbasisknochen, *lat* os tribasilare, τρις dreifach, βασις Grund, mit Verkürzung der Schädelbasis, bei Idiotie.

Tricephalus κεφαλη Kopf, Mißgeburt mit drei Köpfen.

Trichauxis θριξ, τριχος Haar, αὐξις Vermehrung, übermäßige Behaarung.

Trichiasis Haarkrankheit, Einwärtskehrung der Wimpern durch Lideinstülpung, s. Entropium, oder bei Doppelreihigkeit, s. Distichiasis.

Trichina spiralis (Haarwurm) zu den Fadenwürmern gehörender, im entwickelten, geschlechtsreifen Zustande, als **Darmtrichine**, 1,5—3 mm langer Wurm, dessen Embryonen mit dem Muskelfleisch von Schweinen (selten Kaninchen, Hasen) in den menschlichen Magen und Darm gelangen, die Darmwand durchbohren und wahrscheinlich im lockeren Bindegewebe zu den Muskeln wandern, **Wandertrichinen.** Hier dringen sie in die Primitivfasern ein, **Muskeltrichine,** rollen sich spiralig zusammen und werden durch einen spindelförmigen Sarkolemmaschlauch eingekapselt, wo sie im Lauf von 1—1$^1/_2$ Jahren verkalken. Die Darmtrichinen gehen mit dem Stuhlgang ab. Die **Trichinose**, Trichinenkrankheit, beginnt mit Magenschmerzen und Durchfall, in der zweiten Woche kommen Fieber, Mattigkeit, heftige Muskelschmerzen, Muskelschwellungen, Heiserkeit,

Atembeschwerden durch Störung der Zwerchfell- und Zwischenrippenmuskeln, am siebenten Tage entwickeln sich im Gesicht, besonders an den Lidern, später auch an den Gliedern **kollaterale Ödeme.** Ein Drittel der ausgeprägten Fälle endet in der 4. bis 6. Woche tötlich durch die Atmungstörungen.

Trichom Weichselzopf.

Trichomonas vaginalis ei- oder birnförmige Monade mit peitschenförmigen Geißeln, die mit Wimperhaaren besetzt sind, Schmarotzer der gesunden menschlichen Scheide.

Trichophyton tonsurans *φυτον* Gewächs, *lat* tondere scheeren, Sproßpilzart, die **am behaarten Kopf** den Herpes tonsurans, scheerende Flechte, kahle Stellen mit abgebrochenen Haaren, Schuppen und Borken, **im Bart** die Sykosis parasitaria, Bartflechte, mit Pusteln und tiefen entzündlichen Verhärtungen, auf der **unbehaarten Haut** endlich den Herpes circinatus, Ringwurm, mit ringförmig angeordneten Bläschengruppen hervorruft.

Trichoptilosis *πτιλον* Flaumfeder, Erweichung der Rindenschicht der Haare durch starke Schweiße.

Trichorrhexis nodosa *ῥηξις* Brechen, *lat* nodosus knotig, helle kugelige Anschwellungen an Bart- oder Brauenhaaren, in pinseliger Auffaserung bestehend, künstliche Brüche des Haares durch Reiben.

Triebe, Krankhafte unwiderstehliche Neigungen zu zwecklosen, unvernünftigen oder verbrecherischen Handlungen die ohne entsprechende Gegenvorstellungen bei Belasteten (s. Belastung) auftreten und in Handlungen umgesetzt werden. Vgl. Brandstiftungs-, Stehltrieb u. s. w.

Trichterdrainage (s. Drainage) Ableitungsverfahren bei Hautwassersucht, wobei man auf eine leicht angeschnittene Hautstelle einen Trichter setzt, der in einen wassergefüllten, hebernden Schlauch übergeht.

Trigonocephalie *τριγονον* Dreieck, *κεφαλη* Kopf, dreieckiger Kopf, s. Sphenocephalie.

Tripper s. Gonorrhoe.

Trismus *τριζειν* knirschen, s. Tetanus.

Tristichiasis *τρις* und *στιχος* Reihe, Dreireihigkeit der Wimpern.

Trochocephalus *τροχος* Kreis, *κεφάλη* Kopf, Rundkopf.

Trokar *fr* *trois quarts* *lat* acus triquetra dreikantige Nadel, in einem Röhrchen steckende dolchartige starke Nadel mit Griff und dreikantiger Spitze, nach dem Einstechen in Körperhöhlen unter Zurücklassung des Röhrchens entfernbar. Vgl. Punktion.

Tropenkrankheiten endemische Infektionskrankheiten der Tropen, besonders Malaria, Ruhr, Leberabszeß, gelbes Fieber, Ankylostomenkrankheit, auch Cholera, Aussatz und Elephantiasis.

Trophoneurose *τρεφειν* nähren, Ernährungstörungen durch Erkrankung des Nervensystems (ohne daß besondere trophische Nerven angenommen werden müßten).

Trousse *fr* Besteck.

Tubage *fr*, *lat* tuba Röhre, Einlegung elastischer Röhren in den Kehlkopf bei krupöser Schleimhautentzündung u. dgl.

Tuberculinum Kochii Glyzerinauszug aus Tuberkelbazillenkulturen, mit Stoffwechselerzeugnissen u. Proteinen der Bazillen, deren Einführung in den Körper tuberkulöser Menschen und Tiere Fieber und in den tuberkulösen Herden selbst Entzündung hervorruft. **Tuberkulocidin** (Klebs) mit einem Teil der wirksamen Stoffe des T. und angeblich ohne dessen üble Nebenwirkungen.

Tuberkulose *lat* tuberculum Knötchen, durch den **Tuberkelbazillus** (Robert Koch) hervorgerufene Infektionskrankheit, benannt nach den **Tuberkeln**, einer infektiösen Granulationsgeschwulst (s. d.), die gefäßlos ist und sehr zur käsigen Umwandlung neigt. Die T. gelangt durch Einatmung, durch den Magendarmkanal oder durch Haut- und Schleimhautwunden in den Körper und verbreitet sich durch die Lymph- und Blutbahn; Lieblingstellen sind Lymphdrüsen, Lunge, Darm, Knochen. Bei Verschleppung durch die Blutbahn entsteht **akute Miliartuberkulose**, Entwicklung hirsekorn großer Tuberkeln. Vgl. Solitärtuberkel.

Tumor *lat* Schwellung, Geschwulst. **T. albus** tuberkulöse Gelenkentzündung.

Turgor, Turgeszenz *lat* Schwellung, Blutreichtum.

Turunda *lat* Nudel, Wieke, Bausch.

Tussis *lat* Husten. **T. convulsiva** Keuchhusten, sehr ansteckende, meist in Epidemien auftretende Infektionskrankheit, deren Überstehen meist für neue Erkrankung daran unempfänglich macht; kennzeichnend für den Keuchhusten sind Anfälle mit zahlreichen, krampfhaft und stoßweise erfolgenden Hustenstößen und einer nachfolgenden tiefen krähenden oder pfeifenden Einatmung, **Reprise.**

Tweezers *engl* Pinzette.

Twisted suture *engl* umschlungene Naht.

Twitch *engl* Stich, Krampf.

Tylosis, Tyloma τυλος Schwiele. **T. ciliaris** Lidverdickung. **T. linguae** s. v. w. Leukoplakia.

Tympanites τυμπανον Pauke, s. v. w. Meteorismus. **Tympanitischer Perkussionschall** musikalischer Schall über glattwandigen, luftgefüllten Hohlräumen.

Typhlitis τυφλον Blinddarm, Blinddarmentzündung, meist Folge der Anhäufung von Kot oder Fremdkörpern im Blinddarm: **T. stercoralis**, mit sekundärer Erkrankung des Zellgewebes an der hinteren Wand: **Paratyphlitis**, und des Bauchfells an der vorderen Wand des Blinddarms: **Perityphlitis.**

Typhoid ειδης ähnlich, typhusähnlich, s. v. w. Unterleibstyphus, außer in den Zusammensetzungen **Cholera-T.** s. Cholera, und **biliöses T.** s. Rekurrens.

Typhus τυφος Rauch, Betäubung, Bezeichnung für verschiedene schwere Infektionskrankheiten. **T. abdominalis** Unterleibstyphus, T. im engeren Sinne, Nervenfieber, durch die Eberthschen T-bazillen verursachte akute Infektionskrankheit mit geschwürigen Veränderungen im Darm, hohem Fieber, Milzschwellung, spärlichem Roseolaausschlag am Rumpf, häufig mit Benommenheit und Delirien. Besondere Lokalisationen des T-erregers führen zu Lungen- oder Nierenentzündung, Pneumotyphus, Nephrotyphus. **Abortiv-T.** Fälle mit Anfangserscheinungen eines schweren T., die nach einigen Tagen in die Genesung überleiten. **Ambulanter T., gastrisches Fieber** leichte Fälle, die den Kranken kaum an's Bett fesseln.

Typisch τυπος Gepräge, in bestimmter Weise (nach Zeit oder Erscheinungen) verlaufend. Vgl. Karzinom.

Tyroma τυρος Käse, käsige Lymphdrüsengeschwulst. **Tyrosis** Verkäsung, s. d.

U

Ubiquetär *lat* ubique überall, überall verbreitet (von Bakterien).

Ulceratio *lat* ulcus Geschwür, Verschwärung.

Ulcus *lat* Geschwür, Entzündung der Haut oder Schleimhaut mit örtlichem Substanzverlust. Vgl. die einzelnen Bezeichnungen der Beschaffenheit und Ursache des Geschwürs. **U. ventriculi rotundum** rundes Magengeschwür, Selbstverdauung des Magens, daher auch **U. pepticum** (πεπτειν verdauen), an einer umschriebenen trichterförmigen Stelle, wo durch Chlorose, allgemeine Blutarmut, kleine arterielle Thrombosen oder Embolien, venöse Stauungen u. s. w. die Blutversorgung gestört war; häufigste Ursache von Magenblutung, Hämatemesis.

Ule οὐλη Narbe. **Ulerythem** Narbenerythem. **Ulotomie** τεμνειν schneiden, Narbenzerschneidung.

Umbo *lat* Vorragung, Stippchen, hirsekorngroßes rotes Knötchen der Haut.

Unfallpsychosen geistige Störungen nach Unfällen, teils durch die geistige Erschütterung bewirkt (akute Verwirrtheit, Melancholie), teils durch Kopfverletzungen (progressive Paralyse). Vgl. Neurosen, Traumatische.

Unguis corneae *lat* Hornhautnagel, s. Onyx. **U. incarnatus** *lat* eingewachsener Nagel, schmerzhafte Entzündung des durch den Nagelrand wund gedrückten Nagelfalzes.

Unilocularis *lat* locus Ort, Raum, einfächerig (z. B. Zyste).

Unsoundnes of mind *engl* Geisteskrankheit.

Urämie οὐρον Harn, αἱμα Blut, Vergiftung durch Harnbestandteile, bei erheblich gestörter Harnabsonderung, Nephritis u. dgl., Kopfschmerz, Benommenheit bis zu Bewußtlosigkeit und Krämpfen, Erbrechen, Durchfall, Fieber, Lähmungen, Erblindung, Atemnot (Asthma uraemicum). Während man sonst den Harnstoff, die Harnsäure, nach Frerichs das bei der Harnstoffzersetzung entstehende kohlensaure Ammoniak, nach Traube ein akutes Gehirnödem als Ursache der U. annahm, bezieht man sie jetzt auf Zurückhaltung giftiger, alkaloidartiger stickstoffhaltiger Stoffwechselergebnisse, **Leukomaïne**, die auf das Gehirn einwirken.

Uranismus von Uranos, dem Vater der ohne Mutter geborenen Urania, geschlechtliche Neigung des Mannes zum Manne, s. Urning.

Uranokoloboma οὐρανος Himmelsgewölbe, Gaumen, κολοβωμα Verstümmelung, unvollständige vordere oder hintere Gaumenspalte, s. Uranoschisis.

Uranoplastik πλαστικη τεχνη Bildnerkunst, plastische Deckung von angeborenen oder erworbenen (syphilitischen) Lücken des harten Gaumens.

Uranoschisis σχιζειν spalten, Gaumenspalte, Wolfsrachen, Palatum fissum.

Urethritis οὐρηθρα Harnröhre, Harnröhrenentzündung, meist s. v. w. Tripper, Gonorrhoe, U. gonorrhoica.

Urethroplastik πλαστικη τεχνη Bildnerkunst, plastische Operation zum Verschluß einer Harnröhrenfistel.

Urethrorrhoea ῥοη von ῥειν fließen, Harnröhrenausfluß. **U. ex libidine** *lat* libido Wollust, Ausfließen des klaren, fadenziehenden Saftes der Cowperschen Drüsen aus der Harnröhre bei geschlechtlicher Erregung, Folge erhöhter Reizbarkeit der bezeichneten Drüsen bei sexueller Neurasthenie.

Urethroskop s. v. w. Endoskop.

Urethrotomie τεμνειν schneiden, Harnröhrenschnitt. **Innere U.** Einschneidung einer Verengerung von der Harnröhre her mit dem **Urethrotom**, einer Sonde mit verschiebbarer Klinge. **Äußere U.** Einschneiden auf die Harnröhre von außen her, vgl. Boutonnière.

Uricémie *fr* harnsaure Diathese, Gicht.

Uridrosis ἱδρως Schweiß, Ausscheidung von Harnstoff und Harnsäure durch den Schweiß, bei Urämie.

Urina spastica σπασμος Krampf, s. v. w. Polyurie.

Urineau *fr* Urinflasche.

Urning vgl. Uranismus, Mann mit geschlechtlicher Neigung zum Mann, vgl. Sexualempfindung; der Name stammt von Assessor Ulrichs, einem Verfechter der (auch ihm eigenen) Mannliebe.

Urobilinurie Auftreten von Urobilin (Umwandlung des Gallenfarbstoffs Bilirubin) im Harn bei Gelbsucht.

Urogenitaltuberkulose selbständige Tuberkulose der Harn- und Geschlechtsorgane, meist nach Infektion durch die Harnwege (Beischlaf); bei Männern erkranken meist zuerst Nierenbecken (Nephrophthisis), Prostata oder Hoden, bei Weibern Gebärmutter und Eierstöcke.

Urometer μετρον Maß, Aräometer zur Bestimmung des spezifischen Gewichtes des Harns.

Urophan φαινεσθαι sich zeigen, Stoffe, die unverändert in den Harn übergehen.

Uroskopie σκοπειν sehen, Harnuntersuchung.

Urticaria *lat* urere brennen, urtica Brennessel, Nesselausschlag, s. Quaddel.

Usur *lat* Abnutzung, Schwund. **Fettige U.** der Gefäße s. v. w. Atheromatose.

Uterus *lat* ὑστερα Gebärmutter. **U-fibroid** Myom (s. d.) der Gebärmutter, das in der Wand, intraparietal, unter der Schleimhaut, submukös, und unter der Serosa, subserös, entstehen kann. **U-infarkt** chronische Metritis, chronischer Katarrh des U. **U-polyp** s. v. w. submuköses U-myom. Wichtigste Bildungsfehler des U. sind **U. bicornis** äußerliche Teilung des U. in zwei seitliche Hälften (Hörner); **U. bipartitus** Teilung des U. nach oben hin in zwei Hörner; **U. infantilis** Stehenbleiben des U. auf kindlicher Stufe; **U. septus** Teilung der U-höhle in zwei seitliche Hälften durch eine Längsscheidewand, bei äußerlich normaler Gestalt. **U. unicornis** hornförmige Entwickelung einer U-hälfte bei Verkümmerung der anderen.

Uveitis *lat* tunica uvea Traubenhaut (Aderhaut einschließlich der Regenbogenhaut oder aber Pigmentblatt der Iris), Entzündung des Pigmentblattes der Irisfläche.

V

Vaccina *lat* vacca Kuh, Kuhpockenlymphe. **Vaccination** Impfung mit Kuhpockenlymphe, Schutzpockenimpfung.

Vaccinolae Nebenpocken, ausgebreitetes Auftreten von Pusteln bei Impflingen, auch außerhalb der Impfstellen, harmlos.

Vagina septa *lat* durch eine Längsscheidewand in zwei seitliche Hälften geteilte Scheide.

Vaginismus krankhafte Empfindlichkeit des Scheideneingangs bis zur Unerträglichkeit jeder Berührung, oft mit Krampf des Constrictor cunni verbunden, besonders nach den ersten Beischlafversuchen nervöser Weiber.

Vaginitis Scheidenkatarrh.

Vagissement *fr* Schreien des Neugeborenen.

Vagitus uterinus *lat* vagire wimmern, Schreien des Kindes innerhalb der Geburtsteile, reflektorische Folge der Hautreizung bei Steiß- und Fußgeburten.

Vagusneurosen vgl. Angina pectoris, Tachykardie.

Vairon *fr* glasäugig; mit Augen von verschiedener Farbe.

Valvula prostatica *lat* valvula Klappe, der vergrößerte mittlere Lappen der Vorsteherdrüse, s. Prostata hypertrophica.

Vapeurs *fr* Blähungen; Hysterie, Hypochondrie.

Varicella vom *lat* varix Knoten, Windpocken, Wasser- oder Spitzpocken, Schafblattern, harmlose ansteckende Infektionskrankheit besonders des Kindesalters, mit Bildung hanfkorn- bis linsengroßer Blasen mit wässrigem, später leicht getrübtem Inhalt; zuweilen folgt Nephritis nach.

Varicocele *lat* varix Krampfader, κήλη Bruch, Krampfaderbruch, krankhafte Erweiterung und Schlängelung der Venen des Samenstranges.

Variegatus *lat* scheckig, fleckig, vgl. Lävigatus.

Variola *lat* varus Knoten, Pocken, Blattern (**small-pox** *engl* **petite vérole** *fr* kleine Pocken gegenüber den großen, der Syphilis), akute Infektionskrankheit, deren noch unbekannte Keime von den Kranken aus durch die Luft übertragen werden. Nach der Schwere der Erkrankung unterscheidet man **V. hämorrhagica** mit unzähligen Haut- und Schleimhautblutungen, binnen 3—5 Tagen tötlich verlaufend. **V. vera** mit roten Hautflecken, die sich zu Papeln mit zentraler Vertiefung und dann zu eitrigen Pusteln umwandeln; nach Abstoßung der Schorfe entstehen jauchige Geschwüre, meist mit tötlichem Ausgange, oder Vernarbung. Bei **Varioloïs**, der durch Schutzimpfung gemilderten V., vertrocknen u. heilen die Pockenbläschen ohne Eiterung (**Varicelle pustuleuse, ombiliquée** *fr*) oder sie bilden Knötchen mit einem Bläschen, nach dessen Eintrocknung eine warzige Erhebung zurückbleibt (*lat* **Variolois verrucosa,** *fr* **Varicelle papuleuse conoide,** *engl* **swine-pox**) u. s. w. Vor dem eigentlichen Ausschlag erscheint häufig ein **vorläufiger Ausschlag** in Gestalt einer Scharlachröte am Rumpf oder besonders an den Innenflächen der Oberschenkel.

Varix *lat* Aderknoten, Krampfader, Venenerweiterung.

Vaskularisationen *lat* vasculum Verkleinerungsform von vas Gefäß, Gefäßbildung, Durchwachsung mit Gefäßen.

Vegetationen *neulat* vegetatio Pflanzenwuchs, Wucherungen. **Adenoide V.** ἀδην Drüse, ειδης ähnlich, Wucherungen des lymphoiden Gewebes im Nasenrachenraum. Vgl. Aprosexia. **Globulöse V.** des Herzens s. Kugelthromben.

Vehiculum *lat* vehi fahren, Vehikel, bei Arzneizubereitungen ein wirkungsloser Stoff, worin man die wirksamen Stoffe auflöst.

Veitstanz s. Chorea.

Venaesectio *lat* Aderlaß.

Venerische Erkrankungen Geschlechtskrankheiten: Tripper, Schanker und Syphilis.

Ventilpneumothorax Pneumothorax mit ventilartigem Abschluß der (schräglaufenden) Verbindung zwischen Lunge und Brustfellraum, sodaß beim Einatmungszug neue Luft in diesen einströmt, bei der Ausatmung die Öffnung verlegt wird.

Verbalsuggestion *lat* verbum Wort, Suggestion durch Worte, im Gegensatz zu Mentalsuggestion (s. d.) u. s. w.

Verbigeration *lat* gerere führen, beständiges eintöniges oder pathetisches Wiederholen sinnloser Wörter und Sätze bei halluzinatorischer Verwirrtheit, angeblich kennzeichnend für Katatonie, s. d.

Verdet *fr* Pellagra.

Verfolgungswahn *fr* *délire de persécution* Wahnvorstellungen des Verfolgtwerdens, bei verschiedenen Geisteskrankheiten, in logischer Verknüpfung und planmäßigem Ausbau kennzeichnend für Paranoia.

Verkäsung (Tyrosis) käseartige Umwandlung koagulationsnekrotischer Massen, s. Koagulationsnekrose.

Verkleinerungswahn s. Mikromanie.

Vermifuga remedia *lat* vermis Wurm, fugare in die Flucht treiben, wurmtötende Mittel.

Verruca *lat* Warze, umschriebene Wucherung von Hautpapillen unter einer gemeinsamen Oberhautdecke.

Version *fr* Wendung (in der Geburtshülfe).

Vertigo *lat* vertere drehen, Schwindel, das Gefühl, als ob sich alles um einen drehe oder man selbst sich drehe oder stürze, oft mit Verdunkelung vor den Augen verbunden (daher *fr* **le v. ténébreux, la scotodinie** von σκοτος Finsternis, ὀδυνη Schmerz), wahrscheinlich v. Kleinhirnstörungen abhängend, in manchen Fällen von Störungen im Bereich der halbzirkelförmigen Kanäle des inneren Ohres. Häufig beruht der Schwindel auf nervösen Störungen, so z. B. bei Verstopfung, in den Wechseljahren der Frau, bei Neurasthenie, deren Angstzustände sich häufig mit Schwindel verbinden, **Vertigo nerveux, V. mental** (Lasègue). **V. ab aure laesa** *lat* s. v. w. Menièresche Symptomengruppe. **V. epileptica** s. v. w. Petit mal. **V. ocularis** Augenschwindel, bei Augenmuskellähmungen. **V. stomachalis** Magenschwindel, bei Neurasthenie mit Magenstörungen.

Verwirrtheit krankhafte Aufhebung der normalen Vorstellungsverbindungen, Erscheinung bei verschiedenen Geistesstörungen; bei Manie und im Fieberdelirium als Folge des übermäßig schnellen Vorstellungsablaufs, bei Paranoia als Folge von gehäuften Halluzinationen, bei geistigen Schwächezuständen als Folge des Erlöschens normaler Verbindungen, endlich als selbständige Krankheit: **Akute halluzinatorische V.** Amentia acuta (Meynert), heilbare, häufig auf Infektion oder Intoxikation (Alkohol u. s. w.) beruhende Geisteskrankheit von günstiger Vorhersage, wobei neben selbständiger Störung oder Verminderung der Vorstellungsverbindungen (bis zur Aufhebung der Denkvorgänge, **Stupor**) massenhafte Halluzinationen in allen Sinnesgebieten auftreten.

Vesanus *lat* wahnsinnig, geisteskrank.

Vesica *lat* Blase, Bläschen mit wasserhellem oder leicht getrübtem Inhalt. Vgl. Pustel.

Vesicans, Vesicatorium remedium *lat* blasenziehendes Mittel.

Vesikuläres Atmungsgeräusch das normale weiche Lungengeräusch bei der Auskultation, nicht in den Lungenbläschen entstehend, sondern ein durch das normale Lungengewebe als schlechtem Schallleiter abgeschwächtes Bronchialgeräusch (s. d.).

Vessie à colonnes *fr* Harnblase mit geflechtartig vorspringenden Schleimhautwülsten.

Vibices *lat* vibex Striemen, vgl. Purpura.

Vibrationsbehandlung *lat* vibrare sich schnell hin u. her bewegen, Behandlung gewisser Nervenkrankheiten, zumal der Paralysis agitans, mit beständigen leisen Erschütterungen durch eigene Vorrichtungen, auf Grund der Beobachtung, daß Eisenbahnfahrten solchen Kranken Erleichterung bringen.

Vibrionen schraubenförmige Bakterien mit endogener Sporenbildung, mit Eigenbewegung begabt.

Vice de conformation *fr* Bildungsfehler, Mißbildung.

Virus *lat* Gift. **Virulenz** Giftigkeit.

Viscidus *lat* klebrig.

Vision *lat* Gesichtstäuschung, bes. religiöser Art.

Vitiligo *lat* vitium Fehler, angeborene begrenzte helle Flecke mit hellen Haaren. Auch s. v. w. Leukoderma, s. d.

Vitium cordis *lat* Herzfehler, Herzklappenfehler.

Vociferieren *lat* vox Stimme, ferre bringen, pathetisch reden (von Irren).

Voix neurasthénique *fr* Versagen der Stimme bei Neurasthenie.

Volumen pulmonis auctum *lat* vermehrte Ausdehnung der Lungen, Emphysem.

Volvulus *lat* volvere wälzen, Darmverschlingung, Achsendrehung des Darms; Kotbrechen.

Vomica *lat* vomere speien, s. v. w. Kaverne.

Vomitivum remedium *lat* Brechmittel.

Vomituritio *lat* Würgen.

Vomitus *lat* Erbrechen. **V. matutinus** Wasserkolk, morgendliches Erbrechen von Schleim bei chronischem Magenkatarrh der Säufer (häufiger noch durch chronischen Rachenkatarrh veranlaßt, der Würgbewegungen auslöst).

Vorderarmtypus (Remak) der Lähmung bei Poliomyelitis anterior: Lähmung der Muskeln an der Streckseite des Vorderarms mit Ausnahme des Supinator longus. Der **Oberarmtypus** entspricht der Erbschen Plexuslähmung (s. d.).

Vox cholerica *lat* Cholerastimme, tonlose Sprache der Cholerakranken im algiden Stadium.

Vulnus *lat* Wunde. **V. sclopetorum** Gewehrkugelwunde.

Vulvismus *lat* vulva äußere Scham, s. v. w. Vaginismus.

Vulvitis Entzündung der Schamteile.

W

Wahn, **Wahnvorstellung** krankhaft falsche Vorstellung, d. h. die mit dem Bildungsgrade und den Erfahrungen des betreffenden in Widerspruch steht und bei normalem Geisteszustande richtig gestellt werden würde.

Wanderleber (Hepar migrans), **Wandermilz** (Lien migrans od. mobilis) und **Wanderniere** (Ren mobilis) Herabsinken der Leber (Milz, Niere) von ihrem gewöhnlichen Orte in die Mittelbauchgegend, besonders bei Frauen, die geboren haben.

Wangenbrand s. Noma.

Waschmanie krankhafter Trieb, sich immerfort zu waschen, Zeichen der Berührungsfurcht (s. d.).

Wasserkolk s. Vomitus matutinus.

Wasserkopf s. Hydrocephalus.

Wasserkrebs s. Noma.

Wasserscheu s. Wutkrankheit.

Wassersucht s. Hydrops.

Water brash *engl.* Sodbrennen.

WEBERs Syndrom (Charcot) Lähmung des Oculomotorius auf der Seite der Erkrankung, Lähmung der Glieder auf der anderen Seite, bei Herderkrankung im unteren inneren Teil des Hirnschenkels.

Wechselfieber s. Malaria.

Wedge *engl.* Keil.

Weichselzopf s. Plica polonica.

WEILsche Krankheit akute Infektionskrankheit mit hämatogenem Ikterus, Leber- und Milzschwellung, hohem Fieber und schwerer Störung des Allgemeinbefindens, von meist schnellem günstigen Verlauf.

Weinkrampf krampfhaftes grundloses oder doch nicht genügend begründetes Weinen, bei Hysterie.

WERLHOFsche Krankheit Blutfleckenkrankheit, **Morbus maculosus Werlhofii** Haut-, Schleimhaut- und innere Blutungen, die als selbständige, wahrscheinlich infektiöse Krankheit mit schwerer Störung des Allgemeinbefindens verlaufen, oft auch mit Fieber, Gelenkschwellungen und stärkeren Magen- und Darmstörungen. Der Ausgang ist oft ungünstig.

WESTPHALsches Zeichen die Aufhebung des Patellarsehnenreflexes bei Tabes dorsalis.

Wet dream *engl.* Pollutionen.

Wet nurse *engl.* Amme.

White gum *engl.* Lichen strophulus.

White leg *engl.* Phlegmasia alba dolens.

White swelling *engl.* Tumor albus, tuberkulöse Gelenkentzündung.

Whites *engl.* weißer Fluß, Leukorrhoe.

Whitlow *engl.* Nagelgeschwür.

Whooping cough *engl.* Keuchhusten.

Wild fire *engl.* Lichen.

Wildness *engl.* Verwirrtheit.

Windpocken s. Varicellae.

WINTRICHscher Schallwechsel Wechsel der Höhe des Perkussionschalles beim Öffnen und Schließen des Mundes.

Wortzwang s. v. w. Onomatomanie.

Wrench *engl.* Verstauchung.

Writers cramp *engl.* Schreibkrampf.

Wry neck *engl.* Schiefhals, Caput obstipum.

Wurstvergiftung s. Botulismus.

Wutkrankheit Tollwut, Wasserscheu, Lyssa humana, akute Infektionskrankheit, durch den Biß wutkranker Hunde, seltener auch Füchse, Wölfe, Katzen übertragbar, meist mit monatelanger Inkubation, worauf nach leichten Schlingstörungen heftige

Krämpfe der Schling- und Atemmuskeln mit furchtbarer Erstickungsangst auftreten, namentlich beim Versuch zu schlucken oder schon beim Anblick von Wasser (**Stadium hydrophobicum** *ὑδωρ* Wasser, *φοβος* Furcht). Unter Fieber und Delirien tritt an Stelle der Krämpfe Lähmung und Tod. Die PASTEURsche Schutzimpfung gegen W. geschieht mit Verreibungen von Teilchen aus dem Rückenmark wutkranker Tiere, und zwar zunächst von Teilen, deren Giftigkeit durch Austrocknung sehr herabgesetzt ist, dann allmählich von immer giftigeren Teilen.

X

Xanthelasma, Xanthoma *ξανθος* gelb, *ἐλασμα* Platte, linsenförmige gelbe Flecken, **X. planum**, oder Knötchen, **X. tuberosum**, auf der Haut, besonders auf den Lidern, Bindegewebswucherung mit Einlagerung gelber Fettkörnchen.

Xanthopsie *ὀψις* Sehen, Gelbsehen, bei Gelbsucht und bei Santoninvergiftung.

Xeroderma (KAPOSI) *ξηρος* trocken, *δερμα* Haut, sehr seltene Hautkrankheit mit pergamentartiger Verdünnung der Haut.

Xerophthalmus *ὀφθαλμος* Auge, bei den Alten chronische Lidrandentzündung, jetzt s. v. w. Xerosis.

Xerosis conjunctivae Bindehautvertrocknung, Schrumpfung der Bindehaut besonders nach Trachom. **X. epithelii** Trockenheit der Augapfelbindehautoberfläche besonders im Schläfenwinkel, die mit Nachtblindheit gepaart vorkommt.

Xiphopagus *ξιφος* Schwert, *πηγνυναι* verbinden, Doppelmißbildung mit Verwachsung in der Gegend des Schwertfortsatzes.

Y

Yaws *engl.* Himbeere, Himbeerwarzensucht, Frambösie.

Z

(Siehe auch unter C.)

Zahlenzwang, Arithmomanie, der Onomatomanie (s. d.) nahestehende Erscheinung bei geistig Belasteten (s. d.), wobei sie sich unwiderstehlich getrieben fühlen, gleichgültige Dinge (Pflastersteine, Personen) zu zählen oder an bestimmte Zahlen zu denken. Auch die krankhafte Furcht vor gewissen Zahlen (13) gehört hierher.

Ziegenpeter s. v. w. Mumps, Parotitis epidemica.

Zirkuläres od. **Zyklisches Irresein** *lat* circulus, *κυκλος* Kreis, Form des periodischen Irreseins, wo ein regelmäßiger Wechsel zwischen Manie, Melancholie, fast normaler Zwischenzeit und so fort stattfindet.

Zittern s. Tremor.

Zona *ζωνη* Gürtel, s. v. w. Herpes zoster.

Zoonose *ζωον* Tier, *νοσος* Krankheit, von Tieren auf den Menschen übertragbare Infektionskrankheit (Rotz, Milzbrand, Aktinomykose u. s. w.).

Zoster *ζωστηρ* Gürtel, s. v. w. Herpes zoster.

Zottenkrebs s. Papillom.

Zuckerkrankheit s. Diabetes mellitus.

Zwangsvorstellungen krankhafte Vorstellungen (Befürchtungen, Gedanken an alberne oder gefährliche Handlungen u. dgl.), die sich dem Geist aufdrängen und trotz voller Einsicht in ihre Fremdartigkeit und Unnatürlichkeit nicht zu beseitigen sind und in schweren Fällen trotz aller Gegnerschaft der gesunden Überlegung in Handlungen, **Zwangshandlungen,** umgesetzt werden. Beide Erscheinungen gehören der Neurasthenie an, zumal auf dem Boden erblicher Belastung.

Zwerchfellkrampf, Klonischer, s. Singultus.

Zylinder *gr* Harnzylinder mikroskopisch kleine Ausgüsse der Harnkanälchen, bei Nierenstörungen im Harn auftretend, und zwar als **hyaline Z.** (glashell) schon bei vorübergehender Nierenhyperämie, **körnige Z.** (mit feinen dunklen Körnchen oder Fetttröpfchen besetzt) bei chronischer Nephritis, **Wachs-Z.** (gelblich, mattglänzend) bei chronischer Nephritis, **Epithel-Z.** (aus zusammenhängenden Epithelien) bei akuter Nephritis.

Zymogen *ζυμη* Gärstoff von *ζειν* sieden, *γενης* von *γιγνεσθαι* entstehen, vgl. pathogen, in mehreren Organen des Körpers enthaltene vermutliche Vorstufe des Fibrinferments, die nach Einbringung in die Blutbahn das Fibrinferment bildet und dadurch Gerinnung herbeiführt.

Zymosen Gärungskrankheiten, veraltete Bezeichnung für Infektionskrankheiten, aus der Zeit, wo man ihre Ähnlichkeit mit den (rein chemisch aufgefaßten) Gärungsvorgängen betonte, um die Fähigkeit zu selbständiger Vermehrung zu erklären.